Christiane May-Ropers
Das neue Handbuch der Körper-Balance
NOWO BALANCE – eine systemische Bewegungstherapie

Ausführliche Informationen zu jedem unserer lieferbaren und geplanten Bücher finden Sie im Internet unter **www.junfermann.de**
– mit ausführlichem Infotainment-Angebot zum JUNFERMANN-Programm.

Christiane May-Ropers

Das neue Handbuch der Körper-Balance

NOWO BALANCE – eine systemische Bewegungstherapie

Junfermann Verlag · Paderborn
2002

© Junfermannsche Verlagsbuchhandlung, Paderborn 2002

Alle Rechte vorbehalten.
Das Werk einschließlich aller seiner Teile ist urheberrechtlich geschützt. Jede Verwendung außerhalb der engen Grenzen des Urheberrechtsgesetzes ist ohne Zustimmung des Verlages unzulässig und strafbar. Dies gilt insbesondere für Vervielfältigung, Übersetzungen, Mikroverfilmungen und die Einspeicherung und Verarbeitung in elektronischen Systemen.

Satz: JUNFERMANN Druck & Service, Paderborn

Die Deutsche Bibliothek – CIP-Einheitsaufnahme
May-Ropers, Christiane: Das neue Handbuch der Körper-Balance: NOWO BALANCE – eine systemische Bewegungstherapie/Christiane May-Ropers. Paderborn: Junfermann, 2002
ISBN 3-87387-507-1

NOWO BALANCE® ist ein geschütztes Markenzeichen. Auf weitere Kennzeichnung wird im Text verzichtet.

ISBN 3-87387-507-1

Inhalt

Danksagung 9

Vorwort 10

Einführung von Roland R. Ropers 12

**I. Balance in Körper, Seele und Geist.
   Der universale Zusammenhang – ein Überblick** 15
   1. Balance in der Bewegung 15
      a) Natürliche Bewegung 15
      b) Labile Balance – die Kraft des Menschen 18
      *c) Mögliches und Unmögliches.
          Warum ist Gewicht nicht gleich Gewicht?* 21
   2. Balance – ein systemischer Therapieansatz 27

II. NOWO BALANCE 29
   1. Was ist NOWO BALANCE? 30
   2. Bodyreading 31
      a) Der Balance-Test 34
      b) Die drei Parameter 36
      c) Die Qualitäten einer balancierten Bewegung 43
   3. Diagnose und Befund 49
   4. Therapeutische Grundlagen der NOWO BALANCE 56
      Bewegungsdialog 56
      Widerstandsbalancen 58
      Dynamische Mobilisation durch Eigengewicht 61
      Spannungsbogen 61
      Dynamisches Ziehen (Dynamic Traction) 61
      Ruhigstellung im Bewegungsablauf 62
      Rhythmustherapie – rhythmische Schüttelungen 64
      Vibrationsmassage 66
      Atembalance 68

  5. Körperbalancen in Beispielen 72
    a) Der „FROSCH" 72
    b) Die Rolle.. 74
    c) Widerstände 82

III. Fallbeispiele und Erfahrungen mit NOWO BALANCE aus der Praxis von 87
  1. Physiotherapeuten... 88
  2. Ergotherapeuten 114
  3. Logopäden 125
  4. QiGong-Praktizierenden.................................... 129

IV. Psychosomatische Aspekte der NOWO BALANCE 131
  1. Die Reaktionsweise des psychophysischen Systems 132
  2. Psychophysische Verknüpfungen 136
  3. Trapeziusverspannungen aus psychischen Ursachen 140
  4. NOWO BALANCE in einer Großgruppe 143

V. Ergänzende Autorenbeiträge zum Thema Balance 145
  a) Die Anatomie der Gleichgewichtsorgane – pyramidales und extrapyramidales System von *Kurt Tittel*....................... 146
  b) Neuro-Balance für Körper, Geist und Seele. Ein kurzer Streifzug durch die Welt der Gehirnforschung und der neurophysiologischen Balance von *Dr. Johannes Landgraf*............................ 148
  c) Balance in der Heilkunst von *Dr. Rosina Sonnenschmidt* 151
  d) Energiefeld und Balance nach *Dr. Valerie Hunt*................ 159
  e) BALANCE in der Musik: Die innere Zauberflöte von *Roland R. Ropers*..................................... 162

VI. Der Therapeut.. 165
  1. Therapeutisches Verhalten und Handeln...................... 166
  2. Interaktives Management 171
  3. Was bringt die innerbetriebliche Fortbildung den Patienten, den Therapeuten des GZW – am Beispiel der NOWO BALANCE-Therapie?................................ 172

VII. Die Ausbildung zum NOWO BALANCE-Berater/-Therapeuten . 177
  1. Kurze Beschreibung der Ausbildung 178
  2. Stimmen zur Ausbildung.................................... 180
  3. Ziele und Einsatzgebiete 181
  4. Beispiele für Projektarbeiten – gekürzte Fassungen 182

VIII. Erfahrungsberichte 185

IX. Mein Leben mit NOWO BALANCE 197
   1. Mein Leben mit NOWO BALANCE
      Dr. med. Gertrud May............................. 198
   2. Begegnung mit Franz Nowotny
      Dr. med. Richard May............................ 203

X. Der NOWO BALANCE-Hocker
(Yehudi Menuhin Balance-Hocker) 205
   1. Kleiner Unterschied mit großer Wirkung –
     der neue Yehudi Menuhin Balance-Hocker................. 206
   2. Der Hocker auf dem Prüfstand........................ 209
   3. Der lange Weg zum Yehudi Menuhin Balance-Hocker.............. 212
   4. Premiere in Straßburg............................. 216
   5. Der „Wunderhocker" – Stimmen zum Hocker 219

XI. Das NOWO BALANCE-ABC 223

Anmerkungen – Adressen................................. 227
Literatur... 229

Danksagung

Hinter diesem Buch steht ein ganzes Team von Menschen, ohne deren Interesse und Begeisterung es nicht zustande gekommen wäre. Bei all diesen Menschen möchte ich mich von ganzem Herzen bedanken.

Als erstes bei meiner Mutter, Dr. med. Gertrud May, die in über 50 Jahren Bewegungsarbeit mir nicht nur die Begeisterung und Ehrfurcht für das Geheimnis Balance vermittelt hat, sondern mich die praktische Seite im Alltag und am Patienten immer wieder neu erleben ließ. Sie ist die geistige Mutter dieser Therapie.

Birgitt Kies-Stieldorf, meiner Partnerin im Ausbildungsbereich, verdanke ich viele Anregungen und die Verbreitung der Therapie im österreichischen Raum. Ihr gelingt es immer wieder, die Brücke zu den traditionellen Methoden der Physiotherapie zu schlagen und die Inhalte der NOWO BALANCE® höchstkompetent zu vermitteln.

Meinen Co-Autoren gilt mein herzlicher Dank, die mit ihren interessanten und wertvollen Beiträgen den Horizont des umfangreichen Gebiets Balance erweitern.

Bei allen Therapeuten und Patienten, die durch ihre engagierten Projektarbeiten und Berichte das Buch bereichern.

Allen, die photographierten oder sich photographieren ließen, Nicola Kessler, Roland Ropers, Rita Dörr-Azzolini, Robert Azzolini, Silke Kohr, Christine Pielmayer, Dorothea May und andere, sei von Herzen gedankt.

Last not least meinem Mann, Roland R. Ropers, für die großartige Unterstützung und liebevolle Begleitung des Projekts.

Vorwort

Es war einmal ein treuer, geduldiger Esel und ein gutherziger Kutscher. Mit ihrem beladenen Karren waren sie auf dem Weg zu einem großen Fest in einer weit entfernten Stadt.

Da begegneten sie einem Mann, der ebenfalls auf dem Weg dorthin war und zu Fuß nur mühselig weiterkam. Der Kutscher sagte: »*Komm mit uns, mein Esel und ich haben gut gefrühstückt.*« Doch der Mann lehnte ab. Er wollte zu Fuß gehen und sich plagen. Des Abends, es war schon lange dunkel, die Lichter des Festes waren längst erloschen, kam der Wanderer völlig erschöpft mit Blasen an den Füßen in der Stadt an. Der Kutscher und sein Esel waren vor Sonnenuntergang angekommen. Sie hatten fröhlich gefeiert, nun schliefen sie satt und zufrieden auf ihrem Lager. Der Wanderer aber fand nur noch ein ärmliches Bett und musste hungrig schlafen gehen."

Wer fühlt sich als Kutscher in seinem Leben, wer als Wanderer?

In der Balance des Lebens zu leben, bedeutet auch, mit den Früchten und Geschenken des Lebens zu leben. Vieles nehmen wir nicht an, obwohl es uns als göttliche Gabe dargeboten wird. Balance heißt, erhobenen Hauptes auf der Erde zu gehen, sich selbst zu verwalten – zugleich Verwalter und König des eigenen Lebens zu sein. Das aufrechte Gehen bedeutet, mit sich selbst auf einer Linie zu sein. Dafür muss aber die Haltung des Vermeidens weichen.

Der Mensch ist den größten Teil seines Lebens damit beschäftigt, vor sich selbst wegzulaufen – sich nicht sehen zu wollen, seine Schwächen zu verstecken. Wir meiden, wo wir können, unsere Licht- und Schattenseiten zu sehen.

Dieses Buch handelt vom Lernen eines neuen Musters des „*Nicht-Vermeidens*". Das Ziel ist, Polaritäten und Schwächen in sich zu akzeptieren und sich in der Ruhe und in der Kraft zu erleben:
- ➜ die eigenen Körperqualitäten zu erkennen,
- ➜ das eigene Licht, das Licht der Wahrhaftigkeit zu erkennen,
- ➜ das weise, geistige Gesetz in sich selbst zu erkennen.

Nicht weniger als das – und noch viel mehr – ist Balance.

Dieses Buch beschäftigt sich mit der Körper-Balance und ihren Gesetzmäßigkeiten. Was bedeutet es „in der Balance" zu sein? Die Balance bzw. Dysbalance des Menschen, der Erde, des Kosmos, hat Auswirkung auf die kleinste Einheit und den universellen Zusammenhang.

Alles ist mit allem verbunden.
Balance ist eine selbstregulierende Kraft.

Gelingt es, unser tägliches Tun in einem größeren Zusammenhang zu sehen und zu verstehen, bekommen unsere Aufgaben mehr Sinn. Kleinigkeiten werden wichtiger und weniger lästig. Verstehe ich, warum ich was tue, kann auch mehr Kreativität entstehen und mehr Präzision. Bewusste Intention verändert die Schwingung. Dieselbe Geste, derselbe Satz, dieselbe Aktion wirkt ungleich besser und das Ergebnis ist erstaunlich.

Es ist hilfreich, Zusammenhänge zu verstehen, um im inneren und äußeren Gleichgewicht – in der Balance – zu sein.

Dieses Buch handelt von der Arbeit mit Balance. Darüber hinaus möchte es den Leser mit ergänzenden Autorenbeiträgen anregen und ihm weitere Anstöße geben. Auch Therapeuten und Patienten berichten von ihren Erfahrungen mit Balance. Dieses Buch beschreibt, was Balance für unser Leben bedeutet. Ich wünsche allen viel Freude mit der positiven Kraft der Balance.

Dr. med. Christiane May-Ropers
Kreuth/Tegernsee im Januar 2002

Einführung

„La gravité est le bonheur des sots."
„Der Ernst (die Schwere) ist das Glück der Toren."
(Baron de Montesquieu, 1689 – 1755)

Der Weise sucht die Leichtigkeit: die Lebens-Balance

Der französische Schriftsteller und Staatstheoretiker Montesquieu war ein sehr kluger Mann. Ihm verdanken wir auch die bildhafte Bezeichnung für eine unnötig große Erregung aus geringfügigem Anlass: *Sturm im Wasserglas*. Konfuzius sagte: *„Der Weise sucht, was in ihm ist, der Tor, was außerhalb."* In Anlehnung an das obige Zitat von *Montesquieu* könnte man folgern: *„Der Weise sucht die Leichtigkeit, der Tor das Schwere."*

Der sprichwörtliche Ernst des Lebens (frz.: *la gravité de vie*) macht das Leben vielfach schwer erträglich. Die Floskeln: *„Nimm's leicht! Nimm's nicht so schwer!"* werden kaum in ihrer Tiefe verstanden. Und im Zuge der progressiven Gravitation finden sich dann Lebensaussagen wie:

→ *Sie hatte eine schwere Geburt.*
→ *Er hatte einen schweren Tod.*
→ *Sie hatten ein schweres Leben.*
→ *Die Schule war nur schwer.*
→ *Er ist schwermütig.*
→ *Sie ist eine schwerreiche Witwe.*
→ *Er ist schwerhörig.*
→ *Warum machst du es dir so schwer?*
→ *Er hat einen schwerwiegenden Fehler gemacht.*
→ *Er hat schwer zu tun.*
→ *Sie hat schwer zu leiden.*
→ *Es ist alles verdammt schwer.*

Warum nur beschweren wir unser göttliches Leben mit sprachlichem Ballast, der unser Unterbewusstsein blockiert? Schauen wir uns dazu zunächst die lateinischen Worte *gravitas* und *levitas* an. Wir finden im Wörterbuch folgende Übersetzungen:
a) *gravitas*: Schwere, Gewicht, Last, Kraft, Druck, Bedeutung.
b) *levitas*: leichtes Gewicht, Beweglichkeit, Leichtsinn.

Hieraus haben wir im Deutschen *Gravitation* (= Schwerkraft) und *gravitätisch* (= erhaben, bedeutungsvoll) gemacht. Sinnentsprechend müsste dann *Levitation* = Leichtkraft bedeuten, aber dieses Wort kennen wir nicht. Unter *Levitation* versteht man im allgemeinen die vermeintliche Aufhebung der Schwerkraft sowie freies Schweben. Nun muss man sich ja nicht gleich vom Boden abheben, wenn man das Leben leicht nimmt. Warum sehen wir den *Leichtsinn* als so negativ an und bevorzugen stattdessen *Schwersinn*, Schwermut, den Ernst des Lebens?

Im Zirkus bewundert das Publikum die „*leichtsinnigen*" Hochseilartisten. Der artistische *Leicht-Sinn* ist die Grundvoraussetzung für den balancierenden Seiltänzer. Wäre er *schwersinnig* (schwermütig), würde er abstürzen. *Leichtsinn* und *Leichtmut* sind wesentliche Bestandteile unseres täglichen Lebens. Das englische Wort *foolishness* (eigentlich: Dummheit) ist hier fehl am Platz. Das Wort *levity* (Leichtfertigkeit) kommt der Sache näher, wenn wir *leichtfertig* positiv deuten.

Der Patient wird nach seinen *Beschwerden* gefragt; er sucht beim Arztbesuch *Erleichterung*. *Beschwerde-Freiheit* ist in unserer Konsumgesellschaft ein sehr seltenes Gut geworden. Viele kennen das Gefühl von *Beschwerdelosigkeit* (im Englischen würde ich hierfür das Wort *heavylessness* einführen) kaum noch. Das völlige *in-Ordnung-sein*, die Balance, das Stimmungs- und Spannungs-Gleichgewicht, muss als gesicherte Erfahrung wiedererlernt und eingeübt werden. Wir benötigen Therapeuten, Weg-Begleiter, die sich in ihrer Beschwerde-Losigkeit wohl und sicher fühlen.

Wir wissen intuitiv, dass wir den Weg zum Licht und zur Leichtigkeit gehen sollten (*the path of lightful lightness* = der Weg zu lichtvoller Leichtigkeit). Aber wir haben die Stufenleiter auf unserem Weg zur Befreiung pervertiert, umgedreht: wir sprechen von *Schwierigkeitsgraden*, wenn wir zum Gipfel kommen wollen. Die Schule ist hier ein klassisches Beispiel, die unsere Kinder oft bereits im frühesten Stadium völlig falsch führt und desorientiert. Schulerziehung ist *Training* (lat.: trahere: mühevolles Ziehen), aber keine *Edukation* (engl: *education*). Edukation kommt von lat.: *educere* = herausführen (kein Gezerre!), sondern das Führen zur geistigen Freiheit. Dieser Weg muss unabdingbar der Pfad zum Licht und zur Leichtigkeit sein. Schwierigkeitsgrade führen in Dunkelheit, Unwissenheit, Krankheit und Leid.

Engländer und Franzosen haben für das deutsche Wort *auswendig lernen* eine viel sinnvollere Redeweise: *learning by heart* bzw. *apprendre par coeur* (wörtlich: sich zu

Herzen nehmen). Von brain training wird nicht gesprochen, wenn es um den Prozess der Verinnerlichung geht. Wesentlich erinnern kann man nur das, was im Innersten zu Herzen genommen wurde. Unsere Schulen lehren zu wenig die Sprache des Herzens, die überall verstanden wird. Das lat. Wort und Deponens (als Aktivform benutzt und in der Passivform konjugiert) *recordari* (sich erinnern) bedeutet streng genommen: rück-, heimkehren zum Herzen. Wo wird dieser großartige Erinnerungs-Weg, die Rückkehr zur Quelle des Lebens, zum Herzen unseren Kindern wie Erwachsenen authentisch gezeigt?

Wenn Leben sinnvoll sein soll, brauchen wir Leichtsinn (engl.: *light sense*; N.B. dieses Wort gibt es noch nicht).

Lassen Sie uns *leichten Herzens* auf der Leiter der *Leichtigkeitsgrade* zum Gipfel unseres Lebens emporsteigen. Dann wird die Krankheit (engl.: *disease*, die Nicht-Leichtigkeit) zur Gesundheit (engl.: *ease*, Leichtigkeit).

Roland R. Ropers
Kreuth/Tegernsee im Januar 2002

I. Balance in Körper, Seele und Geist. Der universale Zusammenhang – ein Überblick

1. Balance in der Bewegung

Natürliche Bewegung bedeutet schöne harmonische Bewegung ohne Behinderung des Flusses. Sie beinhaltet die ausgeglichene Spannung, den Einklang von Körper, Seele und Geist. Der Körper ist hier vollkommener Ausdruck des Innen, nichts wird versteckt oder verdrängt. Alles wird mit einbezogen – es fließt nicht nur im Außen, sondern auch zwischen Innen und Außen.

Die Balance ist seit Jahrtausenden, bei aller Schwäche, bei aller Labilität, die Kraft des Menschen. Der Mensch ist *labile Balance*. Deshalb gelingt ihm scheinbar *Unmögliches*. Lesen Sie, was *Professor Hans-Peter Dürr* dazu ausführt (S. 22ff).

a) Natürliche Bewegung

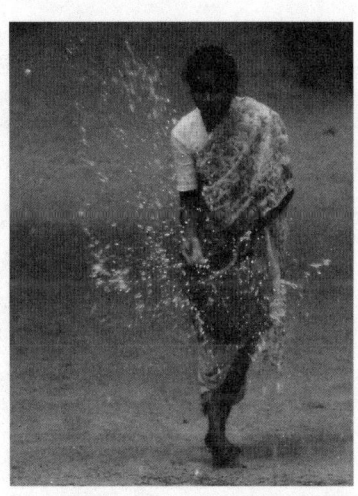

Der Boden wird mit Wasser besprenkt

*„Spiele auf deinem Körper,
wie auf einer Bambusflöte.
Hebe sie empor in den Wind –
und sie wird spielen.
In ihrer Leere wird der Wind zu Musik.
Belaste dich nicht mit Muskelpaketen,
belaste dich nicht mit irgendwelchen Theorien
und trockenen Informationen.
Ein belasteter Körper ist steif,
er kann nicht spielen."*

(Tai Chi-Meister Al Huang)

Einsicht in den natürlichen Bewegungsablauf ist Grundlage der östlichen Bewegungsformen wie auch der NOWO BALANCE. Unser mechanisches Weltbild – und damit unsere Art, uns zu bewegen, uns zu therapieren und Sport zu treiben – hat sich von „natürlicher" Bewegung immer weiter entfernt. Natürliche Bewegungsabläufe und ein sicheres Balancegefühl sind der erwachsenen, zivilisierten Menschheit zum großen Teil abhanden gekommen, weil sie zunehmend kopf- und leistungsorientiert ist. Bewegung als lebensgestaltendes Element ist – anders als bei den Naturvölkern – in den Hintergrund getreten.

Heute versuchen wir, das Verlorene, die ganzheitliche Bewegung aus der Mitte, wiederzugewinnen, indem wir östliche Einflüsse integrieren. Immer mehr Menschen im Westen wenden sich Yoga, Tai Chi, Qigong und anderen Bewegungsarten zu.

Östliche Bewegungsarten setzen ein ganzheitliches Bewegungsgefühl voraus, das dem westlichen Menschen weitgehend abhanden gekommen ist.

„Beweg dich nicht so schlampig, halte dich gerade ..." Klingelt es da auch bei Ihnen? Wie viele Kinder und Jugendliche haben das über Generationen von ihren Eltern zu hören bekommen. Die Folge war entweder eine *„Habachthaltung"*, mit durchgedrückten Knien, oder aber eine natürliche Auflehnung des Kindes gegen die Vorschriften der Eltern. Dies führt aber noch lange nicht zu *„natürlicher"* Bewegung, eher zu Hohlkreuz, Verspannungen, Rundrücken, hängenden Schultern und durchgedrückten Knien. Alle diese körperlichen Merkmale signalisieren Ablehnung. Überlegen Sie einmal kurz, wie Sie natürliche Bewegungen beschreiben würden? Wenn Sie mit *„schön"* antworten, liegen Sie mit der *Qualität* einer natürlichen Bewegung schon goldrichtig. Unwillkürlich denkt man an die leichten, spielerischen und geschmeidigen Bewegungen einer Katze, an die Eleganz eines Delphins oder die Flexibilität eines Affen. Haben Sie schon mal die Bewegungen eines verkrampften, gestressten, überspannten Tieres beobachtet? Wohl kaum. Die meisten Tiere schaffen es sogar, etwaige Schwächen und Krankheiten so in den Bewegungsablauf zu integrieren, dass man die Verletzung, wenn überhaupt, erst auf den zweiten Blick wahrnimmt.

Ich habe einmal in Südamerika einen dreibeinigen Hund beobachtet, der nicht nur genauso schnell wie das Rudel war, sondern auch mindestens so elegant und flink um die Ecken sauste. Erst nach einiger Zeit fiel mir auf, dass er irgendwie anders war. Hat hingegen der Mensch eine körperliche Schwäche, äußert sich das oft in Bewegungsabläufen, die alles andere als fließend sind. Woran liegt das? Wir kommen dem Rätsel ganz einfach auf die Spur, wenn wir erkennen, was die Grundlagen natürlicher Bewegung sind.

Das Wort *Natur* kommt aus dem Lateinischen von „*nasci*" und bedeutet gezeugt oder geboren werden. Der Grosse Brockhaus von 1955 beschreibt Natur allgemein: „Der Kosmos samt allen seinen darin vereinigten Stoffen und Kräften, seinen Veränderungen und seinen Gesetzlichkeiten." Natürliche Bewegung könnte man demnach auch als die Bewegung bezeichnen, in der man geboren wird. Bewegung ist ein ständiges geboren werden.

Natürliche Bewegung ...
→ unterliegt dem Gesetz der Schwerkraft.
→ ist Bewegung aus der Mitte.
→ läuft immer durch den ganzen Körper.
→ ist immer ein Dialog mit dem Raum, dem Untergrund, der Natur und dem Partner.
→ fußt auf bestimmten Qualitäten: diese sind Leichtigkeit, Fließen und Harmonie.

Die große wirkende Kraft unserer Erde, an die wir alle gebunden sind, ist die Schwerkraft oder Erdgravitation. Die Stärke der Erdanziehung definiert die Höhe meines Sprungs.

Der Schwerpunkt eines Menschen, der in der anatomischen Grundstellung steht, liegt ungefähr in der Höhe des Nabels, einige Zentimeter über dem 5. Lendenwirbel. Die Lage des Schwerpunktes verändert sich abhängig davon, ob man z.B. einen Arm hebt, auf den Zehen steht oder ein Bein hebt. Der Schwerpunkt ist also kein fixer Punkt im menschlichen Körper, sondern abhängig von der Art der Bewegung. Die labile Balance wird erst verständlich durch ihren Bezug zur Anziehungskraft der Erde. Körper und Erde sind im dynamischen Wechselspiel der Kräfte und so wird klar, dass Stehen kein statischer Vorgang ist, sondern ein dynamischer. Selbst das Liegen ist dynamisch!

Das Wechselspiel ist auch der nie endende Dialog des Menschen mit der Erde, ein Austausch, ein Geben und Nehmen. Körpermitte und Schwerpunkt sind oft identisch. Körpermitte kann jedoch geistig beeinflusst werden, um z.B. „Chi" fließen zu lassen, im „Hara" zu sein. Im Gegensatz dazu ist der Körper-Schwerpunkt eine definierte physikalische Größe.

Das unterste Kreuz, die Lendenwirbelsäule in Höhe des letzten Lendenwirbels und ersten Sakralwirbels ist der Ort, an dem die meisten Menschen Blockaden oder Versteifungen haben. Die Beweglichkeit bzw. die Aktivität an diesem Punkt ist für das Durchlaufen einer Bewegung durch den ganzen Körper von entscheidender Bedeutung. Das „*Os Sakrum*" (heiliger Knochen) hat eine Schlüsselstellung für die Beweglichkeit der unteren Extremität, der Hüfte, des Beckens und der Unterleibsorgane inne. Von hier startet die craniosacrale Welle oder umgekehrt – hier kommt sie an.

"Das Sacrum ist Sammelstelle und Startrampe der spirituellen Energie ... Das Sacrum ist einer der Knochen mit den meisten Querverbindungen im Körper. Die Kernverbindung erklärt die eine Polarität des Sacrums – ein vertikaler Pol, der sich nach oben hin erstreckt; die Ilia bilden die zweite – eine laterale und inferiore Polarität, die beide Beine mit einschließt. Das Sacrum bewegt sich beim Gehen auf zusammengesetzte, multipolare Art und Weise und wird von der Wechselwirkung zwischen den anterioren und posterioren Lumbalmuskeln und den Abdominalmuskeln beeinflusst. Es bewegt sich mit der cranialen Welle und mit jedem Atemzug" (Hugh Milne, Craniosacralarbeit 2, S. 97).

In der natürlichen Bewegung ist nichts manipuliert – sie besticht durch Einfachheit und Klarheit.

Was sind die Merkmale natürlicher Bewegung? Schönheit, Einfachheit, Leichtigkeit, Harmonie, Mitte, Freiheit, Flexibilität, Fließen, Inspiration, Freude – Sind das alles nicht Qualitäten, die wir erkennen? Ich denke an ein Erlebnis in New York: Ich war zu einem kleinen Fest in einem edlen New Yorker Appartement eingeladen. Es waren nicht viele Gäste – vier Models, eine tahitianische Tanzgruppe und einige Freunde. Zuerst fiel mir auf, wie die Models beängstigend perfekt in die gestylte Wohnung passten. Und die Tahitianerinnen? – Sie waren unglaublich schön, nicht perfekt, aber ... lebendig, warm, frei in Bewegung und Sprache. Das war ein starker Kontrast und unvergesslicher Eindruck.

b) Labile Balance – die Kraft des Menschen

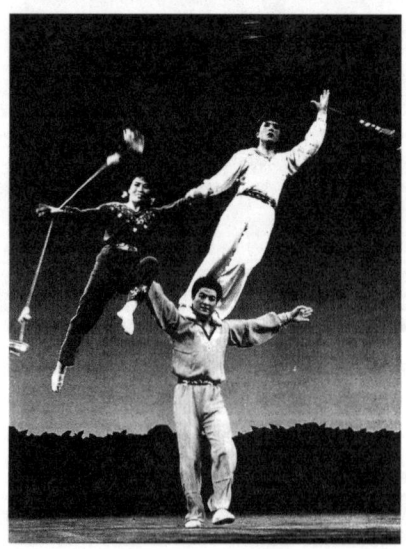

Labile Balance

Labile Balance ist dynamisches Gleichgewicht. Zu keinem Zeitpunkt ist der menschliche Körper statisch. Es findet immer ein Austausch und Wechselspiel der Energien statt. Die verschiedenen Energieniveaus gleichen sich aus. Polaritäten sind immer dynamisch aufeinander bezogen, sie halten sich durch den Fluss der Energien die Waage. Je subtiler und harmonischer die Energien fließen, um so schneller kann der Körper die Energieniveaus wechseln, z.B. von der Ruhe zur Aktivität. Im Idealfall wird die Bewegung nicht durch Ungleichgewicht, Verspannung, Anspannung oder unrhythmischen Ablauf gebremst oder gehemmt.

Das Gleichgewicht, das wir im täglichen Leben so nötig haben, entspricht keiner starren Haltung. Es darf sich kein immobiles, statisches Verhalten entwickeln, denn Statik bedeutet mechanische, unlebendige Ruhe, unbewegliches Verharren, wie es der „toten" Materie eigen ist. Feinste Bewegung, feinstes Vibrieren des Körpers, unmerkbare Spannung, d.h. Bereitschaft zur Aktion und Reaktion, kennzeichnen die lebendige Ruhe. Die Aufrechterhaltung der Balance erfordert unablässige, größtenteils unbewusst gesteuerte, automatisch ablaufende Impulse und Korrekturen. Der Mensch ist also gerade dann, wenn Körper, Seele und Geist in Harmonie sind, ein *labiles* Wesen.

Beim Spiel, beim Tanz, beim Musizieren braucht der Mensch diese Ungebundenheit in der Bewegung. Tritt er immer neu aus der Labilen Balance in Aktion, bewegt er sich ohne schnelles Ermüden, Über- und Unterspannung werden ausgeglichen. In individuell abgestimmten Balancen korrigiert sich der Körper selbst. Mit diesem Wissen ist der Mensch geboren.

In der Mechanik lassen sich drei verschiedene Gleichgewichtsarten unterscheiden: das *stabile*, das *labile* und das *indifferente Gleichgewicht*. Das *stabile* Gleichgewicht bedeutet, dass bei geringer Abweichung des Gegenstandes aus der Gleichgewichtslage eine Rückkehr in die Ausgangslage erfolgt. Beim *indifferenten* Gleichgewicht wird bei beliebigen Abweichungen das Gleichgewicht beibehalten. Im *labilen* Gleichgewicht ruft eine geringe Abweichung eine noch größere Ablenkung hervor. Der Körper gelangt nicht mehr von selbst in die Ausgangslage zurück.

Diese Gleichgewichtsaspekte gelten für starre Körper und sind nicht ohne weiteres auf den Menschen übertragbar. Der Mensch ist ein mehrgliedriges System, das die Fähigkeit besitzt, einer Störung des Gleichgewichts nicht nur aktiv entgegenzuwirken, sondern der ständig neu seine Balance zu finden vermag. Labiles Gleichgewicht ist schwieriger beizubehalten, weil es ständig korrigiert, immer wieder neu gefunden werden muss. Sobald das Lot des Körpers außerhalb der Auflagefläche ist, muss das Gleichgewicht wieder neu hergestellt werden. Je kleiner die Standfläche (z.B. Seiltanzen, Einradfahren, auf Stelzen gehen, auf einem Bein stehen...), desto schwieriger ist es, im Gleichgewicht zu bleiben.

Der Mensch ist labiles Gleichgewicht.

Die Balance ist seit Jahrtausenden, bei aller Schwäche der Labilität, die Kraft des Menschen. So ist „labil" hier nicht im negativen Sinne aufzufassen, wie es im täglichen Leben so oft verwendet wird. Unter *labil* darf hier primär keine Schwäche verstanden werden. Denn labil, bezogen auf das Gleichgewicht des Menschen, enthält: Offenheit nach allen Seiten, Bereitschaft zu schnellen, differenzierten Reaktionen und die Fähigkeit zu harmonischen, ausgewogenen Bewegungen.

> Im Zusammenhang mit der menschlichen Bewegung ist …
> → Labilität lebendiger Energiefluss.
> → Stabilität – Labilität.
> → das Leben weich und fließend – dynamisch.
> → der Tod hart, im Stillstand – statisch.

Haltung als Bewegungsausdruck bedeutet kein reines Anspannen der Muskulatur, sondern die Übersetzung des inneren Gleichgewichts in den Ausdruck der Physis. Ändere ich diesen inneren Ausdruck durch „Haltungskorrekturen", helfe ich der Harmonisierung oder aber erzeuge erzwungene Haltung und zusätzliche Anspannung. (Z.B.: „Halte dich gerade, du kannst dich doch nicht so gehen lassen!") Die Ausstrahlung eines Menschen, die wir unbewusst durch seinen Bewegungsausdruck spüren, vermittelt seine innere Haltung, wie z.B. psycho-physische Ausgeglichenheit, die anziehend wirkt. Auch in Schmerz und Leid findet der Mensch ganz verschiedenen Bewegungsausdruck. Anspannungen, der Kampf gegen den Schmerz verkrampft die Physis und verstärkt die Schmerzen. Das Annehmen des Schmerzes, wie wir es gut bei den Tieren oder Naturvölkern beobachten können, ermöglicht weitgehende Körpereigenregulationen, die den Schmerz eher erträglich machen und die Heilung fördern.

Auch im Liegen, Sitzen, Gehen, Laufen befinden wir uns im Idealfall in jedem Bewegungspunkt im labilen Gleichgewicht. Liegt z.B. ein Gelähmter völlig hilflos mit schlaffen Gliedmaßen im Bett oder mit einer unkoordinierten Spastik, so kann er, im Gegensatz zu einem normal Beweglichen und Gesunden, nicht im labilen Gleichgewicht sein. Nur die labile Balance schafft diese Freiheit zur Aktion. Sie ist in unserem phantastischen Körperdesign vorgegeben. In dieser „Freiheit" werden schnelle Reaktionen/Aktionen möglich. So gelingt Exaktheit und Differenziertheit in der Bewegung. Jede kleinste Bewegung kann Ausdruck verleihen, sich in einer Arbeit fortsetzen, z.B. als diffizile handwerkliche Arbeit, als Kunstwerk. Der Künstler braucht sie, wenn der Pinselstrich seinen Ausdruck finden, der Ton voll und rein erklingen und die Arbeit ganz gelingen soll. So gerät jede Bewegung ohne schnelles Ermüden. Das Gesetz der kleinsten Wirkung entspricht dann dem biologischen Grundprinzip: unsere Natur mit einem Minimum an Mitteln zu meistern.

c) Mögliches und Unmögliches. Warum ist Gewicht nicht gleich Gewicht?

Warum tragen Menschen noch, wenn sie keine modernen Transportmittel haben, Lasten auf dem Kopf balancierend oder auf den Rücken gebunden, anstatt sie mit den Händen zu tragen? In Indien sah ich zerlumpte Träger scheinbar mühelos oft sperrige Lasten schultern und wie sie kräftig ausschreitend neben den Besitzern hergehen. Reist man in südliche Länder, in den Orient, nach Afrika oder Asien, begegnet man vielen Menschen, die ihre Lasten, Wasserkrüge, Körbe oder Bündel auf dem Kopf transportieren. Wie königlich frei wirkt dabei ihr Gang! Immer wieder bewundern wir die Schönheit der Bewegungen bei dieser Art des Tragens, weil sie jede Mühsal und Arbeit verleugnet. In Afrika beobachtete ich, wie Arbeiter, nur durch einen alten Strohhut gegen die sengende Sonne geschützt, schwere Säcke auf dem Kopf balancierten, um sie einen bergigen Steig hinaufzutragen. Die Last schien ihren Tritten noch Sicherheit zu verleihen.

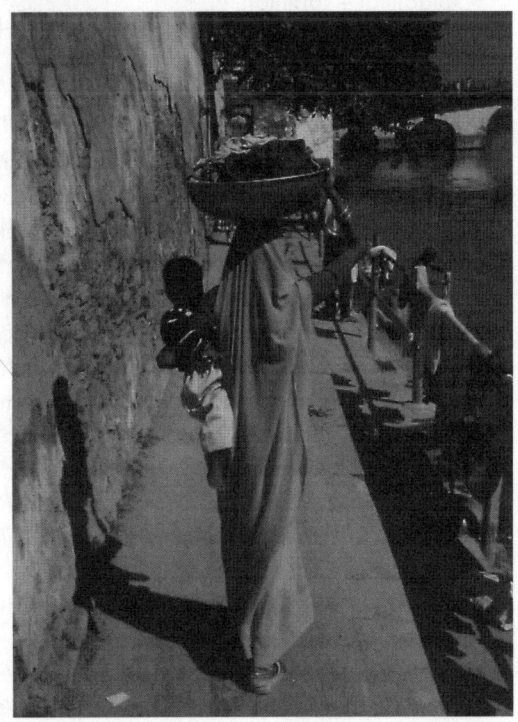

Inderin mit Kind und Waschschüssel

Das Gewicht wird in der Bewegung dynamisiert.

Der Träger macht seine Knie weich und durchlässig. Tut er das nicht, bleibt das Gewicht in einem Punkt des Körpers – meistens der Wirbelsäule – *„hängen"* und „beschwert" seinen Gang. Federt er aber das Gewicht in den Knien ab, macht er seinen Körper durchlässig, „wiegt" das Gewicht weniger schwer. Außerdem ist zu beobachten, dass er, je schwerer die Last ist, desto schneller geht. Denn die Geschwindigkeit dynamisiert das Gewicht: Einmal in Schwung gebracht, „läuft er drunter her". Wie beim Auto anschieben: Einmal in Schwung, ist es nicht mehr schwer, es vorwärts zu bewegen – vorausgesetzt es sind keine Hindernisse da.

Auch wir tragen heutzutage immer häufiger wieder unser Gepäck in Rucksäcken, nicht nur beim Bergsteigen, sondern auch beim Reisen und Einkaufen. Die früheren

Kopfkraxen, in denen die Senner Heu beförderten oder ihren Käse von den Almen brachten, sind gebaut worden, um das Gewicht besser über den Füßen auszubalancieren. Je näher das Gewicht an der Schwerlinie des Körpers ist, umso weniger schwer ist es, da der Hebelarm sich verkleinert. *Probieren Sie es aus, wenn Sie diese Erfahrung noch nicht gemacht haben!*

In einer Geschichte, die das Leben in Byzanz um 946 n. Chr. schildert, erzählt John J. Norwich (2000): „*Es trat ein Mann auf, der auf seiner Stirn ohne Beihilfe der Hände eine Stange trug, deren Länge 24 Schuh und wohl noch mehr betrug und an welcher – eine Elle unterhalb des oberen Endes – ein zwei Ellen langes Querholz angebracht war. Dann führte man zwei nackte, doch mit Schürzen versehene Knaben her. Diese kletterten an der Stange hinauf, vollführten oben allerlei Kunststücke und kamen dann, die Köpfe nach unten gekehrt, wieder herab, wobei die Stange sich so wenig bewegte, als ob sie in der Erde fest eingewurzelt wäre. Zuletzt, nachdem der eine Knabe schon herabgestiegen war, blieb der andere noch allein oben und machte seine Kunststücke, was mich in noch größere Verwunderung versetzte. Denn solange beide an der Stange kletterten, schien mir die Sache so oder so möglich, weil sie, wenn gleich mit sehr wunderbarer Kunst, doch durch ihr gleiches Gewicht die Stange, an der sie kletterten, senkrecht erhalten hatten. Dass aber der eine, welcher oben auf der Stange blieb, nun dergestalt das Gleichgewicht zu beobachten wusste, dass er dort seine Kunst zeigen konnte und unverletzt herabkam, das versetzte mich in solches Staunen, dass meine Verwunderung sogar dem Kaiser nicht entging. Er ließ daher den Dolmetscher rufen und mich fragen, wen ich mehr bewundere, den Knaben, der sich so behutsam bewegt hatte, dass die Stange unbeweglich blieb, oder den Mann, der sie so geschickt auf der Stirn gehalten hatte, dass sie weder das Gewicht der Knaben noch deren Kunststücke im mindesten aus der Senkrechten brachten. Und als ich antwortete, ich wisse nicht, was mehr zu bewundern sei, da lachte der Kaiser herzlich und sagte, er wisse es auch nicht.*"

Zur weiteren Erläuterung des Phänomens folgt ein Auszug aus einem Gespräch, das ich mit dem Quantenphysiker Professor Dr. Hans-Peter Dürr[*] in Salzburg geführt habe.

Gespräch mit Professor Dr. Hans-Peter Dürr über die Relativität von Gewicht und das Prinzip des Lebendig Seins.

CMR: Warum ist Gewicht nicht gleich Gewicht?

HPD: In dem Moment, in dem man darauf achtet, dass Gewicht – also die Belastung – anders verteilt wird, ändert sich die Materialbelastung. Die Belastung ist nicht Ge-

---

[*] Professor Dr. Hans-Peter Dürr, geboren 1929, Schüler und Freund von Werner Heisenberg, ist Träger des Alternativen Nobelpreises. Er zählt zu den bedeutendsten Naturwissenschaftlern im deutschsprachigen Raum, die sich verantwortungsbewusst für den Schutz von Natur und Umwelt engagiert haben. In seinen zahlreichen fachlichen und fachübergreifenden Publikationen beschäftigt er sich mit den Zusammenhängen von Naturwissenschaft und Spiritualität sowie Ökologie und Leben.

wicht als solches, sondern Belastung pro Quadratzentimeter. In der Balance wird Gewicht optimal verteilt! Der Körper findet heraus, wie er die beste Verteilung macht. Er stellt das nicht durch komplizierte Rechnungen fest, sondern einfach an der Balance.

CMR: Man könnte doch sagen, dass die Balance einen dazu zwingt, das Gewicht anders zu verteilen?

HPD: Ja.

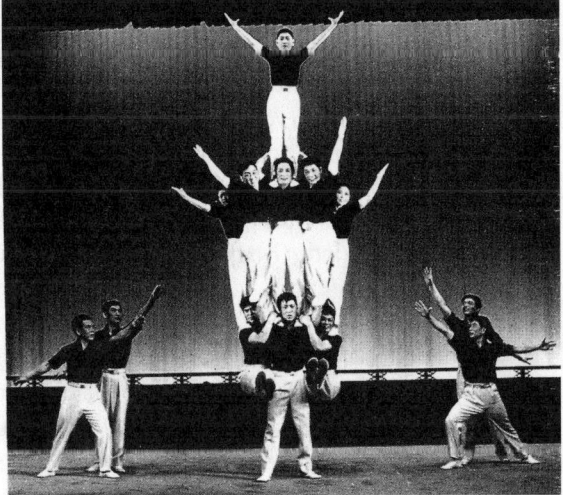
Menschenpyramide

CMR: Und dadurch kann ich in der Balance ganz andere Dinge bewerkstelligen. Ich meine zum Beispiel eine Menschenpyramide.

HPD: Bei einer Menschenpyramide geht es darum, nicht seinen eigenen Vorteil zu haben, sondern die Anderen zu beteiligen: Wenn dann am Schluss der kleine Kerl hinaufklettert und man sieht, dass alle ihr Gewicht verschieben, so dass in jedem Augenblick, bei jedem Schritt, keiner aus der Balance kommt. Dann sieht man den Grund für die Robustheit des ganzen Biosystems. Es ist eine falsche Vorstellung, wenn der Mensch sich als Krone der Schöpfung sieht, wie einer der auf der Spitze der Pyramide steht. Denn die Robustheit ist darauf zurückzuführen, dass jeder Teil auf den anderen eingestimmt ist. Er muss fähig sein, in jedem Augenblick nachzugeben oder hinzuzufügen. Das ist das Geheimnis des Biosystems. Deshalb ist es so verheerend, wenn wir den Eindruck haben, wir können da oben tun, was wir wollen, weil die Natur es nicht merkt. Die Natur merkt es sehr wohl, denn sie ist überhaupt der Grund, warum ich mir da oben keine Gedanken machen muss. Derjenige, der auf die Pyramide hochklettert, braucht nur zu sagen: Ich klettere hoch. Und die Anderen leisten die Arbeit.

CMR: So funktioniert das auch im Kleinen in unserer Therapie: Wir verschaffen einem Behinderten oder Kranken die Möglichkeit, ein Stückchen die Pyramide hochzuklettern, und während er klettert erlebt er die Balance, die Tragfähigkeit des Systems, die Ganzheit.

HPD: Ja, ganz genau.

CMR: So kommt ein ganz spezifisches Erinnerungsvermögen zurück: So fühle ich mich, wenn ich ganz – wenn ich heil – bin. Das heißt, auch der Körper erinnert sich. Und dieses Erleben ist es auch, was gesund macht.

CMR: Bitte erklären Sie noch einmal das Geheimnis der „labilen Balance". Sie sagten: „Ich gehe beim Gehen von einer Unsicherheit in die andere." Es klang so, als gäbe es ein dauerndes labiles Gleichgewicht. Aus diesem labilen Gleichgewicht besteht die Freiheit zu agieren. Jedes Mal, bei jedem Schritt, entsteht die Freiheit etwas Neues zu erschaffen.

HPD: Genau dieses zeichnet das Lebendige aus. Wie kann man etwas schaffen, was immer der Zukunft angepasst ist, obwohl sie nicht vorhersehbar ist? Das Lebendige muss so sein, dass es enorm viele Möglichkeiten hat, sein Gleichgewicht wiederzufinden. Je mehr Gewichte es hin- und herschieben kann, desto leichter kann es ausgleichen. Deshalb auch das folgende Prinzip: Wenn Wesen sich höher entwickeln, macht die Natur nicht einfach alles größer, sondern sie differenziert es und balanciert es wieder aus. Das ganze Prinzip der Evolution ist Differenzierung. Das höher entwickelte Wesen hat eine höhere Flexibilität, um auf eine neue Umgebung zu reagieren, die nicht vorhersehbar war. So hat der Mensch hauptsächlich in seiner Flexibilität überlebt. Man sieht dabei, dass das Spiel, in die Balance zu kommen, ein ganz anderes ist, als das, von dem wir glauben, dass es die Natur spielt. ... Im Darwinismus heißt es, es gehe um Wettbewerb, um Gewinner und Verlierer. Nein! Es geht darum die Verschiedenartigkeit beizubehalten, so in Kontakt zu treten, dass wir auf einer höheren Ebene in eine neue Balance kommen. Das bedeutet, wir müssen das System in Balance bringen, nicht einen Teil davon. Denn das, was nicht balanciert ist, reißt die anderen wieder mit. Deshalb hat das Prinzip der Kooperation, des kooperativen Zusammenspiels, damit zu tun, dass Lebendigsein immer wieder bedeutet, in einer statisch instabilen Situation dynamisch eine Balance zu erlangen. Sonst ist die Lebendigkeit weg.

CMR: Genau.

HPD: In einer interessanten Art und Weise habe ich das auch in Amerika kennengelernt. Es ist für einen Physiker nicht naheliegend, dass er sich für Biologie und Medizin interessiert. Auf Grund meiner Erfahrungen in der Physik habe ich gesehen, dass die Prinzipien im Lebendigen ganz andere sind. Sie entsprechen in keinster Weise den Eigenschaften einer Maschine. Bei der Maschine nimmt man die Balance nicht so wichtig: Wenn sie unbalanciert ist, zieht man einfach eine neue Strebe ein. Diese wird fest verschraubt und sie muss dann enorm viel aushalten. Würde man den Fehler ausbalancieren, käme man mit einer wesentlich dünneren Strebe aus. ... In den USA traf ich auf einem Kongress Menschen, die sich schon Monate, auch Jahre, mit nicht mehr als durchschnittlich 360 Kalorien täglich flüssiger Nahrung ernähren. Das ist ein Viertel oder ein Fünftel von dem, was man als absolut notwendig erachtet. Ich habe mich mit ihnen sehr eingehend unterhalten. Eine Frau sagte mir, sie hätte neun Jahre und acht Monate nichts gegessen. Man hat es ihr äußerlich nicht angesehen. Ihre Motivation war ein unheilbarer Leberkrebs mit vielen Metastasen. Man hatte sie bereits aufgegeben. Da kam sie in die Hände eines chinesischen Arztes, der ihr spezielle Übungen beibrachte. Aus ihrer Schilderung hatte ich den Eindruck, dass die Krebszellen alle verhungert waren. Ihr Organismus aber hatte auf Grund der Flexibilität und des Zusammenspiels des Systems eine Überlebenschance gefunden, weil er ein neues Gleichgewicht gefunden hat, was die Krebszellen nicht konnten, weil sie die Flexibilität verloren hatten. Auffallend war bei dieser Frau, dass sie nur drei Stunden Schlaf brauchte und ein sehr ausdrucksloses Gesicht ohne Mimik hatte – in diesem Zustand war sie jedoch ungeheuer aufmerksam. Da kam mir der Vergleich mit einem Computer im Stand by-Modus: Wenn ich einen Computer eine Zeitlang nicht benutze, schaltet er um. Diese Menschen scheinen immer im Stand by-Modus zu sein, sie sind dabei, jedoch nicht in einem geistlosen Zustand, sondern sie sind hoch sensibilisiert. Da verstand ich, dass geistige Lebendigkeit nichts mit der Energie zu tun hat, die wir uns mit Essen zuführen. Sondern das Geistige hat damit zu tun, dass ich mich in Balance bringe. Diese Instabilität, diese Unsicherheit lässt sich auch positiv ausdrücken: Sie ist der Punkt der höchsten Sensibilität, denn an diesem Punkt führt die kleinste Störung von außen zu einer Reaktion – das heißt **Balance ist das Geheimnis des Lebendigen**. Die Kraft, die diese Menschen empfinden, ist nicht die Kraft, die dem Körper in Form von Energie zugeführt wird, sondern er fungiert wie ein Radioapparat. Wenn ich den sensibel auf einen Sender einstelle, spielt zum Beispiel plötzlich ein ganzes Orchester. Der Radioapparat spielt nicht die Geige und macht nicht das Orchester, sondern er ist in einem Zustand, in dem er aufnimmt. Manche Leute sprechen von einem Guru, der ihnen Energie schickt. Das ist in diesem Sinne nicht richtig, denn er gibt ihnen nicht Nahrung. Aber sie sensibilisieren sich und so können sie selbstverständlich auch an die Quelle kommen, die immer sprudelt. Dazu braucht es keinen Guru.

CMR: Könnte man das auch als den optimalen Schwingungszustand bezeichnen, in dem ich mich in diesem Moment befinde?

HPD: Ja.

CMR: In der Balance bin ich in meiner optimalen Schwingung. Ich kann von da aus blitzschnell meine Aufnahmefrequenzen verändern, einstellen und auf alle Töne reagieren.

HPD: Denken wir an einen Seiltänzer. Je mehr er in der Balance ist, desto weniger Energie braucht er für die Balance. Je delikater meine Instabilität ist, umso mehr Schwingungsformen hat sie. Ich kann viele komplizierte Melodien aufnehmen, ich kann auf einmal ein ganzes Orchester empfangen, andernfalls nur eine Oboe. Um auf vielen Frequenzen gleichzeitig schwingen zu können, braucht das Cello ein bestimmtes Holz. Nur wenn dieses Holz ganz viele Schwingungen hat, kann es, wenn ein Ton kommt, mitschwingen. Weil es so viele Schwingungen hat, kann es praktisch auf allen Tönen mit der gleichen Stärke schwingen, d.h. es braucht eine sehr komplizierte Balance. Dies ist auch Vielfalt.

CMR: Der Mensch ist also in der labilen Balance in dem Zustand, in dem er optimal auf alle ihm innewohnenden Frequenzen reagieren kann. Das Wesen der Balance ist Genauigkeit, Zentriertheit und gleichzeitig Offenheit nach allen Seiten.

HPD: Das ist es!

2. Balance – ein systemischer Therapieansatz

In den Jahren zwischen 1960 und 1970 begann ein neuer Forschungsansatz. Das Leben wurde nicht länger durch Zerschneiden von Beziehungsstrukturen seziert, sondern man begann das Leben aus der entgegengesetzten Richtung zu erforschen, aus seiner Komplexität heraus.

Wer das Ganze verstehen will, muss nach den Regeln und Strukturen suchen, die auf allen Ebenen wirken. Sehen wir uns Bilder von der großräumigen Struktur des Universums an und vergleichen sie mit Bildern, wie neuronale Netzwerke im Gehirn funktionieren. In der Auflösung entdecken wir dieselben Strukturen, wir finden dieselben Proportionen. Die Physiker sprechen von Selbstähnlichkeit. Strukturen ähneln sich auf allen Ebenen und hängen in ganz bestimmter Weise zusammen. Alle Lebewesen sind hochgradig geordnete Systeme. Sie enthalten höchst komplizierte Strukturen, die durch ein präzise abgestimmtes Zusammenspiel von chemischen und elektromagnetischen Prozessen und Verhaltensweisen aufrecht erhalten werden. Die Organisation innerhalb eines solchen Systems ist das Entscheidende und wesentlich sind die Muster, nach denen sich die Prozesse im System organisieren.

Das systemische Denken ist also ein ganzheitliches Denken, ein Denken in Zusammenhängen, in Beziehungen. Es ist auch ein Blickwechsel von Quantität zu Qualität.

Beim quantitativen Ansatz geht es um Grundbausteine, um Materie, beim systemischen Ansatz geht es um Beziehungsmuster, um Qualitäten. Die Art und Weise, wie die Grundbausteine, z.B. Neuronen im Gehirn, sich vernetzen, entscheidet über die Qualität der Reaktion. So ist nicht die Quantität der Neuronen ausschlaggebend, sondern ihre Beziehung zueinander.

Auch der Begriff der Organisation verändert sich im systemischen Denken. Früher sprach man von „organisierenden Beziehungen" für Prozesse in lebenden Systemen. Jetzt heißt es Selbstorganisation. Die Selbstorganisation ist ein zentrales Merkmal des Lebens. Die Wissenschaft (*Maturana* & *Varela* 1987; *Fischer* 1991) spricht von *Autopoiese* (griechisch: selber machen, selbst regulieren). Der lebendige Organismus baut Ordnung auf, er repariert sich ständig selbst; z.B. erneuert sich die Haut alle sechs Wochen, jedes Jahr werden 98% der Atome im menschlichen Körper ersetzt. Sich verändern, um derselbe zu bleiben – das ist das Wesen der Autopoiese. Es trifft auf die Biosphäre ebenso zu wie auf die Zelle.

„Besonders nachhaltig beeinflussten Anfang der achtziger Jahre die erkenntnistheoretischen Überlegungen zur Autopoiese (Selbstorganisation) lebender Systeme die Perspektiven

der Systemtheoretiker (Maturana & Varela 1987; Fischer 1991). Der Fokus verschob sich mehr und mehr auf die innere, autonome Selbstorganisationslogik lebender Systeme, auf ihre operationale Abgeschlossenheit und damit auch auf die Grenzen externer Einflussnahme. Die Umwelt erscheint nun nicht mehr als interventionsmächtige Planungsinstanz" (von Schlippe & Schweitzer 1996).

Leben ist Bewegung – Bewegung ist Veränderung.

In diesem Tanz des Lebens, den wir Menschen durch unseren Körper ausdrücken, ist Raum für Interpretation, Improvisation, Freiheit für Unvorhergesehenes und Neues. Da ist die Metapher von der Maschine vollkommen überholt, sagt der Evolutionsbiologe Friedrich Cramer: *„Die Metapher wäre eigentlich die Evolution, also dass alles sich entwickelt und dass alles sich spielerisch entwickelt, dass alles offen ist. Wenn man dieses neue Denken des Spielerischen und des Offenen – das Evolutionsdenken – anwendet, dann ist die Zukunft immer offen. Das ist natürlich viel unsicherer, diese Art, die Welt zu betrachten, aber es ist auf der anderen Seite die einzige Möglichkeit auch zu verstehen, warum es Neues gibt."*

Das System Mensch entwickelt sich innerhalb einer Ordnung, die in ein ganzes Universum eingebettet ist und mit dem es in Beziehung steht. Die Bewegung folgt universellen Gesetzmäßigkeiten, Balancieren wirkt ordnend auf den gesamten menschlichen Organismus im Sinne der Selbstregulation. Mit diesem Denkansatz sehen wir uns Bewegung an – die Bewegung des Menschen, die nicht isoliert, sondern nur als ein ganzheitliches System betrachtet werden kann. Wir erkennen Gesetzmäßigkeiten und Strukturen, wie sie in Kapitel II beschrieben werden.

Gesundheit könnte auch als der Ausdruck dieses ausgeklügelten Netzwerkes in Balance verstanden werden. Krankheit ist der Verlust der Balance und sucht das Ungleichgewicht des Organismus neu zu regulieren. Durch Anstoß einer Bewegung, einen „gezielten Schubs" in eine sich dann selbständig entwickelnde Reaktion, entsteht ein neues Gleichgewicht. *Der Körper findet spielerisch neue Lösungen, er findet zu einer neuen Balance.*

II. NOWO BALANCE

Jede Bewegung eines Menschen liefert uns eine Fülle von Informationen. Ein solches Lesen der Körperbotschaften setzt voraus, dass die Bewegungsgesetze erkannt und verstanden werden.

Es gibt eindeutige Kriterien, die in jeder natürlichen Bewegung enthalten sind. Die Qualitäten jeder natürlichen Bewegung sind Ausdrucksform und wertvolles Hilfsmittel in Diagnostik und Therapie. Ein speziell dafür entwickelter Befundbogen erleichtert die Qualitätskontrolle und ist eine wichtige Neuerung auf dem Gebiet der ganzheitlichen Diagnostik.

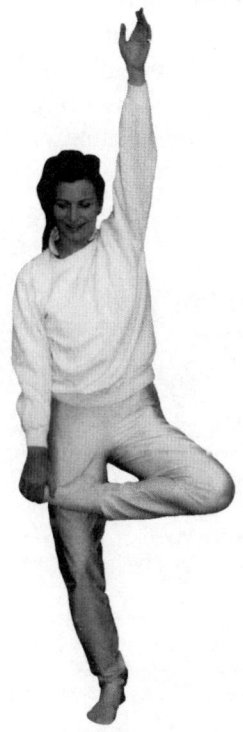

Einbandstand

1. Was ist NOWO BALANCE?

NOWO: Franz Nowotny* hat einen bahnbrechenden Beitrag zur ganzheitlichen Behandlung unterschiedlichster Erkrankungen geleistet. Als Geiger war sein Therapieansatz geprägt von der Schwingung – heute würde man sagen Schwingungsmedizin. NOWO soll auch auf das Neue hinweisen und impliziert, dass wir unsere Balance jeden Moment neu finden müssen.

BALANCE verbinden wir mit:
→ Spannungsgleichgewicht,
→ Balance in Körper, Seele und Geist,
→ Ausdruck von Schönheit, Leichtigkeit und Freiheit in Bewegung, Sprache und Stimme,
→ In-seiner-Mitte-sein.

NOWO BALANCE bedeutet das ständig individuell verfügbare, dynamische Gleichgewicht. Extreme Über- und Unterspannung führt zu Beschwerden. Die Spannungsbalance ist für den Körper die notwendige selbstregulierende Kraft.

---

* Franz Nowotny (1904 – 1964), Geiger und Bewegungstherapeut

2. Bodyreading

Immer schon war ich eine begeisterte Sportlerin, nicht im Sinne der Leistungsorientiertheit, sondern einfach aus Freude an der Bewegung. Natürlich hatte ich Bewegung schon mit der „Muttermilch" aufgenommen. Für uns Kinder war es das Schönste, wenn wir mit unserer Mutter balancieren oder Zirkus spielen durften. Während meiner chirurgischen Ausbildungszeit an der Uniklinik begann ich die Balance-Arbeit meiner Mutter zu filmen und bei Behandlungen zuzusehen. Daraus wurde eine solche Begeisterung, dass ich zu meinem Facharzt für Allgemeinmedizin auch den für physikalische und rehabilitative Medizin machte und in die Klinik meiner Eltern wechselte. Dort praktizierte ich, dokumentierte weiter und begann die Weiterbildung von Therapeuten.

Es sind nicht mehr viele, die von einer Behandlung durch Franz Nowotny berichten können. Mein Vater beschreibt, wie er diese Therapie erlebt hat.

Dr. med. Richard May, geboren 1913 in Kreuth, gründete, nach seiner Ausbildung zum Facharzt für Innere Medizin, Anfang der fünfziger Jahre zusammen mit seiner Frau die Privatklinik Haus Bruneck. Viele namhafte Persönlichkeiten aus Wirtschaft, Politik und Kultur zählten zu seinen Patienten. Die NOWO BALANCE-Therapie wurde dort über 40 Jahre praktiziert.

Nach dem Ende des zweiten Weltkriegs im Jahr 1945 kam ich mit einem lumbalen Bandscheibenschaden nach Hause zurück. Es war im sogenannten Kurlandkessel, einem einige hundert Kilometer umfassenden Einschließungsring an der baltischen Ostseeküste, der von russischen Truppen belagert wurde. Ich war Arzt in einem Feldlazarett, in dienstfreien Stunden machten wir Ausritte und dabei passierte es. Ein Ausrutscher des Pferdes auf einer Eisplatte, eine reaktive, falsche Auffangbewegung, ein Knacken im Rücken, ein lähmender Schmerz im Bein und: Bewegungsunfähigkeit. Es tat verdammt weh und die Außenseite meines Beines war völlig gefühllos. Akute Ischialgie nannte man das damals. Ich war nicht mehr diensttauglich und wurde am letzten Tag des Krieges, am 8. Mai 1945, mit einem Verwundeten- und Krankentransport per Schiff übers Meer in die Heimat abgeschoben. So hatte die Geschichte auch ihr Gutes: Ich war mit ihrer Hilfe der russischen Gefangenschaft entgangen. Aus einem Hexenschuss hatte sich eine Art Heimatschuss entwickelt.

Den Russen und der Militärmedizin war ich nun entkommen, dafür war das Leben nun kalorienarm, aber wenigstens nicht mehr gefährlich. Meine Ischiasschmerzen ließen sich jedoch durch die Umstellung nicht beeindrucken und die Ärzte in der Heimat hatten auch nicht viel mehr zu bieten als ihre Vorgänger. Ich war also nun ein versehrter Kriegsheimkehrer und landete in einem Versehrtenkrankenhaus, wo ich mich allerdings nicht als Invalide, sondern als Arzt betätigte, denn oben herum fehlte mir ja nichts.

In dem Versehrtenkrankenhaus war ich nicht nur im wahrsten Sinne des Wortes zu Hause – es gehörte unserer Familie und wurde von meinem „großen" Bruder, seines Zeichens ein renommierter Chirurg, geleitet –, sondern ich lernte dort auch eine außergewöhnliche neue Therapie für meinen speziellen Fall kennen. Die Nachbehandlung aller Versehrten in der Klinik wurde nämlich nicht von einem Fachmann aus der Branche der Krankengymnasten überwacht, sondern vom „Franzerl", wie ihn mein Bruder zu nennen pflegte, dem Musiker, Artisten und Bohemien Franz Nowotny.

Nowotny hatte schon eine ziemlich exzentrische Laufbahn hinter sich und nach tragischen Erlebnissen in seiner Musikerumgebung seine Berufung zum Bewegungsheiler entdeckt. Er war während des Krieges intensiv auf diesem Gebiet tätig gewesen und hatte anschließend in München eine eigene Praxis eröffnet. Durch Patienten bekam er Kontakt zu unserer Klinik, seine Behandlungsmethode war so einleuchtend, dass mein Bruder ihn mit der Versehrtennachbehandlung betraute.

Natürlich benützte ich die Gelegenheit, schilderte Nowotny meine Beschwerden und führte ihm mein Gehgestell vor. Nowotny war nicht sehr gesprächig, er besah sich meine Wirbelsäule und meine Beine und sagte dann bloß: „Legen Sie sich einmal auf den Rücken, nehmen Sie Ihre beiden Füße über Kreuz in die Hände und versuchen Sie sich langsam nach hinten zu rollen, bis Sie mit den Zehen hinter dem Kopf den Boden berühren." Das gelang bei den ersten Versuchen noch nicht in der gewünschten Weise, aber mit der Zeit lernte ich es, wobei es darauf ankam, sich ganz langsam, über jeden einzelnen Wirbel, nach hinten zu rollen. Nowotny zeigte mir noch einige andere Übungen, die ich mit seinen Therapeutinnen täglich machen musste, aber Kernstück des Behandlungsprogramms blieb stets die geschilderte Rolle rückwärts mit gekreuzten Beinen.

Es war wie ein Wunder: Im Laufe weniger Wochen verschwanden meine Beschwerden vollkommen, ich wurde wieder ein normal beweglicher Mensch.

Mit Hilfe dieser „Nowotny-Übungen" wurde ich meine gesamten Beschwerden im Laufe verhältnismäßig kurzer Zeit los. Durch ungeschicktes Verhalten, zum Beispiel unvorsichtige Ausreckbewegungen bei körperlichen Arbeiten oder beim Sport, kam es in den nächsten Jahren zwar noch gelegentlich zu Einklemmungserscheinungen im Lendenwirbelbereich mit ausstrahlenden Ischialgien, aber ich konnte diese „Ausrutscher" jedes Mal durch meine Rollenübungen beseitigen und wieder beschwerdefrei leben. Über sage und schreibe fünfzig Jahre hinweg gelang es mir, mein Bandscheibensyndrom und die rezidivierenden neurologischen Folgeerscheinungen mit der „Nowotny-Rolle" zu beherrschen und meine Arbeits- und Leistungsfähigkeit zu erhalten – ohne Professoren und sonstige Arztspezialisten zu bemühen oder eine Krankenkasse in Anspruch nehmen zu müssen. Alles konnte ich tun, schwere Gartenarbeit verrichten, meine Wiese mit der Sense mähen, Bergtouren und rasante Skiabfahrten machen – nur eines fiel mir schwer: längeres Gehen auf ebenen, harten Straßen. Da bekam ich jedes Mal heftige Rückenschmerzen, die tagelang anhielten. Ich fragte Franz Nowotny, was dagegen zu tun sei, worauf er sagte: „Das ist doch ganz einfach: Gehen Sie in bergiges Gelände und laufen Sie steile Hänge hinunter. Dabei müssen Sie Ihre Knie locker lassen und Ihren Körper in der Balance halten, die Rückenmuskulatur kann sich nicht verspannen und die Wirbelsäule wird nicht falsch belastet." Dieses Rezept habe ich befolgt, es hat mir ausgezeichnet geholfen.

Die NOWO BALANCE-Prinzipien

Die NOWO BALANCE-Prinzipien sind einfach und leicht und entsprechen den Gesetzmäßigkeiten des Universums: **Sind wir im lebendigen (labilen) Gleichgewicht, gibt es keine Störungen.** Dies ist das Prinzip des Universums und auch unseres Mikrokosmos. Vollkommenheit ist perfekte Harmonie zwischen Schwächen und Stärken, zwischen dem, was wir „Gut" und „Böse" nennen, zwischen Geist und Materie, Yin und Yang. Ist alles im Gleichgewicht, ist auch das äußere Erscheinungsbild und der Bewegungs-Ausdruck natürlich, harmonisch, schön und leicht. Aus dieser, in Wirklichkeit uralten Erkenntnis, hat *Franz Nowotny* seine geniale neue Idee entwickelt: *Helfe ich meinem Körper in sein labiles Gleichgewicht zu kommen, erreiche ich nicht nur Beweglichkeit, sondern gleichzeitig verbessertes Reaktionsvermögen und Zentrierung für Seele und Geist.*

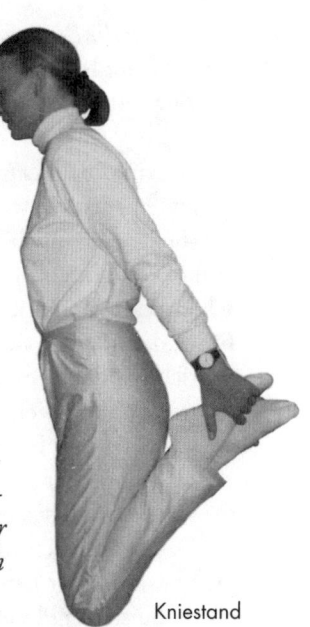

Kniestand

Das GESETZ der NOWO BALANCE

Balance ist eine selbstregulierende Kraft. Überspannung und Unterspannung (Hypertonie/Hypotonie), Schwächen und Stärken werden automatisch ausgeglichen.

Balance harmonisiert automatisch. Nicht nur der Energiefluss einer Bewegung wird harmonisiert, sondern auch der Gedankenfluss und die Strömungen der Seele und des Geistes.

Balance ist die Kraft des Menschen!

Die NOWO BALANCE setzt genau hier an, wo der Mensch aus der Körper-Seele-Geist-Einheit herausgefallen ist. Sie hilft das Gleichgewicht wiederzufinden, Erkenntnisse zu gewinnen und Erfahrungen zu machen.

a) Der Balance-Test

Wie kann der Therapeut den Patienten zur labilen Balance führen? Der Therapeut beobachtet den Patienten und versucht, Ungleichgewicht, Störungen und Hemmungen im Bewegungsablauf zu erfassen, d.h. er konzentriert sich auf die Körpersprache und den Körperausdruck des Patienten.

Warum ist die Bewegung nicht ausbalanciert? Welche Grundbedingungen zur labilen Balance fehlen? Ist ausgeglichener Krafteinsatz, Diagonale, Rhythmus vorhanden? Läuft die Bewegung durch den ganzen Körper, d.h. ist er/sie im Fluss?

Nun kann der Therapeut Übungen machen, die den individuellen Bedürfnissen des Patienten entsprechen und dabei seine Schwächen wie fehlender Krafteinsatz, schwache Diagonale, unrhythmischer Ablauf berücksichtigen. Es gilt, den Bewegungsablauf des Patienten in der Übung so zu verändern, dass der Patient in einen harmonischen Bewegungsablauf kommen muss. Wird jede Bewegung in der Balance ausgeführt, dann ergibt sich automatisch:

→ richtige Belastung,
→ freies Kräftespiel,
→ schmerzfreier Bewegungsablauf,
→ ökonomischer Bewegungsablauf,
→ Körperbewusstsein,
→ Geschicklichkeit, Flexibilität, Beweglichkeit,
→ Umsetzen der Bewegung in den Alltag,
→ Stabilisierung in einem neuen Körperschema,
→ Koordination beider Gehirnhälften,
→ Selbstvertrauen und Zentriertheit,
→ inneres und äußeres Gleichgewicht,
→ Ausgeglichenheit und Harmonie.

Die Wirkung muss für den Patienten erkennbar sein, d.h. sie muss ...
→ zur Schmerzfreiheit führen,
→ Vertrauen in die Fähigkeiten des Körpers vermitteln,
→ alltägliche Bewegungen bahnen,
→ zu einem ökonomischen Bewegungsablauf führen.

Schematische Übersicht

Ziel der Bewegungsarbeit ist es, die auseinandergefallenen und unökonomischen Bewegungsabläufe wieder zu einem Ganzen werden zu lassen. Im Vordergrund steht nicht die symptomatische Behandlung, es geht vielmehr darum, die Schwachstelle(n) derart in einen ökonomischen Bewegungsablauf zu integrieren, dass wieder ein GANZES entsteht.

Die Therapie geschieht in aufrechter Haltung, im Sitzen wie auch im Liegen. Die Bewegungsabfolgen werden durchgeführt in der Bewegung mit/ohne Platzveränderung, mit/ohne Partner, mit geschlossenen/geöffneten Augen.

Wir unterscheiden nach:
→ Bewegungsanweisung,
→ Bewegungsnachahmung,
→ Bewegungsdialog (Therapeut/Klient).

Es gibt:

1. Widerstandsbalancen:
a) mit Partner (Druck und Zug) Kopf-, Schulter-, Becken-, Rücken-, Arm- und Beinwiderstände;
b) mit Bodenwiderstand (z.B. Teppich);
c) mit dem eigenen Körper als Widerstand.

2. Lockerungen:
a) Vibrationsmassage durch den Therapeuten;
b) Rhythmustherapie.

3. Balancen:
a) Standbalancen;
b) Kopf-, Schulter-, Knie-, Becken-, Fußbalancen;
c) Balancen im Vierfüßlerstand;
d) Balancen mit dem Partner;
e) Balancen in der Bewegung.

Die Bewegungsabläufe der NOWO BALANCE-Therapie beinhalten die Grundform der Fortbewegungsmuster, die sich im Laufe der Evolution beim Menschen entwickelt haben. Sie umfassen:
a) die homolaterale (gleichseitige) Fortbewegung;
b) die homologe (ganzheitliche) Fortbewegung;
c) die diagonale (gegenläufige) Fortbewegung;
d) die Körperrotation (Körperdrehung).

Auf die Bewegung im dreidimensionalen Raum bezogen, beinhaltet die Diagonale immer die Rotation, die Spirale!

Die Übungen der NOWO BALANCE-Therapie fördern und verbessern:
1. die Gleichgewichtsempfindung und -regulation,
2. die Schwerkraftempfindung,
3. die Bewegungsempfindung,
4. die Tiefenempfindung,
5. die Berührungsempfindung,
6. die Körperkoordination,
7. die Schwerkraftsicherheit,
8. den Atemrhythmus und Muskeltonus.

b) Die drei Parameter

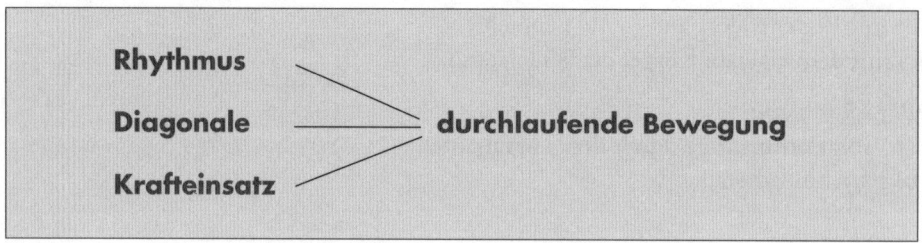

Rhythmus

Das Wort Rhythmus* kommt aus dem griechischen „*rhythmós*" und heißt fließendes Strömen. Im Gegensatz steht dazu das Wort *Takt* (griech.) = folgsam. Takt ist das abgemessene Zeitmaß einer rhythmischen Bewegung. Er wächst nicht aus dem Innen heraus, sondern wird von außen vorgegeben.

---

* *Definition in der Brockhaus-Enzyklopädie (1986)*: „Gleichmäßig gegliederte Bewegung; regelmäßige Wiederkehr von natürlichen Vorgängen (...). Sowohl physikalische (Tag-Nacht) wie auch biologische (Herzschlag, Atmung) und psychische (Denken, Erleben, Wollen) Phänomene sind von Rhythmus bestimmt. Rhythmus wirkt sich prägend auf das Naturgeschehen und auch auf den, in diesen eingeordneten menschlichen Lebensvollzug aus (...). Auf der Erlebnisebene wirkt sich Rhythmus im Sinne einer Gestimmtheit aus, für die das Mitschwingen mit einer erfahrenen, gegliederten Bewegung kennzeichnend ist, durch die der Nachvollzug angeregt wird (...).
Bezogen auf rhythmische Prozesse sind physisch-biologische und psychische Geschehen eng miteinander verbunden. Dies führt zur Annahme einer Entsprechung von hirnphysiologischen, psychischen und rhythmischen Prozessen und zu der Theorie, jeder Mensch habe einen eigenen Rhythmus, der sich in den chemischen, wie auch den biologischen und körperlichen (z.B. Atem, Gehen, Schreiben) und den psychischen (z.B. Denken) Prozessen niederschlage."

„Bewegung ist das Merkmal des Lebens, und das Gesetz der Bewegung ist Rhythmus. Rhythmus ist in Bewegung gehülltes Leben, und in jeder seiner Erscheinungsweisen zieht er offensichtlich die Aufmerksamkeit des Menschen auf sich. Das beginnt beim Kind, wenn es sich über das Schütteln einer Rassel freut und durch das Schaukeln in der Wiege beruhigt wird, und zeigt sich dann beim Erwachsenen; ist doch in allen Spielen, Sport und Vergnügungen auf diese und jene Weise Rhythmus verborgen, sei es beim Tennisspielen, Kricket oder Golf, ebenso beim Boxen und Ringen. Und dasselbe gilt für die geistigen Freuden des Menschen. Sowohl die Dichtkunst als auch die Musik, vokale und instrumentale, haben Rhythmus; er ist ihr eigentlicher Geist, ihr eigentliches Leben" (Hazrat Inayat Khan).

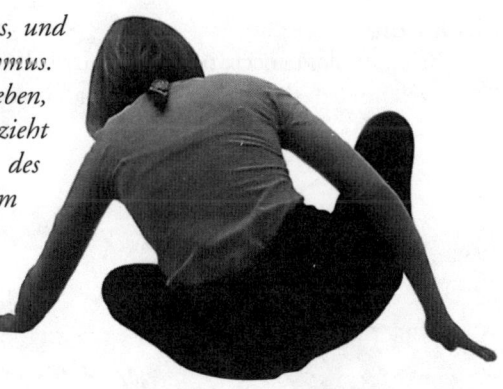
Schaukeln

RHYTHMUS – das Grundgesetz des Lebens
→ Ein Mensch ohne Rhythmus kann nicht richtig gehen, er stolpert leicht, verliert seine Richtung.
→ Atmen, sprechen, gehen – alle haben eines gemeinsam – den RHYTHMUS!
→ Menschen ohne Rhythmus in ihrer Bewegung sind launischer – ihre Gefühle schwanken zwischen plötzlichem Weinen und Lachen, Ärger und Furcht.
→ Wenn wir Rhythmus in unserem Leben erfahren, bleiben wir standfest. Wir reagieren adäquat auf herausfordernde Situationen.
→ Rhythmus ist ein integraler Bestandteil all unserer Bewegungen, Gedanken und Gefühle.
→ Rhythmus in unseren Bewegungen, in unserem Körper, in unserer Stimme und ihrem Klang, ist der Ausdruck unseres Wesens.
→ Ohne Rhythmus gibt es keine Ausdauer in der Bewegung.

Rhythmus und Atem sind untrennbar miteinander verbunden. Bewegung schwingt im Rhythmus mit den eigenen Atemzügen. So entsteht Ausdauer in der Bewegung. Durch Abfolgen von verschiedenen Balancen, Ablenkung durch Bälle, Sprechen, Singen kann der Rhythmus für den Klienten spürbar werden. Die Bewegungsaufforderung heißt in diesem Fall: „Mach die Bewegung so, dass du nicht außer Atem kommst – so wird deine Bewegung rhythmisch und bringt dich zu dir, in deine Ruhe!"

Diagonale

Es ist bekannt, dass unsere beiden Gehirnhälften unterschiedliche Funktionen haben. Wir bezeichnen deshalb Menschen oft als linkshirn- oder rechtshirnorientiert. Besonders bei Stress zeigt sich eine Neigung zu entweder rechtshirnigem (analytischem) Vorgehen oder linkshirnigen (emotionalen) Reaktionen.

Je besser wir beide Gehirnhälften gleichzeitig benutzen können, desto intelligenter können wir handeln. Zum Beispiel ist Kreativität nicht ausschließlich eine Funktion der rechten Gehirnhälfte. Sie ist ein ganzheitlicher Prozess, für den die Details und die Logik der linken Hälfte und die Gefühle und Bilder der rechten Hälfte notwendig sind. Der Balken – das *corpus callosum* – verbindet beide Gehirnhälften und umso besser er ausgebildet ist, desto schneller läuft die Verarbeitung zwischen den beiden Teilen des Gehirns.

Diagonalbewegungen – Überkreuzbewegungen (Brain Gym®) – sorgen für die Balance bei der Aktivierung beider Gehirnhälften. Diese Übungen aktivieren beide Seiten des Körpers gleichmäßig und sie schließen die koordinierte Bewegung beider Augen, Ohren, Hände, Füße sowie die Balance der Rumpfmuskeln mit ein. Wenn alle Sinnesorgane, der gesamte Körper gleichermaßen eingesetzt werden, entwickelt sich dieser Balken, der diese Abläufe unterstützt und koordiniert sehr viel besser.

Hüpfen

Überkreuzbewegungen: *Carla Hannaford (1996, S. 144) schreibt dazu folgendes: „Die Überkreuzbewegung ist einfach ein Überkreuzgehen auf der Stelle. Wenn der rechte Ellbogen das linke Knie und dann der linke Ellbogen das rechte Knie berührt, werden große Bereiche in beiden Gehirnhälften gleichzeitig aktiviert. Die Überkreuzbewegung ist bewusstes Gehen, das die balancierte neurale Aktivierung über den Balken hinweg fördert. Geschieht das regelmäßig, bilden sich im Balken mehr neurale Netzwerke mit stärkerer Myelinschicht, so dass die Kommunikation zwischen den zwei Hemisphären schneller und stärker integriert und Denken auf einer höheren Ebene möglich wird.*

Die Überkreuzbewegungen sollten sehr langsam ausgeführt werden. Bei der langsamen Durchführung werden die Feinmotorik und die Balance mehr beansprucht, und so werden das Vestibularsystem und die Stirnlappen bewusst aktiviert. Je mehr die Feinmotorik beteiligt ist, desto mehr werden die Stirnlappen in Verbindung mit dem Basalganglion des limbischen Gehirns und dem Kleinhirn aus dem Hirnstamm beteiligt."

Unsere kontralateralen Bewegungen helfen uns, über beide Seiten des Körpers Zugang zu unseren Sinnen zu haben. *Dr. Paul Dennison* (1985) entdeckte, dass Menschen, die nur homolaterale Bewegungen machen können, unter Stress leiden, da ihre Sensomotorik nicht ausreichend funktioniert. In Untersuchungen ergibt sich eine hohe Korrelation zu Lernschwierigkeiten und dem Unvermögen Überkreuzbewegungen zu machen.

In der NOWO BALANCE ist die Diagonalbewegung ein wichtiges diagnostisches und therapeutisches Instrument. Sie kann uns, wie oben erklärt, wichtige Hinweise auf Fehlfunktionen und sogleich Lösungsansätze zeigen. *Denn jede natürliche Bewegung hat eine Diagonalbewegung in sich,* z.B. beim Gehen, Laufen sehr offensichtlich, beim Springen, Schwimmen nicht sogleich sichtbar oder auch bei Skoliose (Wirbelsäulenverkrümmung). Bei jeder Sportart können wir die Diagonale eindrucksvoll beobachten, sie wird immer weniger auffällig, umso geschlossener ein Körper in seiner Ganzheit agiert.

In der NOWO BALANCE-Therapie gibt es keine Bewegung ohne Diagonale. Immer ist sie in der Bewegungsabfolge vorhanden, wird beachtet und wird, wenn die Balance vollendet ist, zur Selbstverständlichkeit. Symmetrische Bewegung ist das Resultat der frei funktionierenden Diagonalen. Ist eine der Diagonalen nicht frei beweglich, wirkt der Körper wie „aus dem Lot".

NOWO BALANCE fördert durch seine Diagonalbewegungen die kontralateralen, feinmotorischen Bewegungen und hat gleichzeitig die Aufgabe *„Ungleiches"* auszugleichen. Indem die Balancen so gewählt werden, dass die Person im Tun in die ausgleichende Nutzung ihrer körperlichen Möglichkeiten kommt, werden der motorische Kortex, der Stirnlappen sowie das Basalganglion und Kleinhirn aktiviert, das Training auf physischer und neurophysiologischer Ebene findet statt, Mutter- und Vaterseite werden integriert.

Anatomisch funktionell gesehen sind alle Strukturen im Körper spiralförmig angeordnet. Kräfte und Gegenkräfte gleichen sich aus, um Balance zu erreichen. Alle menschlichen Bewegungsmuster haben eine diagonal-rotatorische Komponente – am deutlichsten zu sehen beim Gehen: Diagonale von Arm und Bein, die Gegenrotation von Ober- und Unterkörper.

In der Therapie beobachten wir den Patienten zunächst im Gehen oder in einer Übung. Ohne Kommentar wird dann die Bewegung so verändert, dass sich die Diagonale im Bewegungsablauf ergibt. Ergibt sich das diagonale Durchfließen nicht, sucht man nach der Ursache. Willentliches Tun, sprich die Aufforderung, z.B. beim Gehen die Arme diagonal mitschwingen zu lassen, verstärkt meistens die Hemmung des Bewegungsflusses. Denn Diagonalbewegungen sind eine dem menschlichen Körper innewohnende Gesetzmäßigkeit. Diagonalbewegung läuft unbewusst ab, wurde im Kindesalter beim Krabbeln und Kriechen gebahnt. Hole ich dies in den bewussten Wahrnehmungsbereich, schaltet sich unsere mentale Kontrollstation ein und fängt an zu bewerten. Damit wird die Hemmung verstärkt. Deshalb wird möglichst wenig auf die mentale Kontrollebene in der Therapie verwiesen, sondern Bewegungsnachahmung und Bewegungserfahrung stehen im Vordergrund.

Krafteinsatz / Energieeinsatz

Nicht nur beim Sportler, der oft viel zu viel Kraft aufbringt um Hochleistungen zu vollbringen, sondern auch im Alltag ist der ausgeglichene Einsatz der Kräfte eine Grundvoraussetzung für die tägliche Balance. Unser Krafteinsatz muss dosiert, den Möglichkeiten des jeweiligen Moments angemessen, dem schwächsten Körperteil angepasst sein. Wird bei einer Bewegung der schwächste Teil mit eingeschlossen und in die Bewegung integriert, d.h. wird nur so viel Kraft aufgewendet wie der kranke Körperteil es verträgt, wird die Bewegung durchlaufen und eine Einheit entstehen. Somit ist es möglich, die erkrankten oder verletzten Teile des Körpers viel öfter mit zu bewegen. Wird keine Struktur des Körpers aus der Bewegung ausgeschlossen oder auch nur willentlich ausgeklammert, ergibt sich ein automatisches Belastungstraining. Der Körper gewöhnt sich sofort daran, ganzheitlich zu arbeiten. So werden spezielle Muskelgruppen nie isoliert trainiert, um dann wieder in das Ganze Schritt für Schritt integriert werden zu müssen. Nach unserer Erfahrung ein komplizierterer längerer Weg. Der Körper automatisiert in einem Gesamtablauf wesentlich schneller die Bewegungen und speichert sie im Unterbewusstsein ab.

Timothy Gallwey beschreibt in seinem Buch „*Tennis und Psyche*" (1977, S. 48) am Beispiel des Aufschlags beim Tennis, was bei falschem Kraftaufwand passiert: „... *Aus der Anatomie wissen wir, dass Muskeln zweierlei Zustandsformen haben, d.h. ein bestimmter Muskel ist entweder entspannt oder kontrahiert. Er kann genauso wenig nur teilweise kontrahiert sein, wie ein Lichtschalter nur teilweise ausgeschaltet sein kann. Der Unterschied, ob der Schläger locker oder fest gehalten wird, liegt in der Zahl von Muskeln, die kontrahiert sind. Wie viele und welche Muskeln werden nun tatsächlich für einen schnellen Aufschlag gebraucht? Keiner weiß es, aber wenn das bewusste Ich es zu wissen glaubt, und versucht, diese Muskeln zu kontrollieren, wird es unvermeidbar auch Muskeln, die nicht gebraucht werden, in Anspruch nehmen. Wenn mehr als nötig in Anspruch genommen werden, ist das nicht nur eine Energieverschwendung, sondern die Anspannung bestimmter Muskeln stört andere dabei, sich anspannen zu können. Weil Selbst 1 (der Kopf) denkt, dass es viele Muskeln braucht, um so scharf schlagen zu können, wie es möchte, setzt es die Muskeln der Schulter, des Oberarms, des Handgelenks und sogar des Gesichts ein, was in Wirklichkeit die Kraft des Schwungs hemmt. (...) Wenn man aufschlägt, wird die Kraft durch den flexiblen Snap des Handgelenks erzeugt. Wenn Sie sich bemühen, gewollt scharf zu schlagen, werden Sie wahrscheinlich die Muskeln des Handgelenks anspannen, den Snap des Handgelenks verlangsamen und dadurch an Kraft verlieren. Darüber hinaus wird der ganze Schlag steif werden, und es wird schwierig sein, das Gleichgewicht aufrechtzuerhalten. So behindert Selbst 1 die Weisheit des Körpers. Sie können sich vorstellen, dass ein schlechter Aufschlag wegen des steifen Handgelenks nicht den Erwartungen des Aufschlägers entspricht. Folglich wird er sich beim nächsten Mal noch größere Mühe geben, noch mehr Muskeln anspannen, immer frustrierter und erschöpfter werden, und ich möchte hinzufügen, das Risiko erhöhen, sich einen Tennisarm zuzuziehen.*"

Nach unseren Erfahrungen können sich Beschwerden wie Tennisarm oder Golfer-Ellbogen, Geiger-Neuritis sehr schnell lösen, wenn der Mensch erleben darf, wie er sich anders – nämlich aus dem ganzen Körper – aus seiner Mitte heraus – bewegt. Interessant, was Leonardo da Vinci dazu sagt: „... *Die Kraft entspringt aus der geistigen Bewegung. Denn während diese Bewegung durch die Glieder der empfindsamen Lebewesen läuft, lässt sie die Muskeln derselben anschwellen; deshalb werden diese anschwellenden Muskeln kürzer und ziehen die Sehnen an, die mit ihnen verbunden sind, und daher kommt die Kraft in den menschlichen Gliedern. (...) Die Kraft und die Schwere haben große Ähnlichkeit in allen ihren Wirkungen, aber sie unterscheiden sich in den Bewegungen, durch die sie entstehen und vergehen; denn das einfache Gewicht vergeht nur, nämlich gegen den Mittelpunkt der Erde zu, aber die Kraft entsteht und vergeht bei jeder Bewegung.*

Der Geist der empfindsamen Lebewesen wandert durch die Glieder ihrer Körper, und da er die Muskeln, zu denen er gelangt empfänglich findet, veranlasst er sie zum Anschwellen. Sobald sie anschwellen, werden sie kürzer, und während sie kürzer werden, ziehen sie die Sehnen an, die mit ihnen verbunden sind, und daher kommt die Kraft und die Bewegung der menschlichen Glieder. Folglich entspringt die körperliche Bewegung aus der geistigen."

Die durchlaufende Bewegung

Ein harmonischer, natürlicher Bewegungsablauf ist die Voraussetzung für die Erhaltung unseres äußeren und inneren Gleichgewichts und die reibungslose Funktion unserer Körperorgane, unseres Bewegungsapparates und unserer Psyche.

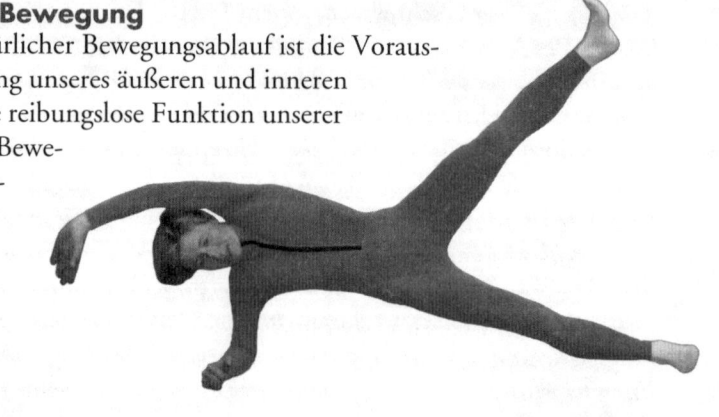

Seitliche Brücke

Bewegungsabläufe entstehen durch das Zusammenwirken von Nervenimpulsen, Krafteinsatz und Muskeldynamik. Jeder Bewegungsablauf pflanzt sich im ganzen Körper fort, genau so wie jede Zelle im gesamten Organismus, in gesunden und kranken Geweben, an pathologischen und heilenden Prozessen teilnimmt. Eine Bewegung ist ausgewogen und ökonomisch, wenn der ganze Körper in die Bewegung einbezogen wird und ein rhythmischer Bewegungsablauf entsteht. (Entsprechende Beobachtungen sind auch im Qi Gong und Tai Chi bekannt.)

Betrachten wir einen Sportler, der die Kugel stößt. Er beginnt die Bewegung mit dem Aufsetzen des linken Fußes, er fasst Fuß, um von hier aus die spiralige Drehung und Streckung über den Rücken bis in den rechten Arm und den Stoß fortzusetzen. Ein Durchlaufen der Bewegung ist hier ganz offensichtlich. So offen zu sehen ist das nicht immer. Jedoch muss jede Bewegung, die an einem Punkt des Körpers beginnt, sich ausbreiten und fortpflanzen und den Körper in seinen für diese Bewegung spezifischen Ablauf versetzen. Das Durchlaufen der Bewegung bedeutet gleichzeitigen Kontakt jedes Körperteils innerhalb einer Bewegung zu allen anderen Körperteilen.

Stimmen Krafteinsatz, Diagonale oder Rhythmus nicht, fällt die Bewegung auseinander, die Ausgewogenheit, der harmonische Ablauf funktioniert nicht mehr. Durch Veränderung einer dieser Parameter kann ich eine harmonische, ausgewogene Bewegung anregen, die den Menschen in seine Balance führt.

In der aufrechten Haltung liegt der Schwerpunkt in der Körpermitte. Dadurch ist ein freies Muskelspiel möglich. Becken, Knie und Fußgelenke sind gelöst und auch die Wirbelsäule hat freien Bewegungsspielraum. Durch unsere *Mitte* geht bei aufrechter Haltung die senkrechte Körperachse. Wenn man von der Mitte des Kopfes ausgeht, vom Ohrläppchen über den Fußknöchel einen 90 Grad-Winkel zum Boden bildet, befindet sich der Mensch in der Balance.

Rhythmus + Diagonale + Krafteinsatz → durchlaufende Bewegung

Durch die heilsame Kraft des Rhythmus kommt man in einen holotropen, zur Ganzheit führenden Gesamtzustand.

c) Die Qualitäten einer balancierten Bewegung

Wie erkennen wir eine optimale Bewegung ohne komplizierte Messtechniken anzuwenden? Jeder von uns erlebt die Schönheit eines aufrechten, leichten Schritts, oder die elegante Bewegung eines Massai, wenn er durch die Steppe läuft.

Qualität ist sichtbar, fühlbar und kann als eindeutiges Merkmal erkannt werden. Mitte, Schönheit, Freiheit, Leichtigkeit... fehlen oft als Qualität in der Bewegung, ein Beispiel: Ein Patient, der zu uns mit Rückenschmerzen kommt, ist in seiner Mitte getroffen. Etwas hat ihn aus seiner Mitte geworfen und um nicht geknickt umherzulaufen, hält er diese Mitte künstlich steif und fest. Denn solange es geht, wird „Haltung" bewahrt. Also hier wäre das Motto des Therapeuten:
Mitte – Zentrieren

Mitte

Die Mitte, das Zentrum (lat. *medium*) bedeutet für ein Leben in Harmonie und Schönheit sehr viel. Viele bekannte Worte haben mit dem lat. *medium* unmittelbar zu tun: z.B. *Medi*zin, *Medi*tation. Die englische Sprache gebraucht für Medikament das Wort re*medy*, was wörtlich bedeutet: *Rückkehr zur Mitte*. Alle medizinischen, therapeutischen und diverse andere Methoden sind letztlich auf die Rückführung zum Leben aus der Mitte gerichtet. Es geht immer um den Rückweg von der Peripherie zum Zentrum, vom *„außer sich sein"* zum *„bei sich sein"*.

Wenn wir versuchen zuerst zu balancieren, gibt es keine Balance. Wenn wir uns zuerst zentrieren – zum Zentrum gehen –, dann wird unsere Balance perfekt sein.

Schönheit

„Die Hälfte des heiligen Lebens, Herr", sagte Ananda, Buddhas Lieblingsschüler, zu seinem Lehrer, *„besteht aus der Freundschaft mit dem Schönen, in der Gemeinschaft mit dem Schönen"*. Buddha aber erwiderte ihm: *„Es ist nicht so, Ananda. Es ist nicht die Hälfte des heiligen Lebens, es ist das ganze heilige Leben."*

Schönheit stellt sich für uns im Bild des Menschen als Jugendlichkeit, Weichheit und Klarheit dar. Die echte Schönheit besitzt ein heilendes, ein befreiendes Charisma. Jede Bewegung, die aus dem authentischen Urimpuls eines jeden einzelnen entsteht, ist schön. Schönheit ist nicht Eleganz, äußerer Glanz, sondern eine aus der individuellen Harmoniestruktur heraus gestaltete Erscheinung. Jeder Mensch hat ein eigenes Bewegungsmuster, dessen harmonisches Ineinandergreifen vorübergehend gestört sein mag. Der Balance-Therapeut ist der Weg-Begleiter zur Wiedererlangung der individuellen Schönheit seiner Patienten.

Freiheit

Jeder Mensch verspürt den sehnlichsten Wunsch nach grenzenloser Freiheit. Freiheit im weitesten Sinn ist die Möglichkeit, so zu handeln, wie man will. Im Gegensatz zur Abhängigkeit von der Macht und dem Zwang anderer, ist die Freiheit die Chance zur Selbstbestimmung und birgt in sich ein hohes Maß an Verantwortung. Viele Menschen tragen unnötige, unsichtbare Lasten auf ihren Schultern und belasten Herz und Seele.

Beschwerdefreiheit kann nur erlangt werden, wenn man bereit ist, loszulassen, vermeintlichen Besitz („Ich habe Kopfschmerzen!", „Ich habe Rückenschmerzen!") aufzugeben und in fließendes Sein zu verwandeln. Die Meisterschaft im Freisein besteht darin, vom Schwer- zum Leichtgewichtigen zu werden – nicht durch ein massives Fasten, sondern durch ein spürbares Fließen der Energieströme. Dann wird jede Tätigkeit zum schöpferischen Prozess, zur Freude am Leben.

Leichtigkeit

Wir glauben nur auf der Leiter von „Schwierigkeitsgraden" Fortschritte zu machen. Dies ist ein uraltes Erziehungsmuster, welches dringender Veränderung bedarf. Wie schön wäre es doch, wenn uns alles leicht von der Hand ginge, wenn es uns ständig leicht ums Herz wäre, wenn wir uns das Leben erleichtern könnten. Jeder Schmerzpatient ist glücklich und dankbar, wenn er Erleichterung seiner Beschwerden spürt – wenn das Gepäck plötzlich leicht wird. Jeder Künstler besticht in den schwierigsten Passagen seiner mannigfaltigen Präsentationen stets durch Leichtigkeit. Und das gleiche gilt für unser tägliches Leben. Der Mensch leuchtet, wird zum strahlenden Licht, wenn er leicht erscheint. Das englische Wort für leicht und Licht ist ein- und dasselbe: *light*.

Gute Bewegung erkennt man am Grad der Leichtigkeit!

Flexibilität
Wie das Wort bereits ausdrückt, handelt es sich um eine gewisse Biegsamkeit, Geschmeidigkeit. Ein Weidenbaum im Wind bietet hierfür ein gutes Bild. Er bleibt verwurzelt und lässt sich von den Winden zausen ohne Widerstand. Durch Flexibilität findet man sich in den Strom des Bewegungsflusses harmonisch ein, ohne sich dabei willenlos treiben zu lassen. Reaktionsvermögen hängt von Flexibilität ab. Die ständige Anpassung an wechselnde Situationen, die mobile Reaktionsbereitschaft in allen Lebenslagen bezeichnet man mit Flexibilität.

Bewegungsfluss
Von Kopf bis Fuß fließt ständig die Bewegung ungehindert dahin. Oftmals bewegen, mobilisieren wir nur Teile unseres Körpers – aber alles muss einbezogen sein und im Wechselspiel der Bewegung miteinander kommunizieren. Wenn Blockaden im Energiefluss des Organismus auftauchen, läuft die Bewegung nicht durch.

Harmonie
Harmonie (griech.) = der Zusammenklang. Es handelt sich um die Übereinstimmung aller Einzelteile zu einem Gesamten, um eine organische Ordnung. Selbst bei noch so unterschiedlicher Disposition, z.B. in einem Orchester, liegt das ständige Bestreben im Einklang, in der Harmonie. Dafür bedarf es unaufhörlicher Feinabstimmung und horchender Wahrnehmung. Das gesamte Universum hat eine harmonische Struktur. Der Mensch ist ein Miniaturabbild des großartigen Kosmos. *Johannes Kepler* spricht so schön von der *harmonica mundi*.

Einheit
Einheit, Eins-Werdung, Eins-Sein sind hochgesteckte Ziele. Wenn Innen und Außen im harmonischen Bewegungsfluss sind, sprechen wir von Einheit. Beim Dressurreiten z.B. verschmelzen die unterschiedlichen Bewegungen von Pferd und Reiter zu einem Ganzen, zu *anmutiger Erhabenheit*. Bei einem Menschen, der drei Sachen auf einmal erledigen möchte und dabei die wichtigen Dinge vergisst, kann man wohl nicht mehr von Einheit sprechen. Wird dieser durch geeignete Bewegungsfolgen in seinen Rhythmus gebracht, fällt die Zerfahrenheit von ihm ab, Einheit kann sichtbar werden: Ist jede Lebensphase auf Einheit ausgerichtet – dann ist unser Planet Erde wieder ein Paradies.

Spiel

Alle Spiele, sowohl die rein körperlichen wie die intellektuellen, sind vom Gleichgewicht unseres menschlichen Wesens abhängig. *Dr. Paul MacLean* (1990, S. 559f) sieht die Entwicklung der Phantasie an die Entwicklung des Spiels gekoppelt. Seiner Meinung nach ist die Verbindung zwischen dem emotionalen, limbischen Gehirn und dem Stirnlappen des Neokortex diejenige, die zur größten Ausprägung von Entwicklung und Kreativität führt.

Spielen repräsentiert die Integration von Körper-Seele-Geist. Wenn wir viele sensorische Reize aufnehmen, diese verarbeiten und in gut entwickelte Grundmuster integrieren, wenn wir neue Einsichten kreativ umsetzen, dann spielen wir wirklich. Der menschliche Schaffensdrang kommt aus dem Spielimpuls. Mit Wortspiel und Witz, Bewegung und Ton vermittelt der kreative Künstler in Ton, Bild und Wort auf der Bühne, in der Komposition sein Anliegen. Das aufregende Spiel findet sich auch in der Wissenschaft, der Mathematik, Biotechnologie, paradoxen Puzzles und im Business wie z.B. der Börse.

Werden unsere Emotionen in ein dynamisches Gleichgewicht mit unserer Vernunft, Einsicht, Überlebensstrategien und Aktionen gebracht, wird Lernen zu einem kreativ-schöpferischen Prozess. Lassen wir nur einen Teil in diesem Prozess aus oder fallen, wird die Integration von Mustern und angemessenem Handeln eingeschränkt.

Verlieren wir das dynamische Gleichgewicht, leiden Lernen und Kreativität.

Anthony Trowbridge (1992) hat in seiner Weiterentwicklung der Theorie des dreigliedrigen Gehirns von *P. MacLean* nachgewiesen, dass die Emotionen ein Schlüsselelement für dieses Gleichgewicht sind. In den Bewegungen heißt das, den Spieltrieb des Partners zu ermuntern, auf seine Kreativität einzugehen, z.B. wenn er Balancen selbst verändert, sie völlig anders nachahmt oder wiedergibt. Anstatt üben sagen wir in der NOWO BALANCE deshalb lieber spielen!

Ohne Emotionen kein Spiel!

Gelöstheit

Loslassen heißt zulassen! Sich lösen, loslassen lässt einen neuen Schritt zu, lässt ausprobieren zu – macht den Weg frei. „*In dem Moment, wo zugelassen werden kann und Aufeinander-Einlassen möglich wird, kann vieles losgelassen werden*" (*Theresa Ott*, Dipl. Physiotherapeutin). In den Partnerübungen baut sich dabei ein veraltetes Bewegungsmuster spielerisch um. Die Lösung der Blockaden befreit und ermöglicht den Fluss der Bewegung, der Energie. Durch Zulassen gelangt der Mensch zu einer Selbsterfahrung, die ihn aus der „Haltung des Vermeidens" befreit und neue Türen öffnet.

Ein-Klang
Ein-Klang in der Bewegung bedeutet:
➜ Kontakt zu bekommen mit seinem Wesen (*Rhythmus*),
➜ sich in seinem Wesenskern zu verankern (*Diagonale*),
➜ in der Welt lebendig zu sein (*minimaler Krafteinsatz – Reaktionsbereitschaft*),

Wenn der Mensch mit sich EINS wird, mit seinem ursprünglichen Wesenskern in Kontakt kommt, profitiert daraus sein ganzes SEIN:
➜ er gewinnt eine, von keinen Bedingungen der Welt abhängige Basis unbedingten Vertrauens,
➜ er löst angstbedingte, heilungsverhindernde Verspannungen,
➜ er verliert die Haltung eines depressiven „Sichgehenlassens",
➜ er gewinnt eine zukunftsfreudige innere Haltung.

In früheren Zeiten hat man bei der Arbeit gesungen (in abgelegenen Landstrichen – Tibet – ist das auch heute noch zu beobachten). Durch den Rhythmus des Gesangs, der sich auf die Arbeit überträgt, wird die Arbeit mühelos und freudig. Stimme und Gesang sind schließlich der unmittelbarste Ausdruck der Seele. Jeder Einzelne kommt zusammen mit der Gruppe in sein Gleichgewicht.

Der Wechsel zwischen Verspanntheit und Auflösung ist typisch für den Menschen unserer Zeit. Wer aber gelernt hat, seinen Schwerpunkt im Bauch-Becken-Raum zu halten, findet hier eine Quelle außerordentlicher Kraft, ein unerschütterliches Gleichgewicht und die Wurzel für eine ungehemmte Kontaktfähigkeit.

Die Bejahung des Bauches – das meint nicht den dicken Bauch, sondern den Schwerpunkt im Unterbauch – findet sich bei all den Menschen, die nicht durch die „*Segnungen*" einer zivilisatorischen Entwicklung deformiert wurden, ganz selbstverständlich. Das Einziehen des Bauches und das Aufblähen der Brust sind typisch für eine Lebensauffassung, die das natürliche Verhältnis zu den Kräften der Erde verneint und sich kopflastig dem Rationalen unterstellt. Die Thematiken in unserer heutigen Welt kreisen im wesentlichen um zwei Schwerpunkte:
➜ Leistungsfähigkeit
➜ gesellschaftliches/gemeinschaftliches Wohlverhalten.

Dies bedeutet Einschränkung und Frustration der eigenen, einzigartigen menschlichen Existenz und Ganzheit. Und hier liegen die Wurzen seelischer Leiden und physischer Krankheiten. Ist nämlich die ureigene Ganzheit, samt Wesenskern, ernstlich bedroht, kommt es zu spontanen Rebellionen, wie sie heute unsere „*zivilisierte*" Welt in Atem halten. Von unserem Ruhen in unserer Mitte, dem Erlangen des ureigenen Gleichgewichts hängt viel ab: So können wir unser Umfeld, ja unsere Welt positiv verwandeln.

Unsere – im wahrsten Sinne – eingefleischten Spannungen werden erst dann aufgehoben, wenn wir uns in die Balance, in Einklang mit unserem Wesenskern, in unsere Mitte begeben. Dann ist Gesundheit wieder Stimmungs- und Spannungsgleichgewicht:

ein Klang!

3. Diagnose und Befund

Wir beginnen mit dem Befund, wenn wir das erste Mal über den Patienten hören. Wir achten auf jedes Wort, jede verbale und nonverbale Information, die wir schon vor unserer ersten Begegnung erhalten, z.B.: *„Frau M. jammert immer, ich kann es nicht mehr hören – kannst du sie übernehmen?" „Was hat sie denn?" „Sie ist schon ewig auf dieser Station, ich glaube, sie kam mit einer Oberschenkelfraktur, inzwischen hatte sie jedoch einen kleinen Schlaganfall."* ... Diese Sätze geben dem Therapeuten eine Fülle von Information über den psychophysischen Zustand der Patientin. Wir speichern die Information, ohne zu bewerten!! Das ist ganz wichtig, denn so können wir uns besser auf den Menschen einlassen, eventuelle Ursachen der Schmerzen erkennen – zum Beispiel: Hüftgelenk durch Schlaganfall subluxiert, oder: Aufgrund des langen Krankenhausaufenthaltes der Patientin musste ihr Hund ins Tierheim, deshalb ist sie todunglücklich und jammert. Persönlichkeitsstruktur und Befund werden oft so vermengt, dass *Ursachen und Auslöser* nicht mehr sichtbar sind. Damit können Probleme nicht an der Wurzel gepackt werden.

Als nächstes begegnen wir dem Patienten in seinem Zimmer auf der Station, oder in unserem Therapieraum:
→ Wie kommt er zur Tür herein?
→ Wie liegt er im Bett?
→ Wie wirkt er auf mich?
→ Wie spricht er? Spricht er überhaupt?
→ Wo setzt er sich hin – wie setzt er sich hin?
→ Wie ist sein Äußeres, z.B. gepflegt/ungepflegt?
→ Was beeindruckt mich sofort?
→ Welches Gefühl habe ich?
→ Welche Qualität ist nicht vorhanden?

Denken Sie dabei nicht nur an die oben beschriebenen Qualitäten, seien Sie kreativ und verlassen Sie sich auf Ihren ersten Eindruck/Einfall.

Das Allerwichtigste ist mit dem Patienten zu sprechen, und den Patienten mit konzentrierter, sorgfältiger Aufmerksamkeit fürs Detail zu beobachten. Wir versuchen seine Stärken zu erkennen, seine Vorlieben, seine Begeisterung. Wir begegnen einem Menschen! Wir nehmen Kontakt auf – sich die Hand geben ist schon der erste. Um partnerschaftlich zusammenzuarbeiten, müssen wir ihn kennenlernen und er uns auch. Eine gute klinische Untersuchung sowie Anamnese ist selbstverständlich, es kann jedoch alles ineinander fließen.

Auf Seite 54 ist unser NOWO BALANCE-Befundbogen abgedruckt, den wir seit sechs Jahren mit gutem Resultat verwenden. Er hilft uns, Dysbalancen zu erfassen und ist dem Therapeuten eine Hilfe zur Selbstkontrolle sowie zur Erfolgskontrolle.

Wichtig ist, dass der Therapeut bei der ersten Begegnung den eingerahmten Bereich ausfüllt (Motto und Therapieziel). Ohne eine Vision, was man in der Behandlung erreichen möchte, ist das Ergebnis um Klassen schlechter. Das Therapieziel des Patienten wie das des Therapeuten muss ausgesprochen werden und bestimmt maßgeblich den Erfolg. Möchte ein Patient zum Beispiel seine Schmerzen loswerden, aber nicht seine Krücken (Krankheitsgewinn), so wird die Behandlung nur weitergehend greifen, wenn auch die Hintergründe dafür angeschaut und bearbeitet werden.

Das *Motto* hilft besonders dem Anfänger, sich auf das Wesentliche in den Bewegungen zu konzentrieren, nie den Faden zu verlieren. Ich denke dabei z.B. an eine junge Frau in einem unserer Ausbildungskurse. Sie kam mit mäßigen Beschwerden in beiden Knien, und die Beine wurden nach dem Laufen immer *sehr schwer*. Sie joggte jeden Tag mehrere Kilometer. Auffallend waren ein hübscher Oberkörper – dieser war aber nicht in Proportion zum Unterkörper –, feste, teigige Beine, festgehaltene Knie und ein fester, schwerer Gang. Wo sollte die Therapie beginnen? So probierte die Therapeutin den Frosch (siehe Seite 72), über Kreuz gehen, Diagonale aktivieren. So richtig wollte alles nicht greifen.

Bei der zweiten Therapiestunde konzentrierte sie sich nur auf ein Motto in allen Übungen – sie wählte die *Leichtigkeit* – und plötzlich bekam jede Bewegung unter diesem Aspekt eine andere Qualität. Es war eine Freude zu sehen, wie die Patientin selbst ein ganz anderes Gefühl für ihre Bewegungsqualität entwickelte und ihre Beschwerden sich lösten.

Der Befundbogen kann genaue orthopädische, neurologische oder andere notwendige Befunderhebungen nicht ersetzen, er ist jedoch auch für medizinisch-geschulte Personen, die keine Physiotherapeuten sind, gedacht. Die für die jeweiligen Fachgebiete notwendigen Daten sollte jeder nach Bedarf ergänzen.

Im Stehen beginnen wir damit, uns die Belastung der Füße anzusehen. Denken Sie an den Abdruck nackter Füße im Sand. Der Fuß wird hauptsächlich an drei Punkten belastet (Großzehenballen, Kleinzehenballen, Fersenbein) und trägt mit seiner kleinen Fläche doch das gesamte Gewicht des Menschen! Das Sprunggelenk bildet die Spitze einer Pyramide, auf die sich das ganze Gewicht gleichmäßig verteilt, wenn es richtig ausbalanciert wird. Durch die vorhandenen Weichteile hat ein gesunder Fußabdruck fünf Zehenfelder, ein vorderes und ein hinteres Sohlenfeld mit einem Verbindungsstreifen.

Jede Verschiebung des Lotes muß auch Auswirkung auf die Belastung des Fußes haben!

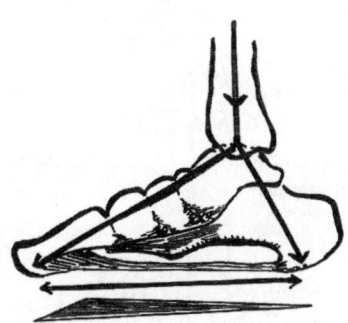
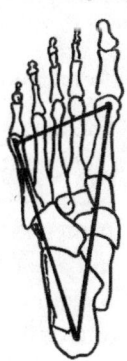

Das herabfallende Gewicht wird hier von der Spitze des Sprunggelenkes aus auf alle drei Basispunkte der gedachten Pyramide verteilt

Hier dasselbe von unten her gedacht.

„Für eine gute Beinachsenbelastung müssen sich das obere Sprunggelenk, das Kniegelenk und das Hüftgelenk in einer vertikalen Ebene einordnen lassen. Das heißt, dass bei einem geraden Bein (Genu rectum) die Belastungslinie des Beines durch die Mitte des Femurkopfes, durch die Mitte des Kniegelenks und in der Verlängerung durch die Mitte des Fersenbeins läuft." (Rita Dörr: *Die Wirkungsweise der NOWO BALANCE® auf Fußdeformitäten; Projektarbeit*)

Das aufrechte Stehen und Gehen ist ein ständiges Balancieren über den beiden Spitzen der Pyramide. Es ist ein unsichtbares Spiel, in dem man sich die Senkrechte nicht als starre Linie, sondern als schwingende Senkrechte denken sollte. Bewegung wirkt sich immer dreidimensional aus, Spannung und Gegenspannung haben eine Raum- bzw. Zeitkomponente. Die *labile Balance* ist kein sich Aufrechthalten, man findet keine festgekrallten Zehen, durchgestreckten Knie, angespannte Beinmuskulatur, hochgezogenes Zwerchfell und Schultern. Das fein abgestimmte Zusammenwirken von allen anatomischen Strukturen sorgt für Trittsicherheit, Sprungkraft, Elastizität und gleichmäßige Belastung. Tiefensensibilität und gute Trophik der Haut sind auch wichtig. Achten Sie auf Schwielen, Blasen, Rötungen. Oft werden diese gar nicht bemerkt, die Füße sind unempfindlich geworden. – Was sagt dies im Kontext der Biographie aus?

Rita Dörr: *„Ein unkoordinierter Gebrauch der Füße hat Auswirkungen auf den gesamten Körper, speziell auf die Statik und die Dynamik des Beines. Geringste Veränderungen eines Teiles ziehen Fehlbelastungen am gesamten Skelettsystem nach sich. Es ist naheliegend, dass alle Gangstörungen und alle Asymetrien oder unfunktionellen Beinbelastungen eine wichtige Rolle im Bewegungsverhalten und auch bei allen Wirbelsäulensyndromen spielen."*

Schematische Darstellung des gedachten Lots:

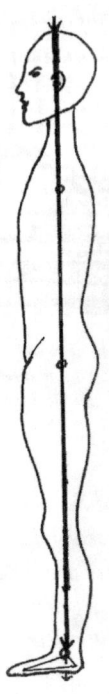

Der Fall eines gedachten Lotes von Ohrloch über die Spinne des Hüftgelenks bis hinunter auf die Spitze der im Sprunggelenk gedachten Pyramide. Man stelle sich dieses Lot nicht als unbewegten starren Stab vor, sondern als ununterbrochen in Schwingungen und kleinen Abweichungen balancierend.

Nachdem wir den Patienten im Stand *von unten nach oben* betrachtet haben, gesehen haben, wie sich Knie und Hüftgelenke, die Wirbelsäule und der ganze Körper über den Füßen aufbauen, machen wir mit ihm den Balance-Test. Um Ungleichgewicht zu erkennen, ist es besser, den Patienten unvorbereitet leicht anzutippen und ihm hinterher zu erklären, was man getestet hat. Der Therapeut fühlt Erdung, Reaktionsfähigkeit und Durchlässigkeit und natürlich, ob das Lot richtig fällt.

Erika Grube, langjährige Schülerin von Franz Nowotny, hat in ihrem Buch *„Bewegungstherapie nach F. Nowotny"* (1991) dieses folgendermaßen erklärt: *„... Schauen Sie nun wieder hinüber zum balancierenden Menschen. Es wird für den Beschauer kaum sichtbar sein, welch ständiges Spiel und Gegenspiel den aufrechten Stand ermöglicht. So braucht z.B. die Rückenmuskulatur die Bauchmuskeln als Gegenspieler, der Trapeziusmuskel den M. pectoralis , die Adduktoren die Abduktoren etc. ... Nur ein ausgeglichenes Spiel der Agonisten und Antagonisten gewährleistet freies und beschwerdefreies Stehen und Gehen ... Auf Skizze b ist der Fall des gedachten Lots vom Ohr über das Hüftgelenk auf das Sprunggelenk dargestellt. Dabei sollte das Lot nicht als starre Senkrechte, sondern als eine in sich schwingende Senkrechte – einem Zug und Gegenzug ständig ausgesetzt – gedacht werden. Auf Skizze a fällt das Lot zu weit nach vorne. Um sich trotzdem aufrecht zu halten, muss der Dargestellte sich mit hochgezogenen Schultern und angespannter Beinmus-*

kulatur quasi festhalten. Auf der Skizze c fällt das Lot zu weit nach hinten, die Folgen sehen Sie auch hier: Die Zehen krampfen sich in den Boden, die Knie sind nach hinten durchgestreckt, und der Kopf streckt sich nach vorne, um das Gleichgewicht einigermaßen wiederherzustellen und Rückwärtsfallen zu verhindern."

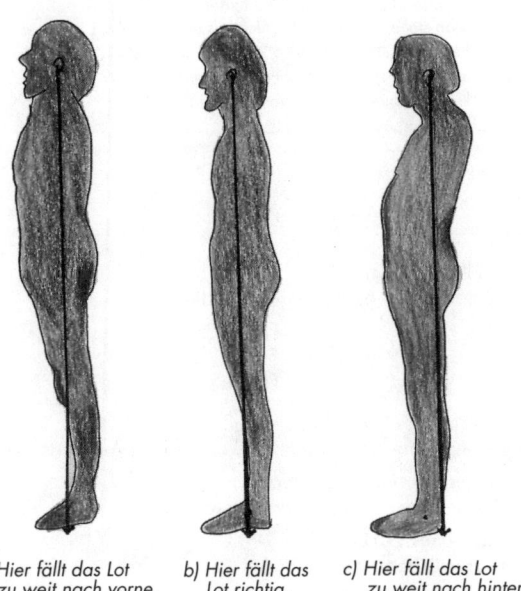

a) Hier fällt das Lot zu weit nach vorne.   b) Hier fällt das Lot richtig.   c) Hier fällt das Lot zu weit nach hinten.

Wir lassen nun den Patienten mehrmals durch den Raum gehen, eventuell alltägliche Verrichtungen demonstrieren, wie hinsetzen, knien, hinlegen, etwas aufheben und lassen ihn uns seine Beschwerden beschreiben, wann, wie oft und wo sie auftreten. In jedem Falle ist es wichtig für uns festzustellen, ob sich der Patient normalerweise im Gleichgewicht befindet, ob er sicher – auch im Alltag – auf zwei Beinen steht oder eine Fehlhaltung einnimmt, die psychische Ursachen haben kann.

Wir sehen uns an, ob der Patient zurückhaltend geht, oder mit zu viel Vorlage, ob Diagonale, Rhythmus, ausgeglichener Krafteinsatz vorhanden sind. Seine Reaktionsfähigkeit – ist freies Spiel aller Möglichkeiten vorhanden? Immer wieder ist es wichtig, auf die *Qualität* in der Bewegung zu achten.

Wie schön ist es, einen großen Raum mit Teppichboden zur Verfügung zu haben. Denn Bewegungsdiagnostik braucht Platz, um Patient und Therapeut nicht einzuengen.

Befundbogen NOWO-BALANCE®

Patientenname: Adresse:

Aufnahmedatum: Entlassungsdatum:

Ersteindruck:
(evtl. Qualitäten)

| Motto: |
| Therapieziel Patient: |

| Therapieziel Therapeut: |

I. Befund im Stehen/Sitzen/Liegen
(Benutzen Sie für die nachfolgenden Befundungen verschiedene Farben.)

1. Datum......................   Farbe......................
2. Datum......................   Farbe......................
3. Datum......................   Farbe......................

1. Füße: normal/Plattfuß/Senkfuß/Spreizfuß
                  Fußstellung: Einwärts gedreht (IR) links/rechts; Auswärts gedreht (AR) links/rechts
2. Knie: locker/durchgedrückt/gebeugt
                  Belastung: medial: links/rechts; lateral: links/rechts
3. Beine: normal/X-Beine/O-Beine
                  Beinlängen-Differenz in cm: links............. rechts...............
4. Becken: Schiefstand: rechts/links
                  Rotation: rechts/links
                  Gekippt: vor/zurück
                  Mitte-LWS: festgehalten ja/nein
5. Rücken: normal/Flachrücken/Hohl-Rundrücken/Rundrücken/Skoliose
6. Schultern: normal/hochgezogen/hängend
                  ungleiche Höhe: rechts/links
                  vorgezogen/zurückgezogen
7. Arme: im Lot/seitlich abstehend/fest anliegend
8. Handhaltung: normal/Faust; Suppination/Pronation
9. HWS/Kopf: im Lot/überstreckt/gebeugt
                  Schiefhaltung: rechts/links
                  Rotation: rechts/links
                  vorgestreckt/nach hinten geschoben
10. Steht/sitzt: im Lot/Vorlage/Rücklage (Zeichnung)
11. Schmerzen: wo   _____
                  wie _____
                  wann _____
12. Narben: wo   _____
                  wie _____
13. Muskulatur: Tonus normal/erhöht/reduziert
                  Lokalisierung

Bitte Vor- und Rückhaltung sowie Befunde einzeichnen

II. Kriterien in der Bewegung:

1. Gleichgewicht: im Sitzen/im Stand/über Kreuz
   Einbeinstand: rechts/links
   schwierige Balancen

2. Diagonale: im Gehen   vorwärts   vorhanden ja/nein
                         rückwärts   vorhanden ja/nein
                im Kriechen   vorwärts   vorhanden ja/nein
                         rückwärts   vorhanden ja/nein

3. Rhythmus: ja/nein

4. Energie-Einsatz: ökonomisch/zu viel/zu wenig

5. durchlaufende Bewegung: ja/nein

6. Atmung in Ruhe: Bauchatmung/Brustatmung/beides
   Atmung und Bewegung koordiniert

7. Raumorientierung: Bewegungsanweisung mit geschlossenen Augen   ja/nein
   Bewegungsanweisung mit geöffneten Augen   ja/nein

8. Koordination: Bewegungsanweisung: ja/nein
   Bewegungsnachahmung: ja/nein

9. Körperwahrnehmung: Benennen von Körperteilen durch Berühren
   mit geschlossenen Augen: ja/nein
   Erkennen der Körperlage im Raum: ja/nein

10. Was sagt die Körperhaltung und -bewegung im Kontext der Biographie physisch und psychisch aus?
    Ersteindruck:
    Therapieende:

11. Bewegungsverhalten am Arbeitsplatz

12. Sonstiges

4. Therapeutische Grundlagen der NOWO BALANCE

In diesem Kapitel werden spezielle Ansätze in der NOWO BALANCE-Therapie erklärt. Jede optimale Bewegung führt zu einem schmerzfreien, harmonischen Bewegungsablauf und damit auch zur richtigen Belastung.

Denken wir an Widerstandsbalancen: Widerstände im Körper sind immer ein psychophysischer Ausdruck von Begrenzungen wie Angst vor Schmerzen, Schwäche, neuen Erfahrungen etc. Sie binden Energie und verhindern Entfaltung. Indem der Therapeut körperlichen Widerstand in einer Balanceübung gibt, bringt er Widerstände, die sich als Über- oder Unterspannung im Körper zeigen, im Augenblick der Bewegung in Fluss. Bei Widerständen geht es nicht um ein DAGEGEN gehen, sondern ums MITKOMMEN, ums BEGLEITEN, um HALTGEBEN und um SICHERHEIT.

In jeder Partnerübung entsteht eine nonverbale Kommunikationsebene. Es entsteht ein Wechsel von Geben und Nehmen. Gegenseitige Achtung, sich aufeinander einstellen, ein optimales Miteinander ist unerlässlich, um gemeinsam in eine Balance zu kommen. Daraus entstehen auf jeden Patienten speziell abgestimmte Balancen.

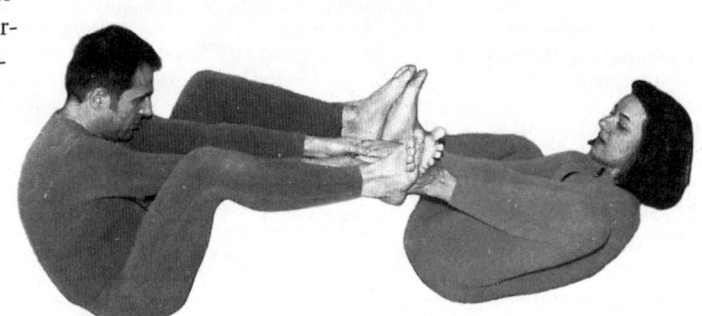

Beckenschaukel Füße an Füße

1. Bewegungsdialog

Als eine ideale Beziehung wird landläufig diejenige bezeichnet, in der sich die Partner ergänzen und ihre Schwächen so ausgleichen, dass sie zur gemeinsamen Stärke werden. Das fordert von den Partnern Einfühlungsvermögen und auch ein *„zulassen"*, ein dem anderen *„Raum lassen"*, keine Kontrolle, keinen Zwang, keine Kritiksucht. Bewegung ist eine einfache Möglichkeit, den anderen zu spüren, mit ihm zu schwingen und mit ihm in Einklang zu kommen.

Beim Körperdialog kommt es vor allem auf folgendes an:
- → ein gemeinsames Gleichgewicht finden,
- → sich gegenseitig (ein-)fühlen,
- → sich aufeinander einstellen (Hinwendung),
- → Zuwendung (lockere Knie, Vorlage),
- → einen gemeinsamen Rhythmus finden.

(Für den einen oder anderen werden sich sicherlich auch noch einige AHA-Erlebnisse einstellen.)

Wir arbeiten mit *Bewegungsübertragung*! Der Therapeut fühlt in der gemeinsamen Bewegung Blockaden, Verspannungen und korrigiert sie *in* der Bewegung. Er bringt stagnierten Fluss in Gang, löst und aktiviert durch die gemeinsame Bewegung. Auch der Patient fühlt genauer,

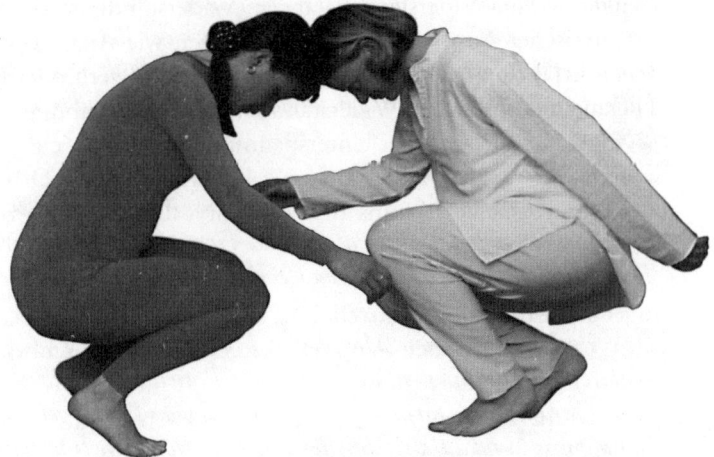

Kopf an Kopf in der Hocke

wo Blockaden waren, denn es gelingen gemeinsam Bewegungen, die vorher nicht möglich waren. Schmerzpunkte und Ängste, die allein nicht überwunden werden konnten, werden fließend integriert und aufgelöst. Es ist wie beim Tanzen! Ein guter Tänzer vermag dem Ungeübten enorme Bewegungsfreude und Einheit zu vermitteln, indem er ihn einfach mit in die Bewegung hineinnimmt.

Zwischen den Übenden besteht Partnerschaft, d.h. wir erkennen im Menschen ein Gegenüber. Wir bleiben offen und wach für alles was entsteht, immer bereit, den Impuls zu verstärken oder abzuschwächen. Bereit, aus dem Moment auf jede kleinste Bewegungsäußerung des Gegenübers zu reagieren.

Zwischen den beiden Übenden entsteht ein labiles Gleichgewicht. Beide müssen den Kontakt zulassen und sich ganz von ihrem Körpergefühl leiten lassen. Dieser Kontakt, indem man sich durch den anderen hindurch spürt, Gefühl für den anderen und für sich selbst entwickeln muss, ist eine unschätzbare Hilfe für beide Partner.

In der Arbeit mit Patienten wählt der Therapeut die Ausgangsstellung und Übung so, dass die Grenzen der Übung keine Bewegungen zulassen, die der Verletzung schaden könnten. Durch die Möglichkeit, sofort auf veränderte Energien und Kräfte zu reagieren, entsteht ein völlig anderes Übungs- und Ausgleichspotential als bei einer Maschine!

Ich möchte aus der Diplomarbeit von Theresa Ott einen Abschnitt zitieren:
„Der Bewegungsdialog: Da ein Dialog meist am Anfang einer Begegnung steht, stellt das therapeutische Partnerschaukeln eine sehr gute Einstiegsübung dar. Der Patient kann stressfrei, aus einer tiefen, kindlichen Erinnerung heraus in eine Bewegung hineingeführt werden. Therapeut und Patient treten dabei in Kontakt und es entsteht ein Austausch. Es ist sinnvoll, mit einer kleinen Bewegungsfrequenz zu beginnen, um zu spüren, wo man den Kontakt zum Patienten bekommt und wie sich der Bewegungsdialog aufbaut. Der Therapeut tastet sich vorsichtig in diesen Dialog hinein, fühlt, wie es dem Patienten geht, was der Patient zulässt, wie groß das Bewegungsausmaß ist, so dass der Patient spielerisch schaukeln kann.

Es ist eine Möglichkeit, im taktilen Kontakt mit dem Patienten in eine partnerschaftliche Beziehung zu treten, wobei Patient und Therapeut auf der gleichen Ebene stehen und der Therapeut nicht als extern lehrender Teil die typische »Therapeutenrolle« übernimmt.

Da es ein Dialog und kein Monolog ist, bewirkt jede vom Therapeuten gesetzte Aktion eine Reaktion beim Patienten, die Aktion des Patienten entwickelt wiederum eine Reaktion beim Therapeuten. Darin liegt die Chance, das als Dialog gedachte Bewegungsgefühl sensibel zu spüren, und daraus kann der Therapeut wichtige Informationen über den Patienten bekommen. Sicherlich stellt das eine hohe Anforderung an den Therapeuten dar, da er sich einlassen muss auf das, was der Patient in diesem Moment in aller Konsequenz sagt und ausdrückt.

Patient und Therapeut stellen sich aufeinander ein, es entsteht eine nonverbale Kommunikation, und eine Vertrauensbasis kann geschaffen werden. Beim therapeutischen Partnerschaukeln (verschmelzen) werden – wie beim Tanz – Therapeut und Patient zu einer Bewegungseinheit."

2. Widerstandsbalancen

Was verstehen wir in der NOWO BALANCE unter Widerstandsbalancen?

Widerstand – Widerstehen heißt dagegen stehen!

Schon *Leonardo da Vinci* (1953, S. 450) beschreibt genau, wie wichtig die exakt dosierte Krafteinleitung für eine fließende Bewegung ist.

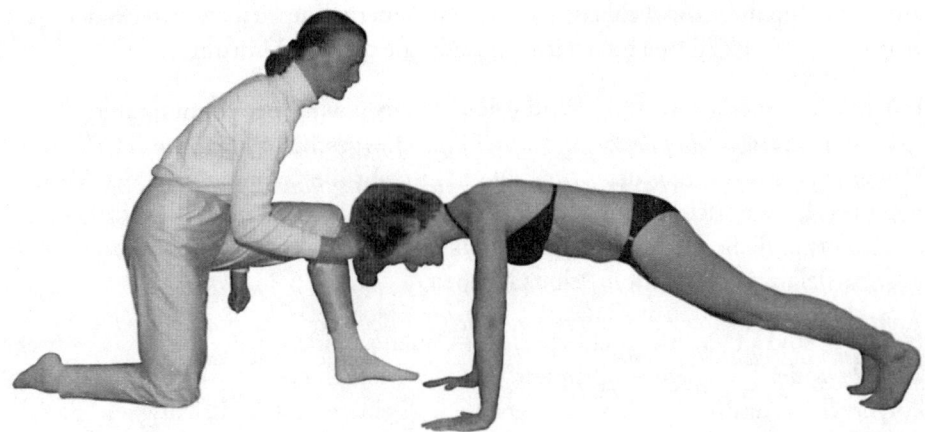
Kopfwiderstand: Hand gegen Kopf; Patientin im Vierfüßlerstand

„*Vom Widerstand: Die Anwendung übermäßiger Kraft gegen einen gleichbleibenden Widerstand nützt dem beweglichen Körper nichts. Aber wenn die Kraft des Bewegers im richtigen Verhältnis zum beweglichen Körper steht, dann wird die durch den beweglichen Körper gemachte Bewegung den ersten Grad ihrer Wirksamkeit erreichen. Es ist so, als ob ich eine Blase voll Luft durch die Luft ziehen wollte; denn wenn sie durch eine zu große Kraft bewegt werden würde, so würde die Luft dort, wo sie die Blase trifft, infolge ihrer Verdichtung einen solchen Widerstand leisten, dass die darauf stoßende Blase zurückspringen würde, als sei sie auf eine Wand geprallt. Wird diese Blase aber durch einen Beweger bewegt, dessen Kraft und Bewegung im richtigen Verhältnis zur Leichtigkeit des erwähnten beweglichen Körpers stehen, dann wird dieser Körper solange vorwärts gehen, wie seine Kraft ausreicht, um die seinem Lauf widerstehende Luft langsam zu vertreiben.*"

Wir verstehen unter Widerstandsübungen Bewegungsansätze, die mit *Führung* durch den Körper des Therapeuten
➜ des Partners,
➜ des Teppichs*,
➜ von Geräten/Gewichten
arbeiten.

Der Widerstand, den ein *Teppich* gibt, eignet sich besonders gut, um die Propriorezeptoren zu stimulieren. Als Führungswiderstand facilitiert der Teppich eine Bewe-

---

* Franz Nowotny arbeitete zu seiner Zeit mit Filzteppichen, die jedoch heutzutage in guter Qualität fast unerschwinglich sind. Wir arbeiten am liebsten mit den handgeknüpften Teppichen der Exiltibeter aus Indien, die man in jeder Größe und Farbe bei der Deutschen Tibethilfe e.V., Frau Irmtraud Wäger, Tel. 089/78 83 06, bestellen kann. Ihre Qualität hat sich bewährt, denn das viele Rutschen auf dem Teppich strapaziert ihn sehr.

gung, da Agonisten-Antagonisten-Arbeit auf einer propriozeptiv anregenden und ausgleichenden Unterlage besser läuft als auf einer glatten Unterlage.

Indem wir körperlichen Widerstand geben, bringen wir Überspannung und Unterspannung im *Augenblick der Bewegung* in Fluss. Dies geschieht *immer und nur* (!) unter Einbeziehen/Aktivierung der *Mitte*. Die Mitte gibt die Garantie, dass der Mensch nicht psycho-physisch „auseinanderfällt" und seine Widerstände, die ihm Halt geben, sofort in fließende Energie umgewandelt werden. So kommt der Mensch sofort in seine Balance und damit in seine Ganzheit.

Natürlich sind alte Muster nicht gleich auf Dauer verändert. Jedoch wird *im Moment der Übung* der Energiefluss optimiert, d.h. der Mensch erfährt seinen individuellen körperlichen Ausdruck in diesem Augenblick als ein Gefühl der Leichtigkeit, Freude oder auch des Wohlbefindens. Der Körper erinnert sich an seine ihm innewohnenden Potentiale („*Remembered Wellness*").

Widerstände im Körper sind immer ein psycho-physischer Ausdruck von Begrenzungen wie z.B. Angst vor Schmerzen, vor Schwäche, neuen Erfahrungen oder übertriebenem Ehrgeiz. Als nicht frei verfügbare Energie hindern sie uns, uns zu entfalten. Indem der Therapeut körperlichen Widerstand in einer Balanceübung gibt, bringt er Widerstände, die sich als Über- bzw. Unterspannung im Körper zeigen, im Augenblick der Bewegung in Fluss.

Widerstandsbalancen aktivieren die Mitte, den Bodenkontakt und erhöhen den Tonus-Spannungsbogen! Sie helfen, durch *genau dosierten Druck eine Streckung* im Gegenüber zu provozieren, was bei allen Krankheiten, die durch Druck (physisch oder psychisch) entstehen, unerlässlich für den Therapieerfolg ist. Die reaktive Streckung wirkt in der Bewegung, in der man Kontakt hält, wie ein *Zug*!!! Eine Widerstandsbalance ist in der NOWO BALANCE nur insoweit ein Widerstand, wie es nötig ist, um eine Blockade – körperlich, seelisch oder geistig – zu lösen. Die Kunst des Therapeuten ist es an der Blockade zu ziehen, sie zu locken sich aufzulösen, um einen freien Bewegungsfluss möglich zu machen. *Der Widerstand hat nichts mit „Kraft" als Festigkeit, Anspannung zu tun, die Aggression hervorrufen könnte. Er ist ein liebevoller Begleiter, der lenkt und führt, um im geeigneten Moment in die Freiheit der Bewegung zu entlassen.*

Welche Schwierigkeiten gibt es für den Therapeuten bei den Widerstandsbalancen?
→ Patient und/oder Therapeut sind nicht offen, bereit etwas Neues, Ungewohntes zuzulassen.
→ Der Therapeut wählt zu komplizierte Bewegungen:
  a) Stärke des Widerstandes
  b) Rhythmus/Tempo der Bewegung
  c) zu komplexer Bewegungsablauf
→ Der Therapeut verletzt die im individuellen Fall vorgegebenen Grenzen.

3. Dynamische Mobilisation durch Eigengewicht

Um unseren Körper, unsere Gelenke beweglicher zu machen, *zu öffnen*, ist es die natürlichste Sache der Welt, dies durch den Einsatz des *eigenen Körpergewichts* zu tun. So pendelt z.B. der Arm frei herab, gezogen vom Sog der Schwerkraft. Bei einer Drehung des ganzen Körpers auf der Stelle pendelt und schwingt er einfach mit. Wird er durch Verspannungen und Festhalten im Oberarm und Schultergürtel blockiert, führt die wiederholte Drehbewegung von den Füßen aus zur schrittweisen Lösung der Blockaden. In dieser Art des Bewegens liegt ein Fließen; Wohlspannung und meditatives Tun stellen sich von selbst ein. Alle Übungen, die mit dem der Verletzung/Verspannung angemessenen Schwung ausgeführt werden, mobilisieren und befreien gleichzeitig.

Das Eigengewicht kann z.B. bei Knieverletzungen wundervoll zur dynamischen Mobilisation eingesetzt werden. Ein federndes Hüpfen im Vierfüßlerstand, wobei das ganze Bein im Kreuz *„aufgehängt"* ist, dehnt durch das Eigenwicht des Körpers das Kniegelenk.

Durch das Gewicht des Körpers werden die Schultergelenke und Knie mobilisiert

4. Spannungsbogen

Bedeutet Kontakt zu allen Teilen des Körpers gleichzeitig. Zu keinem Zeitpunkt ist an einem Ort Über- oder Unterspannung vorhanden. Das Durchlaufen der Bewegung ist nur möglich, wenn optimale Gleichspannung im Körper, also Eutonie herrscht. Ein Spannungsbogen wird je nach Anforderung an die Belastung aufgebaut und verteilt den Druck, der durch die Belastung entsteht, optimal auf den ganzen Körper. Vergleichbar mit dem Bogen einer Brücke oder eines Gewölbes, das durch seinen optimalen Spannungsbogen anderen Belastungen standhält als ein normaler Träger.

5. Dynamisches Ziehen (Dynamic Traction)

Durch *Zug* werden hauptsächlich primäre und sekundäre Rezeptoren aktiviert, die sich in den Muskelspindeln befinden und Gelenkrezeptoren des Typs I und II. Die propriorezeptiven Empfindungen, die von diesen Rezeptoren ausgehen, sind die

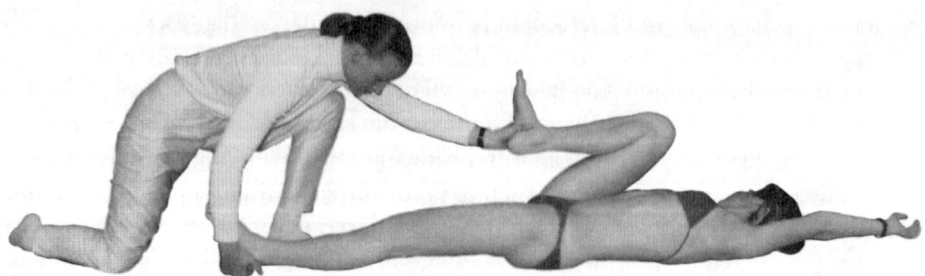

Zug an der Ferse, gleichzeitiges Strecken der Patientin, Kreuzaktivierung durch endgradige Beugung des anderen Beines

Grundlage von Haltung und Bewegung und spielen eine entscheidende Rolle in der Regulierung derselben.

Wir erfahren in unserer Therapie sehr oft den praktischen Unterschied zwischen Strecken (Stretching) und dynamischem Zug. Das *„Strecken und Halten"* in der Therapiesituation ergibt kein optimales Ergebnis, denn die Anspannung, die meist zum Halten benötigt wird, verhindert den Fluss der Energie, der Durchblutung, der Bewegung. Dynamischer Zug bedeutet: zu keiner Zeit Stillstand in der Bewegung, sondern die Verlängerung eines aktiven Streckens – bis die Elastizität es nicht weiter zulässt – und das langsame Zurückweichen. Wie eine Welle, die an den Strand spült: ihr letztes Nass züngelt bis zum äußersten Punkt und fließt ohne sichtbaren Stopp wieder zurück.

Ich denke an eine Patientin mit schwerer Hüftarthrose. Die Schwierigkeit, sich selbst herauszuziehen – in einer seitlichen Streckung –, ohne dabei Fehlspannungen aufzubauen, war das Erfolgsgeheimnis dieser Übung. Zunächst gelang dies nur als Partnerübung. Die ohnehin schon verspannte und verhärtete Muskulatur wurde durch ein aktives, weiches Herausstrecken und Ziehen gedehnt und die Propriorezeptoren angeregt, die feste Umklammerung der Hüfte zu lüften. So lernte die Patientin den Unterschied zwischen Strecken, Halten und dynamischem Zug zu spüren. Ersteres machte Schmerzen, das dynamische Ziehen erleichterte und sie wurde schmerzfrei.

Dynamische Traktion geschieht IMMER im individuellen Rhythmus, denn nur so empfindet der Körper den Zug als befreiend!

6. Ruhigstellung im Bewegungsablauf

Zunächst erscheint es uns paradox, Ruhigstellung im Bewegungsablauf erreichen zu wollen, und doch ist es durch bestimmte Änderungen der Bewegungsabläufe, die ins Unterbewusste übergehen müssen, möglich (*H. May*). Jeder, der eine schmerzhafte

Verletzung gehabt hat, weiß, dass man bei starken Schmerzen den einzigen Wunsch hat, eine Schonhaltung einzunehmen, das betroffene Gebiet ruhig zu stellen. Man möchte jede Belastung und jede Bewegung dieses Körperteils vermeiden. Das gelingt aber häufig nicht, weil man, teils aus Angst vor Schmerzen, jedenfalls unter Einschaltung des Intellekts, Fehlstellungen einnimmt und Ersatzbewegungen auszuführen sucht, die das erkrankte Gebiet gar nicht schonen und entlasten, sondern gerade anstrengen, reizen und belasten.

Wir haben im Gegensatz zum Tier, welches sich instinktiv richtig verhält, nicht mehr das automatisch funktionierende Körpergefühl, das uns an falschen Bewegungen hindert. Wer jemals beobachtet hat, wie ein Hund mühelos und rhythmisch auf drei Beinen laufen kann, wenn das vierte verletzt ist, der versteht, was ich meine.

Bei der *„Ruhigstellungsbehandlung"* bemühen wir uns mit Hilfe kompensierender Bewegungen der Nachbargelenke, z.B. ein erkranktes Gelenk in den großen Bewegungsausschlägen festzustellen und dadurch die auf dieses Gelenk wirkenden Reize auszuschalten. Die entstehenden Druck- und Zugbelastungen müssen dabei teilweise von den benachbarten Gelenken aufgefangen und vom ganzen Körper ausgeglichen werden. Dies ist ohne weiteres möglich, wenn der Körper sich in Balance befindet. Alle Bewegungen laufen dabei auch durch das *„ruhiggestellte"* Gelenk durch, denn es bleibt mit seinen Feinbewegungen in den Bewegungsablauf des ganzen Körpers miteinbezogen. Es wird dabei besser durchblutet als bei einer mechanischen Ruhigstellung mit fixierenden Verbänden oder Schienen. Oft führt es zu einer rascheren Auflösung und Resorption von Schwellungen und Hämatomen. Auf ähnliche Weise lassen sich auch einzelne Wirbelsäulenabschnitte ruhigstellen, wobei in geeigneten Fällen der gleiche therapeutische Effekt erzielt werden kann, wie durch Anpassung eines Stützkorsetts. Dieses bringt oft mit seiner starren Konstruktion, der Beengung der

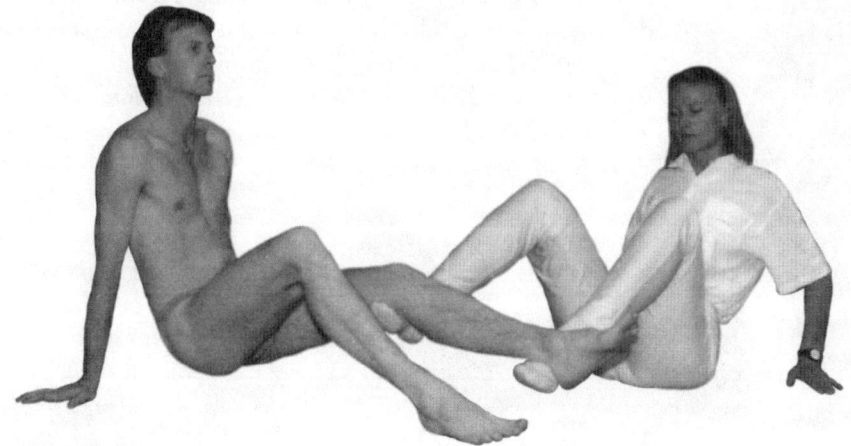

Beim Vorwärtsrutschen schient und führt der Therapeut das Bein

Thorax- und Atemexkursion, erhebliche Nachteile für die Atmung, damit für den Sauerstofftransport in jede Zelle, für den craniosacralen Fluss (*H. Milne*). Durch die relative Insuffizienz der Muskulatur, die im Stützkorsett ihre Aktivität ja praktisch „abgibt", lernt der Organismus, dass er selbst nichts zu tun hat. Jeder Therapeut, der eine Nachbehandlung nach Korsettversorgung schon gemacht hat, weiß, wie schwer es oft für Patient und Therapeut ist, diese „faule" Muskulatur wieder in die Aktivität zu locken! Der Organismus „vergisst", was er zu tun hat! In den wenigen Dokumenten, die uns von *Franz Nowotny* geblieben sind, findet sich ein Film, in dem Patienten mit schwersten Knochendestruktionen durch Tuberkulose nach einem Jahr Gipsbett mit Hilfe von *Ruhigstellung in der Bewegung* sich wieder bewegen lernen (Film: *Dr. med. Richard May* 1950).

Die Ruhigstellung eines Gelenks oder Körperabschnitts erreichen wir im allgemeinen nur mit Hilfe bestimmter Bewegungen, in denen das betroffene Gelenk fixiert wird. Mit solchen Übungen muss solange fortgefahren werden, bis sich der Patient an diese Form des Bewegungsablaufs gewöhnt hat und automatisch – also unbewusst – das Gelenk ruhigstellt. Es gibt aber auch EINZELÜBUNGEN, bei denen der Patient das betroffene Gebiet oder Gelenk durch eine besondere Art der Haltung selbst fixieren kann. Denken Sie an ein versteiftes Ellbogengelenk.

Damit sind viele Bewegungen nur möglich, indem man die angrenzenden Gelenke anders als üblich benutzt. Dies ist Übungssache und kann erlernt werden.

7. Rhythmustherapie – rhythmische Schüttelungen

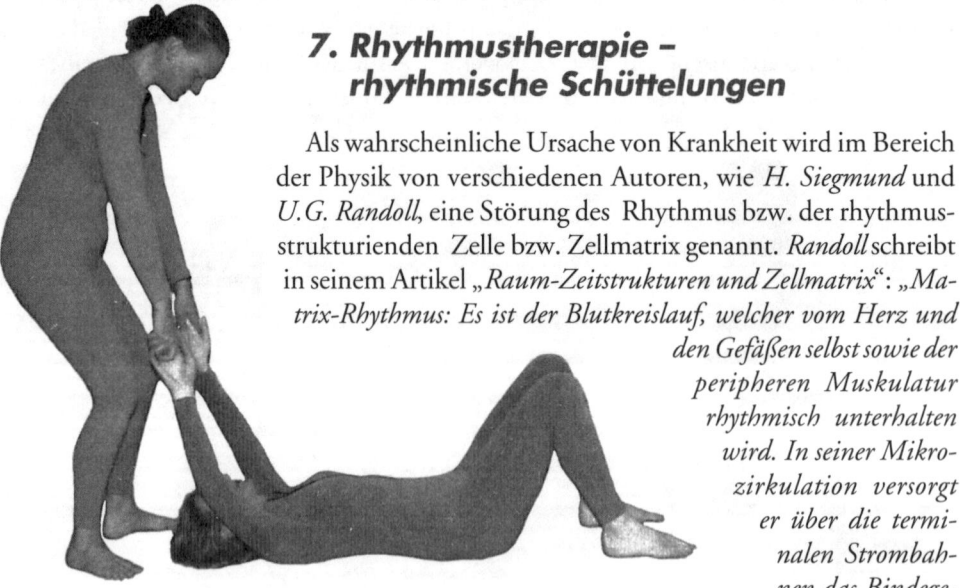

Armlockerung

Als wahrscheinliche Ursache von Krankheit wird im Bereich der Physik von verschiedenen Autoren, wie *H. Siegmund* und *U.G. Randoll*, eine Störung des Rhythmus bzw. der rhythmusstrukturierenden Zelle bzw. Zellmatrix genannt. *Randoll* schreibt in seinem Artikel „*Raum-Zeitstrukturen und Zellmatrix*": „*Matrix-Rhythmus: Es ist der Blutkreislauf, welcher vom Herz und den Gefäßen selbst sowie der peripheren Muskulatur rhythmisch unterhalten wird. In seiner Mikrozirkulation versorgt er über die terminalen Strombahnen das Bindege-*

webe, welches mit Nerven und Lymphsystemen in enger Verbindung steht. Über das Bindegewebe erfolgt der Stoffwechsel jeder Zelle des menschlichen Körpers, also der Abtransport von Sauerstoff und anderen Nährstoffen sowie der Abtransport von Stoffwechselendprodukten.

Dieses Fließgleichgewicht, welches alle Zellen fernab vom thermodynamischen Gleichgewicht am Leben erhält, muss sich dem jeweiligen Leistungsbedarf anpassen können, wobei verschiedenste physiko-chemische oder informative Regelkreise, z.B. die Säure-Basen- und Temperaturregulation komplex in einem kybernetischen System zusammenwirken. Kommt es zum Stau in einer Richtung innerhalb dieser Versorgungs- und Entsorgungsstrecken, resultieren auf molekularer Ebene beginnend, nach Phasenübergängen chemischer Reaktionsketten, zunächst unspezifische, funktionell zelluläre Störungen, die sekundär in strukturelle Störungen übergehen können und sich makroskopisch im Muskel-, Knochen-, Gefäß- und Nervensystem äußern."

Als erste Ergebnisse seiner Untersuchungen erwähnt *Randoll* deutliche Abweichungen der Schwingung eines gesunden Muskels (8-12Hz) gegenüber schmerzhafter oder verspannter Muskulatur, sowie nach akutem Trauma oder operativen Eingriffen an der Muskulatur.

In seiner Therapie verwendete *Randoll* ein Therapiegerät, das spezifische Vibrationen erzeugt und die Muskulatur mechanisch in eine sichtbare Längsvibration bringt, wie es der aktive Muskel unter Anstrengung erreichen würde, wobei sowohl die Frequenz als auch die Amplitude dem individuellen Eigenschwingungsverhalten jeweils angepasst wird. Während der Therapie werden diese Parameter laufend nachreguliert.

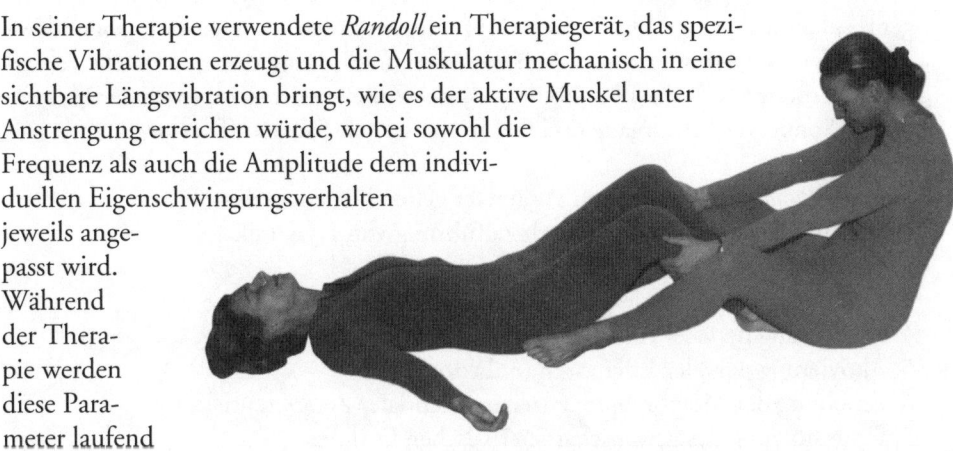

Zug und Schüttelung in axialer Richtung am Boden

Was passiert bei uns während einer Rhythmustherapie? Zunächst ist sie fast immer ein Teil einer ganzen Behandlung und kann allein mit dem Instrument Therapeut ausgeführt werden. Durch rhythmische Schüttelungen oder Vibrationen (siehe auch Vibrationsmassage), die der Therapeut aus seinem ganzen Körper macht, wird das gesamte System in Schwingung versetzt. Die Schüttelungen sind ganz auf den Bedarf des Patienten abgestimmt, können schneller oder langsamer, intensiver oder leicht sein. Sie können mehr unter Zug, aber auch mit Druck passieren. Alle Extremitäten sind Ansatzpunkt, die Art des Griffes und die Ausgangsstellung des Patienten wie des Therapeuten bestimmen Richtung und Ergebnis. Sie dienen dazu, Unterspannung zu aktivieren, Überspannung zu lösen und damit den Energiefluss zu harmonisieren. Energiefluss ist aus unserem Verständnis nur möglich, wenn die körperlichen, seelischen und geistigen Eigenrhythmen des Menschen synchronisiert-harmonisiert sind, so dass das Orchester mit Musikern und Instrumenten optimal klingt.

Ein Beispiel – Patient mit schlaffer Lähmung des Beines: Wir bringen den Patienten in eine stabile, das Kreuz aktivierende Ausgangslage (z.B. leichte Oberkörperhochlage, Kopf gut unterstützt, gesundes Bein aufgestellt). Der/die TherapeutIn setzt sich seitlich an die Bettkante, fasst zunächst mit beiden Händen unter das Knie des gesunden Beines und beginnt langsam und vorsichtig ein rhythmisches Ziehen. Je nach Muskeltonus kann es sanft oder kräftiger sein. Der Therapeut zieht und schüttelt aus seinem ganzen Körper, denn er überträgt in diesem Moment seine Schwingungen auf den Patienten. Der Körper des Patienten antwortet, indem er anfängt leicht mitzuschwingen. Die Schwingungen, Vibrationen sind sichtbar und fühlbar in dem gelähmten Bein sowie im ganzen Körper.

Wir sehen und erleben dadurch am Patienten eine Entwicklung zur Gleichspannung, Blockaden werden gelöst, Fluss wird möglich, der Körper wird zu größtmöglicher Eigenregulation angeregt. Der Patient empfindet ein Lösen von Hemmungen und Widerständen, die Atmung wird durch die Anregung/Lösung des Zwerchfells vertieft, damit verbessert sich die Durchblutung jeder Zelle (sofort sichtbar an der Hautfärbung). Somit werden Organe und Gehirn besser mit Sauerstoff versorgt.

Die von *Randoll* beschriebenen Parameter gelten hier ebenfalls:
1. Verringerung der Trägheit durch Zuführung von Dynamik,
2. Herstellung der individuellen Resonatorgüte,
3. Erhöhung der Matrixclearance (interstitiell, lymphatisch, venös),
4. Aktivierung nervaler Afferenzen (über Propriorezeptoren),
5. Aktivierung nervaler Efferenzen (reflektorisch),
6. Erhöhung der Membrangrenzflächenpotentiale (Zetapotential),
7. Unterstützung des gewebscharakteristischen Ordners.

8. Vibrationsmassage

Die Aufgabe der Vibrationsmassage ist die Rhythmisierung des Körpers, d.h. seinen Eigenrhythmus in Gang zu setzen. Ein fremder Rhythmus, der dem kranken Menschen aufgezwungen wird, erscheint zwar subjektiv oft angenehm und regt an. Hierbei soll jedoch der Rhythmus das Wesen der Person durchdringen. Diese wiederum

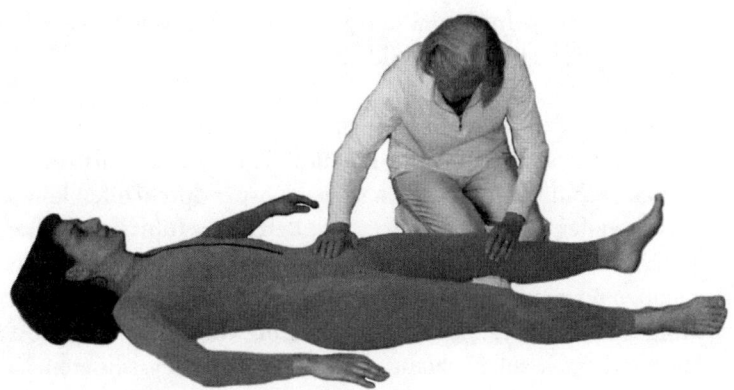
Gleichzeitige Vibration an Knie und Becken

setzt selbst Schwingungen im eigenen Körper in Bewegung, so dass wie beim Zusammenspiel eines Orchesters ein Klang entsteht. Das Wechselspiel, in dem nicht klar ist, wer den Ton angibt, in dem Behandler und Behandelter auf Schwingungen mit ihrem ganzen Körper lauschen, in dem der Behandler sich ganz auf das Zusammenspiel konzentriert, bewirkt, dass Erstarrungen und Verkrampfungen, aber auch Inaktivitäten im Laufe des Behandelns gelöst werden und Einklang entstehen kann. Die Vibration weckt körperliche und seelische Ansprechbarkeit, die nicht durch Fehlspannung behindert ist. Wenn man im Alltag vor Spannung „vibrieren" kann, so hat dies mit Erhöhung der Gesamtspannung zu tun – wir benutzen diese „Technik" also für überspannte Zustände. Bei einer schlaffen Lähmung oder auch nur Erschöpfung handelt es sich um „abgespannte" Zustände. Hier führt der Spannungszuwachs, der Ausgleich der Fehl- und Unterspannung durch entsprechende Vibration wieder zur labilen Balance.

Mit Hilfe der Vibrationsmassage wird der Eigenrhythmus des Patienten wieder lebendig gemacht, die gestörten Rhythmen des Körpers werden harmonisiert. Dadurch werden auch Haltung und Motorik ausbalanciert.

Ausführung am Beispiel einer Vibration der Schulter: Der Patient sitzt auf einem Hocker vor dem Therapeuten, die Füße ganz auf den Boden gestellt, die Knie fallen locker nach außen – sie dürfen auf keinen Fall zusammengepresst werden. Der Therapeut steht hinter dem Patienten, setzt alle zehn Fingerkuppen locker, aber auf Kontakt bedacht, auf die Schulter zu beiden Seiten. Mit leicht kreisenden Bewegungen der Fingerkuppen, die entweder ständigen Kontakt mit der Haut halten oder wie z. B. bei einer Neuritis ohne jeden Hautkontakt arbeiten, ergibt sich ein starkes Schwingungsfeld. Auf keinen Fall darf gedrückt, geknetet oder geklopft werden. Regelmäßig und langanhaltend bewirkt die Vibration eine Tonusminderung, intermittierend und kurz steigert sie den Tonus. Intensität und Schwingungsmuster müssen dem Patienten in seinem individuellen Zustandsbild angemessen sein.

Wichtig ist, dass auch der Behandler schwingungsdurchlässig ist, d.h. mit lockeren Knien arbeitet, keine verspannten Arme, Hände oder Finger hat – also in seiner Balance ist. Die kleinen Impulse müssen durch seinen Körper durchlaufen können, so entsteht Gleichklang in der Zusammenarbeit. Der Behandler fühlt, in welchem Tempo, mit welcher Stärke vibriert werden soll. Er darf nur aus dem ganzen Körper arbeiten, sich nicht anlehnen oder aufstützen, dann kann er, ohne zu ermüden, vibrieren, solange es notwendig ist: Vibration bedeutet Übertragung von Schwingung mit Hilfe von intermittierendem Druck auf die Haut – Stimulieren und Faszilitieren.

Oder wir vibrieren dicht über der Haut im Aura- oder Ausstrahlungsbereich des Körpers. Auf der Haut werden in erster Linie die Pacini- und Meißnerschen Körperchen aktiviert, die bei intermittierender Veränderung der Stimulation der Körperoberfläche permanent Impulse weiterleiten. Es wird so die Anpassung an den Reiz verhindert. Die manuell ausgeführte Vibration breitet sich über den ganzen Körper in Richtung Punctum Fixum aus, welches wir in den Gesamtklang der Schwingung integrieren wollen. Das Punctum Fixum ist der Ort, an dem die Welle stagniert, zurückgeworfen wird, da hier eine Blockade (z.B. Verletzung, Geschwulst, Verspannung...) ist. Die Durchlässigkeit wächst nicht nur für die Vibration, sondern auch für andere Funktionen. Gleichzeitig mit dem Auflösen der verschiedenen Hemmungen müssen im Patienten seine eigenen Schwingungen geweckt werden; erst dann ist die Vibration wirksam. Also nur, wenn der Therapeut den richtigen Bewegungsimpuls setzt, kann diese Form der Massage zur Wiederherstellung der Balance und der richtigen Bewegung beitragen. Damit ist eine gute Ausgangsbasis für unsere Bewegungsübungen geschaffen. Der Tonus wird stimuliert, die Bereitschaft zur richtigen Aktivität ist gegeben. Der Körper bringt sich in ein neues Gleichgewicht. Dazu muss er in Gleichspannung (Eutonie) kommen. So ausgeführt, bewirkt die Vibration *harmonisierende Neuordnung* – Balance!

9. Atembalance

Atmen heißt leben: Sämtliche Körperfunktionen und unser gesamtes Wohlbefinden hängen maßgeblich mit einer ausreichenden Sauerstoffversorgung zusammen. Durch das Atmen wird unser Körper mit dem, für alle Zellen so wichtigen, Sauerstoff versorgt. Der Rhythmus spielt hierbei eine entscheidende Rolle: der Rhythmus des Ein- und Ausatmens gehört neben dem Rhythmus des Schlafens und Wachens zu den lebenswichtigen Vorgängen unseres Organismus. Wir bemerken erst, wie wichtig dieses ständige Strömen der Atemluft ist, wenn es z.B. durch Krankheit gestört wird. Gott sei Dank denken wir vorher nicht darüber nach: unser Körper arbeitet automatisch. Gerade die wichtigsten Dinge, die ständig ablaufen, werden so selbstverständlich, dass wir sie gar nicht bewusst wahrnehmen. Richtiges Ein- und Ausatmen sind natürliche Folgen harmonischer Bewegungen. Wenn wir beim Dauerlauf nicht außer Atem kommen, beim Gehen ohne zu stocken laut lesen oder singen können, sind wir in unserem Rhythmus und automatisch auch im richtigen Atemrhythmus.

Natürliche Atmung kann nur entstehen, wenn sie nicht bewusst erzwungen wird.

Wir atmen nicht nur mit der Lunge, sondern mit der ganzen Hautoberfläche! Weil aber dieser Teil des Atmungsvorganges unserem Bewusstsein radikal entzogen ist, vergessen wir, diese weit größere Tätigkeit an der Luft überhaupt mitzuzählen. Jedenfalls wird bei vielen bewusst angewandten Atemtechniken von heute nur die durch die Lungen eingeatmete Luft in Betracht gezogen. Atemübungen, bei denen man willentlich eine bestimmte Atmung trainiert, können hilfreich für eine bestimmte Art der Meditation, Versenkung oder Rückführung sein, sie beeinflussen jedoch den Zugang zu einer automatischen und natürlichen Atmung, die Grundvoraussetzung für unsere Gesundheit ist. **Es ist am leichtesten, durch eine rhythmische Bewegung in den eigenen Atemrhythmus zu kommen und nicht durch kontrollierte Atemübungen.**

In einer ganzheitlichen Bewegung ist der bestmögliche Sauerstoffaustausch automatisch gewährleistet und der Atemrhythmus ist natürlich in den Bewegungs-Rhythmus integriert. Wäre der Atem ein auszuklammernder Teilaspekt, wäre schließlich von Ganzheit keine Rede. Atem, innere Einstellung und Bewegung können nicht voneinander getrennt werden, wenn wir von Gleichgewicht und durchlaufender Bewegung reden. **Der Atem ist nichts anderes als eine innere Bewegung, die mit der äußeren harmonieren muss (im Einklang sein sollte).** Verlieren wir die umfassende Harmonie von Körper, Seele und Geist, kommen auch die Rhythmen des Lebens, wie das Atmen, durcheinander.

Therapeut lockert beim Vorwärtsrutschen die Arme und hilft mit den Beinen soviel mit, dass ein Bewegungsfluss entsteht; der Patient summt dabei.

NOWO BALANCE verzichtet auf spezielle, intensive und bewusste, d.h. vom Bewusstsein geplante und korrigierte Atemübungen. Jede forcierte oder gewollte Atmung führt sehr leicht zu Verkrampfungen und Fehlspannungen. Trotzdem gibt es Atembewegungen, die sich heilsam und auch subjektiv erleichternd für den Patienten auswirken, wenn sie den optimalen Funktionsabläufen entsprechen und zur Balance führen.

Die theoretischen Ausführungen über die Atemfunktion, die *Parow* in seinem Buch *„Die funktionelle Atemtherapie"* macht und auch experimentell bewiesen hat, möchte ich hier besonders erwähnen. Sie entsprechen unseren eigenen Vorstellungen und Erfahrungen voll und ganz. *Parow* versteht unter „Normalatmung" die bestmögliche Funktion eines intakten Atmungssystems, bei dem die Bewegung dem anatomischen Bau entspricht. Der eigentliche Atemmuskel ist dabei das Zwerchfell, das sich bei Einatmung abflacht und bei Ausatmung hochwölbt. Außerdem spannt sich der Brustkorb mit Hilfe der Brustkorbmuskeln bei der Einatmung und erweitert sich dabei geringfügig in horizontale Richtung. Es handelt sich bei der Atemfunktion um eine ausgesprochene sogenannte Bauchatmung. *„Ebenso hilft der normotone Magen-Darmtrakt, der ja durch seinen Tonus seine Lage aufrecht zu erhalten strebt, der inspiratorischen Aufrichtung entgegen und unterstützt die Ausatmung (Synergist des elastischen Lungenzugs)." Rauch in „Diagnostik nach F.X. Mayr": „Jedes Heben und Senken der Rippen durch die Atemhilfsmuskulatur ist eine Fehlhaltung, die sich negativ auf den Gasaustausch auswirkt. Dieser muss ohne irgendwelche Spannungen geschehen, wenn er optimal sein soll. Hierbei ist aber nicht nur die Bewegung des Zwerchfells wichtig, sondern wesentlich ist auch das Verhältnis der Bewegung zum gesamten Körper, der nirgends verkrampft sein darf."*

Deshalb versuchen wir, in der ganzheitlichen Bewegung den bestmöglichen Sauerstoffaustausch zu erreichen – gleichgültig unter welchen Störungen der Patient leidet. *Christian: „Man weiß, dass sich in der Nähe peripherer Gelenke Mechanorezeptoren der Atmung befinden. Vom Standpunkt der Atmung als Verhaltensweise interessiert dabei, dass bereits eine geringfügige Fußbewegung im Grunde schon eine Umstellung auf prospektive Vollatmung bewirkt." Parow: „Wenn die Bewegung nirgendwo mehr stagniert, wird auch die Atmung nicht gehemmt. Die Lunge dehnt sich dann überall gleichmäßig durch die einströmende Luft. Sie weitet sich also nicht nur gerade in dem Bereich, in dem der Brustkorb bewegt wird. Die Elastizität der Lunge lässt danach die Luft wieder ausströmen. So erfolgt ein Austritt von Atemluft ohne geringsten Nachdruck, z.B. Anspannen im Brustkorb."*

Um das nun zu erreichen, benötigen wir die Labile Balance, d.h. alle Teile des Körpers müssen in Einklang sein. Zitat aus *„Die Sprache der Stimmenthüllung"* (Werbeck-Svardström): *„Der Rhythmus des Atmungsprozesses muss wieder in den Gesamtrhythmus des Körpers integriert werden, d.h. wir konzentrieren uns vor allem auf den Rhythmus in* *der Bewegung. So wird unser Bewusstsein vom Atem an sich abgelenkt und die Frage nach dem quantitativen Luftverbrauch tritt von selbst in den Hintergrund. Den Patienten in seinen Eigenrhythmus zu bringen befreit die Atmung; der Patient atmet so immer richtig und optimal."*

Typische Atembalancen sind Balancen, in denen die Sprache oder der Ton durch Mitsprechen, Singen oder Summen während der Bewegung eine Rolle spielen. Ablenkung und Rhythmus sind dabei der Schlüssel zum Loslassen und Ausatmen. Jede Balance zwingt zum richtigen Atmen.

Beim Schwerkranken ist die Ausgangslage (Lagerung!) von entscheidender Bedeutung für die Atmung, damit die Beckenmuskulatur weder in Über- noch in Unterspannung ist. Bei nach vorne gekipptem Becken mit hyperlordotischer LWS können sich die Flanken nicht öffnen, die Atemwelle trifft nicht gleichmäßig auf alle Abschnitte des Beckenbodens, also ergibt sich keine gleichmäßige Tonisierung des Beckenbodens.

Für Sänger bedeutet dies beispielsweise, dass, wenn sie im Hohlkreuz stehen, sie weniger Hilfe beim Stützen haben. Für Frauen nach der Entbindung oder Hysterektomie bedeutet weniger Beckenbodenspannung die Gefahr der Inkontinenz.

5. Körperbalancen in Beispielen

Nachdem jede Bewegung sich in der Balance optimal entfalten kann, werden bei uns alle Übungen BALANCEN genannt. Leider hat das Wort *üben* einen negativen Beigeschmack, der Übende glaubt etwas tun zu müssen.

Balance jedoch ist ein spielerisches Sich-entfalten und Sich-entwickeln, ein Zu-lassen der eigenen Möglichkeiten. Kein Fitness-Training, keine stupide Wiederholung – die Natur erschafft Leben ständig neu. Bewegung ist immerwährende Erneuerung.

a) Der „FROSCH"

Der Frosch ist eine hochkomplexe Übung, die funktionell äußerst vielseitig ist. Sie hat zahlreiche Variationsmöglichkeiten, von denen nur einige beispielhaft gezeigt werden. Die Funktionalität richtet sich dabei nach dem gewünschten Effekt, der erzielt werden soll. Eine allgemeine Beschreibung des Bewegungsablaufes lässt erahnen, welche Möglichkeiten in diesem Bewegungsablauf enthalten sind.

Bild 1: Die Ausgangsstellung ist der Langsitz: Dabei ist die jeweilig individuell zu wählende Form des Langsitzes zu berücksichtigen; d.h. wie weit die Beine gestreckt sind und der Oberkörper nach vorn gebeugt wird.

Bild 2: Durch das Vorbeugen des Oberkörpers kommt es zu einer Vordehnung in der LWS, der erste Impuls zum Vorrutschen entsteht aus dem Kreuz. Das Vorrutschen des Beckens über den Teppich wird dadurch erst möglich. Das Becken rutscht zu den Fersen, dabei werden die Beine geöffnet, um eine Verspannung der Adduktoren zu vermeiden.

Bild 1   Bild 2

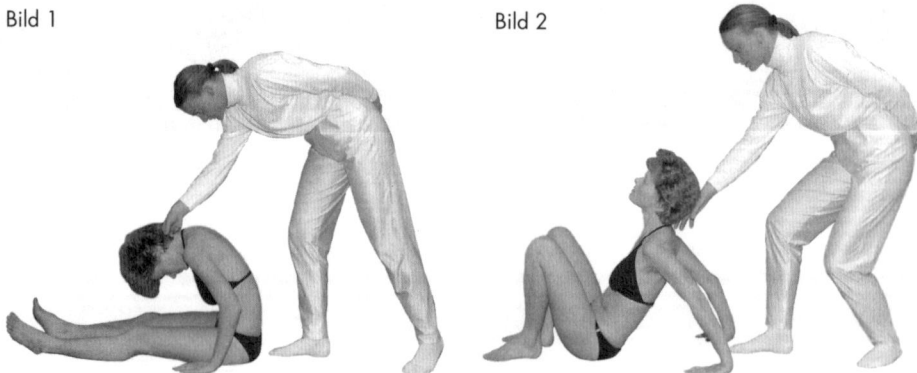

Wenn der Impuls zum Rutschen richtig kommt, wird der Ansatz des – meist verspannten – Trapezius inhibiert und die Muskulatur kann sich entspannen. Durch die von der untersten LWS ausgehende Aktivität (L5/S1) wird zudem auch der Beckenboden optimal stimuliert, die Funktionalität von Bauchmuskulatur und tiefer Rückenmuskulatur werden – automatisch – aktiviert. Dies entspricht der Bewegungsaufgabe beider Muskelgruppen im Sinne einer aktiven Stabilisierung, wie es bei der aufrechten Haltung der Fall ist.

Variation 1: „eingegipster Frosch" – Ruhigstellung eines Knies in der Bewegung. Derselbe Übungsablauf, jedoch bleibt das betroffene Bein in Extension und wird in der Bewegung mitgenommen, ohne dass sich die Gelenkstellung im Knie verändert. Das Becken rutscht auf dem Teppich (Abb. 1 + 2) oder wird abgehoben (Abb. 3).

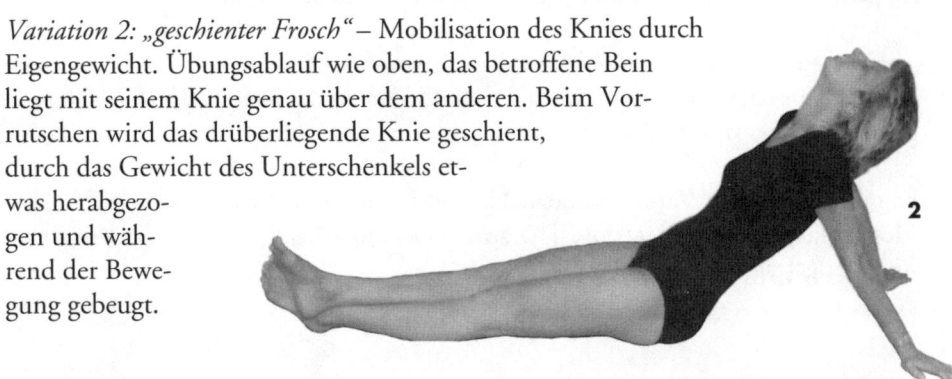

Variation 2: „geschienter Frosch" – Mobilisation des Knies durch Eigengewicht. Übungsablauf wie oben, das betroffene Bein liegt mit seinem Knie genau über dem anderen. Beim Vorrutschen wird das drüberliegende Knie geschient, durch das Gewicht des Unterschenkels etwas herabgezogen und während der Bewegung gebeugt.

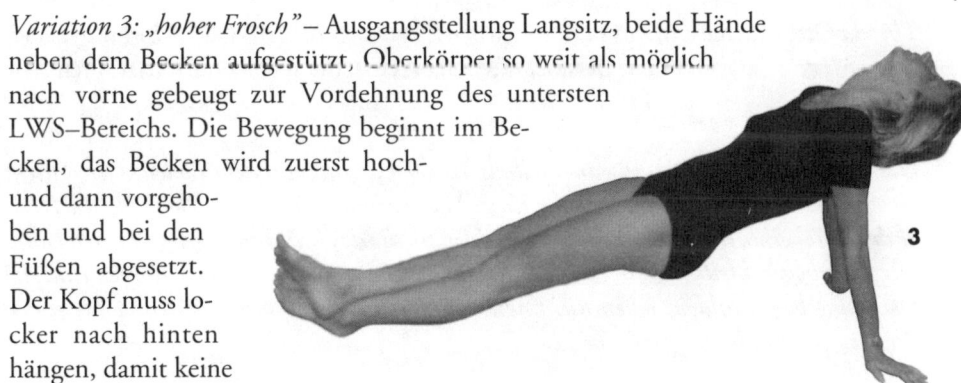

Variation 3: „hoher Frosch" – Ausgangsstellung Langsitz, beide Hände neben dem Becken aufgestützt, Oberkörper so weit als möglich nach vorne gebeugt zur Vordehnung des untersten LWS–Bereichs. Die Bewegung beginnt im Becken, das Becken wird zuerst hoch- und dann vorgehoben und bei den Füßen abgesetzt. Der Kopf muss locker nach hinten hängen, damit keine

Schulter-Nackenverspannungen den Bewegungsablauf blockieren. So entsteht intensive Extension in der Hüfte, Streckung der WS, Tonisierung des Beckens.

Dasselbe kann man auch auf den Ellbogen machen. Das ergibt intensivere Schultermobilisation, weniger Belastung im Knie, weniger Bewegung in der Hüfte.

Frosch mit Hilfestellung:
Variation 1: Der Therapeut steht hinter dem Patienten im Ausfallschritt, ein Bein hält Kontakt mit der Wirbelsäule des Patienten. Im Moment des Vorrutschens hilft der Vorfuß des Therapeuten dem Patienten zu rutschen, er verhindert eventuelle Blockierungen und führt die durchlaufende Bewegung bis in den Kopf.

Variation 2: Der Therapeut steht vor dem Patienten und zieht im richtigen Moment das/ die Knie nach vorne, führt bei Instabilitätstendenz das Knie und hilft, wieder den Bewegungsfluss zu erreichen.

Es gibt unendliche Variationsmöglichkeiten für diese Übung je nach Bedarf und Möglichkeiten von Patient *und* Therapeut. Genauigkeit, Phantasie und Kreativität sind hier gefragt.

b) Die Rolle

Theresa Ott beschreibt in ihrer Diplomarbeit: *„NOWO BALANCE® – Ein Weg zur eigenen Mitte"*, dargestellt am Beispiel des Schaukelns, die Rolle und Variationen sehr anschaulich:

Die einfache Rolle: *Die Ausgangsstellung ist der Langsitz auf dem Boden. Der Patient verschränkt beide Hände unter einem Knie. Man kann sich auch vorstellen, dass die Hände das Knie »einbetten«, oder eine Schale bilden, in die das Knie hineingelegt werden kann. Die Ellenbogen bleiben gestreckt. Die Arme, welche mit dem übrigen Körper eine Art Spannungsbogen bilden, sollen nicht aktiv an der Bewegung beteiligt sein, sondern den Zug nur passiv übertragen (siehe Seite 75).*

Nun wird die Wirbelsäule langsam Wirbel für Wirbel nach hinten abgerollt (siehe Abb. 2), bis der Patient ins Liegen kommt. Dabei rutscht die Ferse so lange am Boden entlang, bis der Unterschenkel frei in der Luft hängt. Das Knie wird automatisch gebeugt. Der Kopf hängt locker nach vorne, Wirbel für Wirbel wird abgelegt. Das andere Bein liegt während der ganzen Bewegung am Boden.

Beim Hochkommen ziehen das Knie und die Ferse wieder ins Sitzen. Das Bein ist leicht außenrotiert. Der Kopf kann locker nach hinten hängen oder auch mitgenommen werden, das heißt er wird nicht gehalten und die Schultern sollen nicht hochgezogen oder verspannt werden (siehe Abb. 4).

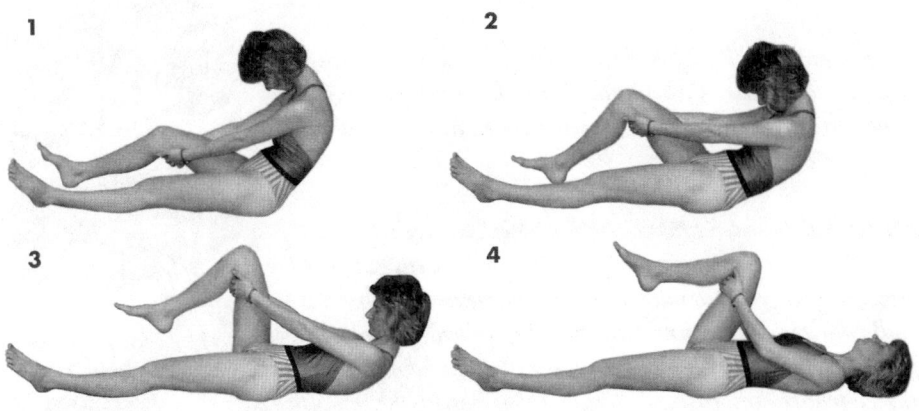

Um eine Vordehnung der Rückenstrecker, welche die Übung erleichtert, zu erreichen, soll der Patient vor dem Zurückrollen sich mit dem Oberkörper in Richtung Beine vorbeugen, wobei die Ausgangsstellung der Übung bereits eingenommen wird. So beginnt der Bewegungsablauf aus der Mitte.

Hat der Patient Schwierigkeiten, vom Liegen wieder ins Sitzen zu kommen, ist es hilfreich, mit dem angewinkelten Bein Schwung zu holen. Dabei muss man das Knie einige Male an den Brustkorb heranziehen. Dadurch wird die richtige Ausgangslage für das Hochziehen vom Knie aus geschaffen (Lösen der Psoasverspannung).

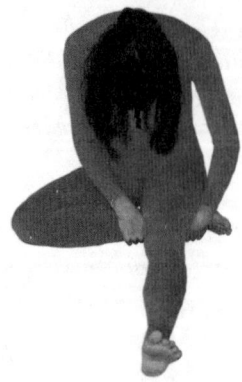

Für Patienten mit starken Verspannungen in den Adduktoren, oder auch Beschwerden in der Lendenwirbelsäule ist die Rolle mit einem untergeschlagenen Bein sinnvoll. Dabei gibt das stark gebeugte Knie den Impuls zum Hochkommen.

Die gekreuzte Rolle hilft besonders den gesamten Beckenbereich zu lösen, die Wirbelsäule abzurollen und man muss dabei lernen, die Schultern loszulassen, ohne den Spannungsbogen aufzulösen.

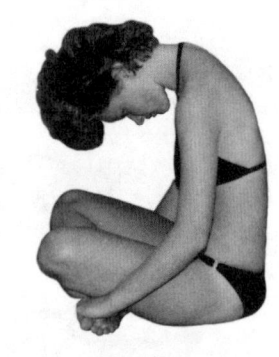

Manchmal lassen Krankheiten und Verletzungen (z.B.: Schmerzen im Knie und in der Wirbelsäule, Bewegungseinschränkungen ...) oder auch Angst und Unsicherheit (z.B.: auf den Rücken und Hinterkopf zu fallen) das volle Bewegungsausmaß nicht zu – das heißt der Patient kommt nicht ganz ins Liegen. Hier ist es sinnvoll, hinter den Patienten ein Polster zu legen oder als Therapeut selbst Unterstützung/Hilfestellung zu geben.

Die einfache Rolle ist vor allem für Patienten mit Problemen im Knie sehr wertvoll, da z.B. der Gelenkserguss durch diese rhythmische Bewegung besser abfließen und die Gelenksbeweglichkeit vergrößert werden kann. Der Patient bietet durch seine Arme Schutz für das Knie. Außerdem ist diese Schaukelübung auch gut im Bett ausführbar und bietet eine Möglichkeit, vom Liegen ins Sitzen zu kommen (hier wird nur der zweite Teil der Übung ausgeführt).

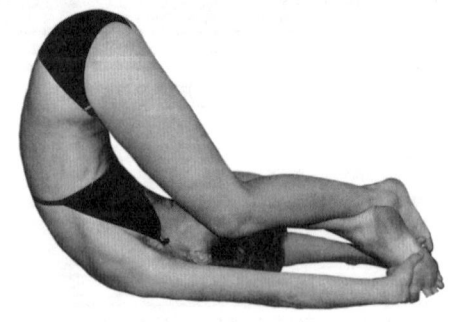

Manche Patienten haben Schwierigkeiten mit der Kraft- und Bewegungsdosierung. Daher kommt es zum Auftreten von

schnellen Bewegungen beim Zurückschaukeln und zu
reißenden Bewegungen beim nach vorne Schaukeln.
In solchen Fällen ist es sinnvoll, das Spüren der
Bewegung durch Führungskontakt zu ver-
deutlichen (z.B.: Der Therapeut
legt seine Schien-
beine an die
Wirbelsäule
des Patienten,
um diese zu
stützen oder
hilft durch
Berührungs-
kontakt an der Schulter oder der
tiefen LWS). Diese therapeutische Intervention för-
dert das Spüren der
Bewegung.

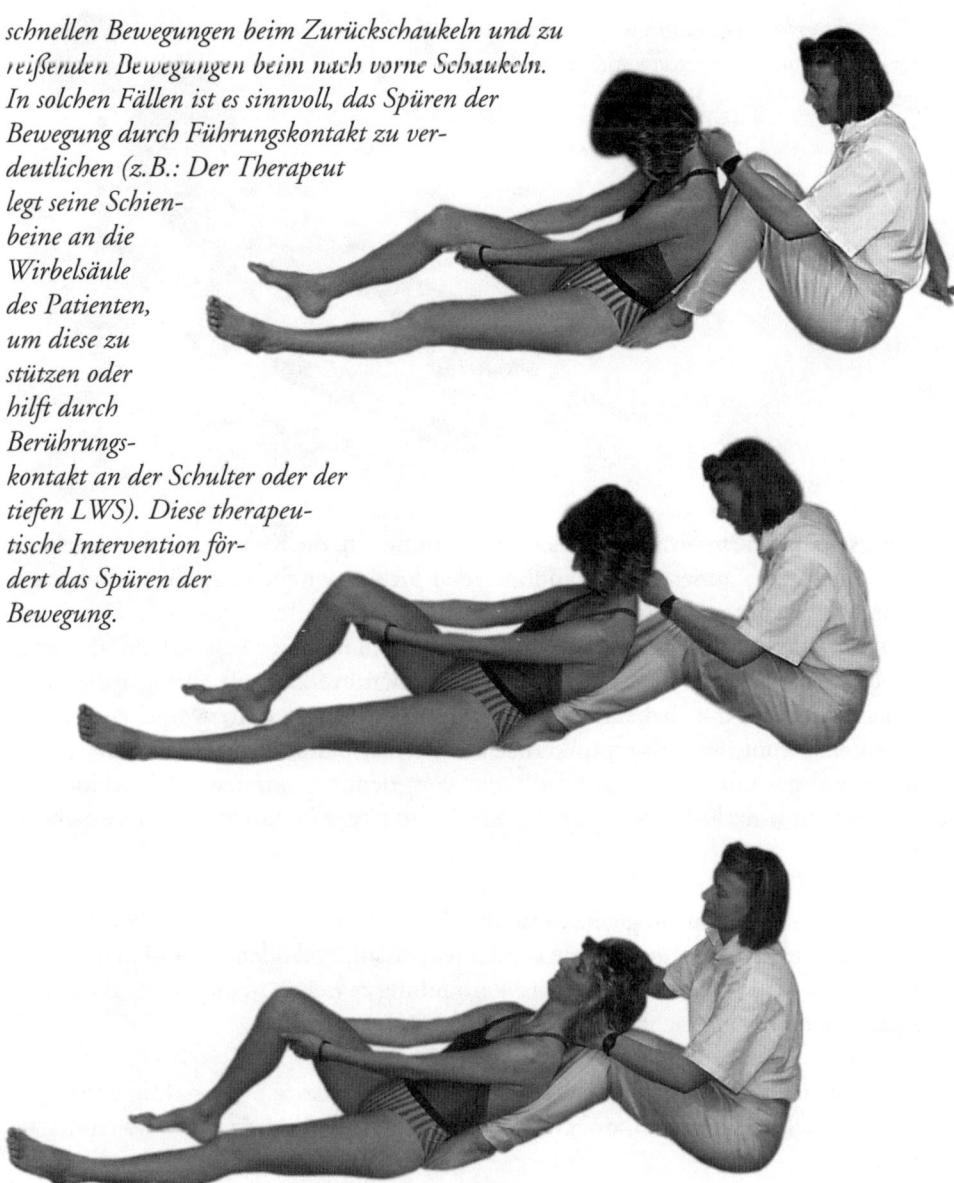

Für Schwerkranke, zum Beispiel Schlaganfallpatienten, ist es manchmal notwendig, dass der Therapeut bei der gesamten Bewegung hilft – ihn „ganz in der Hand hat".

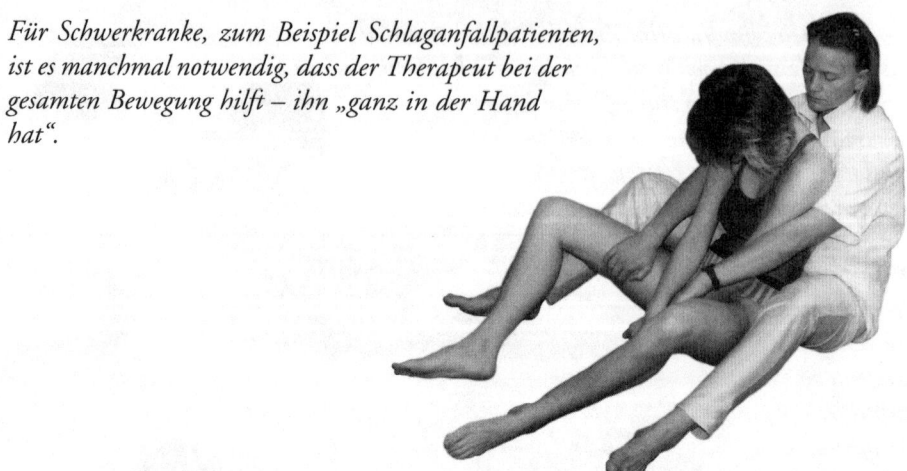

Querschaukeln im Sitzen: Man sitzt auf dem Boden, die Knie sind etwas angebeugt und fallen nach außen. Die Hände werden locker zwischen den Beinen abgelegt. Durch Gewichtsverlagerung schaukelt man von einer Seite zur anderen. Das Schaukeln ist eine rein rhythmische Bewegung, und wenn man sie noch verfeinert, wird sie leichter und schöner. Ist die ischiocrurale Muskulatur verkrampft, springen die Ansätze jedes Mal über die Sitzbeinhöcker. Wird der Oberkörper weiter vorgebeugt, gibt es eine Verlagerung des Schwerpunkts nach vorne, die Spannung in den Beinen wird weniger und das unterste Kreuz wird mehr vorgedehnt – aktiviert. Die ischiocrurale Muskulatur kann loslassen. Auch der Kopf wird besser integriert: „Man ist mehr bei sich."

Eine andere Korrekturmöglichkeit ist, durch engeres Heranziehen und Nach-außen-fallen-lassen der Beine die unterste Lendenwirbelsäule vorzudehnen und so zu aktivieren. Dabei wird auch die ligamentäre Verbindung zwischen Ileum und Os sacrum in Gleichspannung gebracht.

Das Schaukeln beginnt aus dem Becken, jede Beckenseite muss richtig abgehoben werden, nicht aus der Kopfbewegung, nicht weil der Oberkörper sich extra seitlich bewegt.

Variation 1: abwechselnd ein Bein heben
Aus der Bewegung heraus wird abwechselnd ein Bein gehoben, die Unterstützungsfläche wird geringer, und die Körperbalance wird schwieriger. Über- und Unterspannung wird ausgeglichen, muskuläre Verspannungen lösen sich.

Durch den Rhythmus kann Balance entstehen – z.B. bei Beschwerden aus psychischen Ursachen, aber auch sehr wichtig bei der Behandlung nach cerebralen Durchblutungsstörungen.

Variation 2: Hände fassen über Kreuz die Knöchel
So wird die Diagonale mehr aktiviert, es ist hilfreich für hypermobile Patienten, aber Vorsicht! – Man zieht auch leichter die Schultern hoch.

Variation 3: Hände auf den Rücken
Dies gibt mehr Halt im untersten Kreuz, mehr Bewusstsein, von wo aus die Bewegung beginnt. Man schaltet die Arme in ihrer oft zu großen Aktivität, „immer mit anpacken zu wollen", aus.

Variation 4: Arme seitlich (siehe Abb. Seite 37)
Die Arme wischen über den Boden, der Teppich gibt Führungswiderstand, kontrolliert das Fließen, stimuliert die Propriorezeptoren der Hand. Man hat weniger Angst umzufallen, Verspannungen in den Armen lösen sich. Die Hände können auch einen Kreis wischen und die Handflächen nach oben gedreht werden, so wird z.B. auch die Schulter mobilisiert oder ein Morbus Sudeck im Handgelenk behandelt.

Variation 1 kann man auch gut in ein Gehen auf den Pobacken verwandeln und damit eine größere Gesamtaktivität erreichen.

Das Wichtige beim Schaukeln ist, dass eine Beckenhälfte wirklich von der Unterlage abgehoben wird. Das Becken schwingt hin und her und nimmt den gesamten Körper mit. Deshalb darf es keine „extra" Bewegungen machen, sondern nur die Schwingung durchlaufen lassen, vom Becken bis in den Kopf, die Arme und die Beine. Der Mensch harmonisiert sich selbst.

Das therapeutische Partnerschaukeln: Patient und Therapeut sitzen sich gegenüber und fassen sich an den Händen. Der Kontakt, der über die Hände entsteht, hat nichts mit „Festhalten" zu tun! Je leichter und feinfühliger beide Partner arbeiten, umso besser kann die Mitte aktiviert werden, spürbar werden.

Im gegenseitigen Vertrauen ist das Geben und Nehmen eine Selbstverständlichkeit, der eine Partner lässt sich ziehen, gibt sein Gewicht an den Partner ab, bis dieser seine Wirbelsäule so weit nach hinten abgerollt hat, wie es der andere Partner zulassen kann.

In der nächsten Phase der fließenden Bewegung aktiviert der nach vorne geneigte Partner seine Mitte, das unterste Kreuz, um den Partner wieder hoch zu ziehen. Dabei ist von entscheidender Wichtigkeit, dass die Aktivität nicht aus den Armen kommt, sondern wirklich das unterste Kreuz aktiv eingesetzt wird.

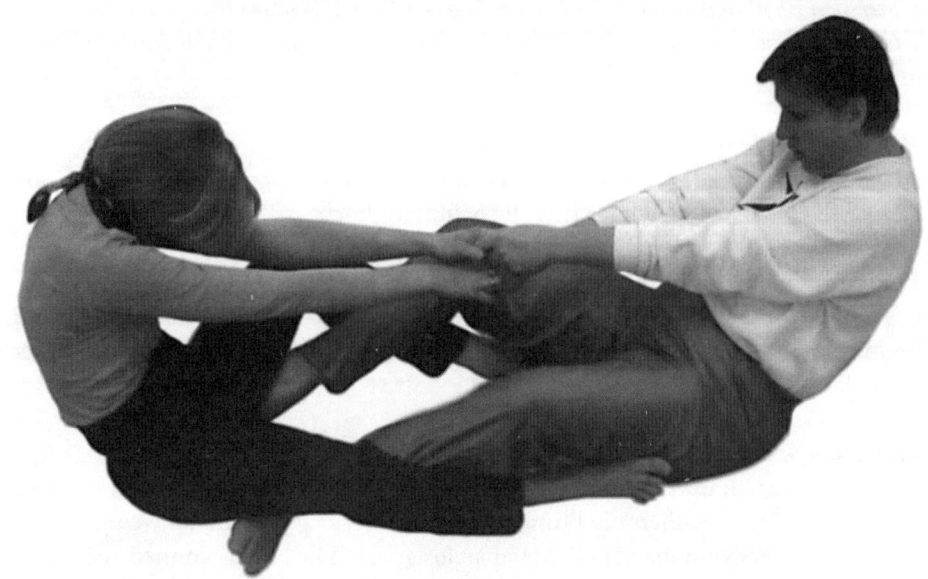

Partnerschaukeln

Wird dieser Impuls korrekt gesetzt, spürt der nach oben gezogene Partner keinen unangenehmen, schmerzhaften Zug in den Armen, sondern empfindet eine fließende Leichtigkeit, die lösend und erleichternd wird! „Der Partner nimmt mir die Belastung ab, ich muss mich nicht mehr anstrengen, ich kann vertrauensvoll die Bewegung mitmachen."

Patienten und Therapeuten beschreiben ihre Gefühle: „Ich komme zur Ruhe, fühle mich gelöst, entwickle Vertrauen in mich und den Partner, kann Belastung abgeben, ist angenehm, einfach fein." Das Miteinander von Therapeut und Patient bekommt eine gleichwertige, ausbalancierte Bedeutung.

Patienten mit schmerzhafter Schulter z.B. schilderten, dass die Korrektheit der Ausführung – fast meditativ – endlich die Schmerzen in der Schulter „abfließen" lasse, die Schulter sich zentriert und plötzlich „richtig am Platz" anfühle.

Das Faszinierende dabei ist, dass es nicht um Leistung, richtig oder falsch, sondern um „fühlt sich leicht und gut an" geht!

Der Therapeut erhält ein ganz genaues Bild der Bewegungsreaktion des Patienten. Im Bewegungsablauf erspürt der geschulte Therapeut genau, wann und wo die Bewegung stagniert, auseinander fällt oder Angst und/oder Schmerz die durchlaufende Bewegung verhindert.

Der Therapeut ist gefordert, sensibel diese – oft subtilen – Zeichen zu korrigieren. Er erfährt über die Partnerschaukel, ob und inwieweit sich ein Patient auf neue Situationen einlassen kann, wie bereitwillig und vertrauensvoll er sich in die Hände des Therapeuten begibt. Er kann erspüren, ob der Patient den ganzen Körper in die Bewegung integriert oder der Spannungsbogen in der Bewegung bricht.

Asymmetrien werden beim Schaukeln gut sichtbar, da der Patient eventuell auf eine Seite hängt, abweicht oder Ausweichbewegungen macht. All diese Informationen – körperlicher wie seelischer Natur – muss der geschulte Therapeut in seiner Arbeit berücksichtigen.

Schaukeln ist eine sehr frühe Bewegungserfahrung, die bereits im Mutterleib beginnt. Wir alle verwenden schaukelnde Bewegungen, um einen Menschen zu trösten, zu beruhigen. In der neurologischen Physiotherapie werden schaukelnde Bewegungen zur Spasmusreduktion eingesetzt.

Wenn die Schaukelbewegung adäquat eingesetzt wird, wirkt sie auf den Patienten unmittelbar stimulierend und harmonisierend. Das Erleben der eigenen Mitte macht ruhig, angenehm entspannt und der Patient kann „zu sich selbst" zurückkommen.

Schaukeln macht einfach allen Spass!

c) Widerstände (siehe auch Seite 58)

Die Bezeichnung tiefe, mittlere und hohe Widerstände bezieht sich auf die Ausgangsstellung des Therapeuten, der entweder sitzt, kniet oder steht.

Tiefe Widerstände – Widerstandsschaukel: Der Patient liegt auf dem Rücken (schmerzfreie Lagerung!). Der Therapeut sitzt ihm gegenüber und stellt seine Füße in Höhe des Beckens des Patienten. Er nimmt die Füße des Patienten und stellt sie in die Leistenbeugen. Er fasst die Hände des Patienten überkreuz, so dass eine Lemniskate – 8 – entsteht, die Umwandlung im Kontakt kann beginnen. 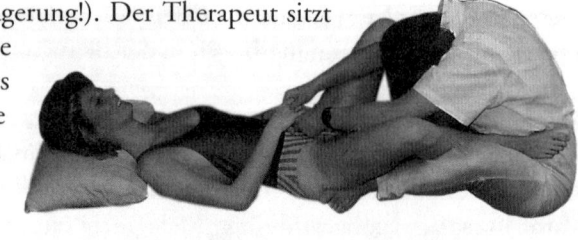 Jeder versetzt sich in den anderen hinein, eine Führung der Bewegung ist so in jedem Moment des Bewegens gegeben. Der Patient schiebt mit seinen Füßen – Ferse betont – am Beckenkamm den Therapeuten weg. 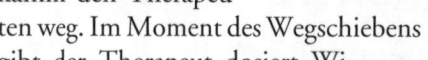 Im Moment des Wegschiebens gibt der Therapeut dosiert Widerstand durch Aktivierung seiner „MITTE", d.h. er kippt sein Becken nach hinten und aktiviert damit L5/S1. Dies spürt der Patient als Druck – Widerstand an seinen Fersen. Der Therapeut rutscht nun mit dem Becken nach hinten weg, behält immer den Kontakt und lockert Arme und Schultern. Beide bleiben im Bewegungsfluss und der Therapeut zieht den Patienten zum Sitzen hoch, soweit es die Wirbelsäule des Patienten möglich macht. 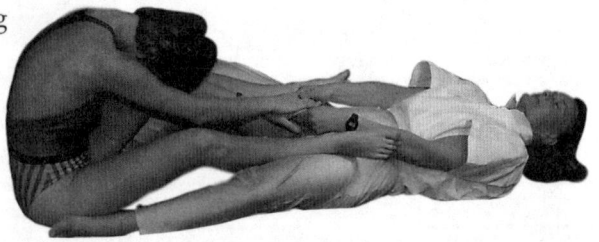 Jetzt liegt der Therapeut. Er achtet darauf, dass der Patient weder die Schultern hochzieht noch die

Arme beugt. Der Patient zieht nun seinerseits den Therapeuten wieder zum Sitzen zurück. Dieses Hochziehen – Mitkommen – in der gemeinsamen Bewegung fühlt sich an wie zwei Gewichte einer Waage. Es wird mit minimalem Zug an den Händen gearbeitet. Nur wenn beide Partner sich gegenseitig das „Geschenk" des eigenen Körpergewichtes anbieten, d.h. auch in den Schultern loslassen, kann die Aktivität aus dem untersten Kreuz weiterlaufen. Das Abrollen im LWS-Bereich mobilisiert die „festgehaltene" Mitte. Diese Bewegung wird einige Male (nicht öfter als 5-7 Mal) wiederholt, sie muss rhythmisch und angenehm bleiben. Man hört auf, wenn's am schönsten ist!! Die Schwingung lässt man noch weiterklingen, sich umsetzen.

Der gemeinsame *Spannungsbogen*, in den Patient und Therapeut kommen, kann hilfreich verbessert werden. Durch Zug an den Armen, je nachdem wie die Hände oder Finger gefasst werden, verändert sich der gesamte Bewegungsablauf und die Bewegung kann durchlaufen.

Widerstand an den Schultern: Patient in Rückenlage, der Therapeut kniet am Fußende des Patienten und stellt ein Bein auf, er fasst die Finger des Patienten. Der Patient stellt das Diagonalbein gegen die Schulter des Therapeuten. Die zweite Hand des Therapeuten drückt das aufgestellte Bein ein klein wenig nach außen (Adduktoren!). Jetzt schiebt der Patient den Therapeuten an der Schulter zurück, während dieser aus dem ganzen Körper dosiert Widerstand gibt. Der Patient betont beim Schieben die hinterste Ferse. Das Zurückgehen und Widerstand-geben kann höher oder flacher geschehen, je nachdem, wie es der Kranke benötigt, damit die Bewegung durchläuft.

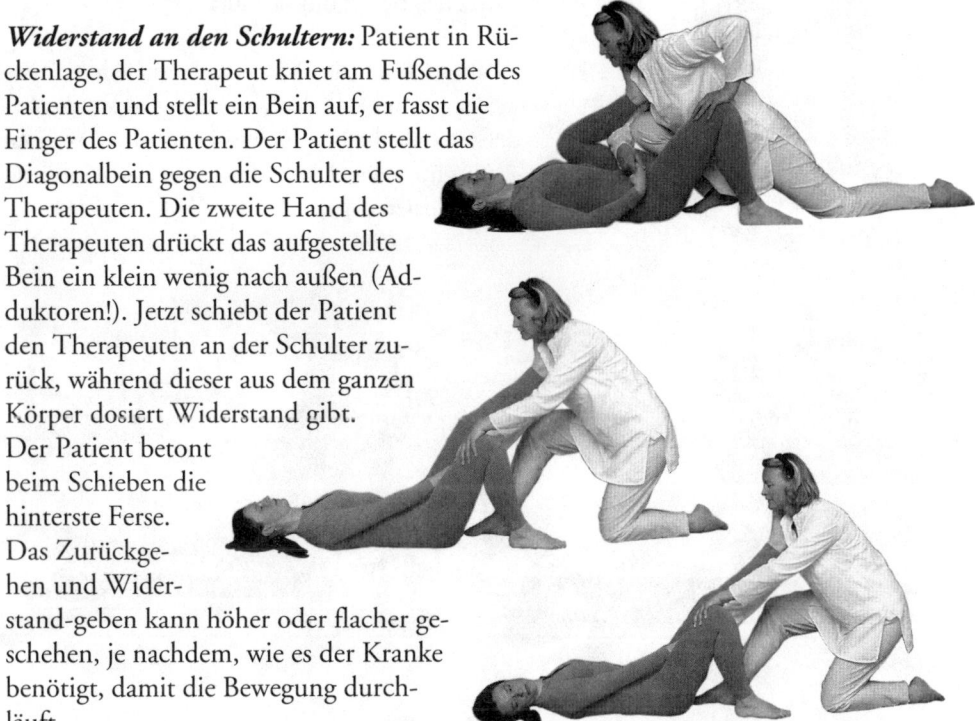

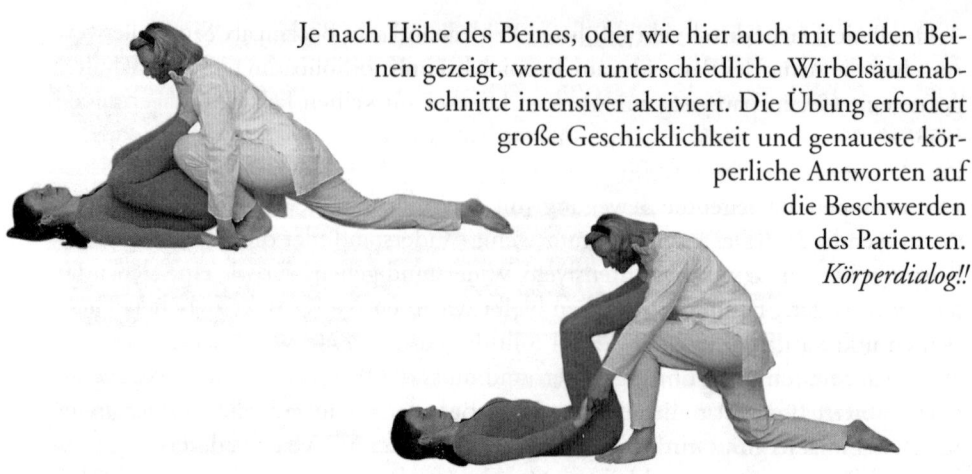

Je nach Höhe des Beines, oder wie hier auch mit beiden Beinen gezeigt, werden unterschiedliche Wirbelsäulenabschnitte intensiver aktiviert. Die Übung erfordert große Geschicklichkeit und genaueste körperliche Antworten auf die Beschwerden des Patienten. *Körperdialog!!*

Hohe Widerstände: Der Patient liegt in Rückenlage. Der Therapeut steht vor dem Patienten und stellt dessen Füße gegen seine Schultern. Während der Patient den Therapeuten wegschiebt, gibt dieser schon beim ersten Impuls Widerstand aus seiner Mitte. Es gibt zwei Möglichkeiten des Bewegungsablaufs:

1. Der Patient lässt die Wirbelsäule zu jedem Zeitpunkt der Übung auf der Unterlage liegen, das bedeutet, dass die Lendenwirbelsäule im untersten Abschnitt L4, L5, S1 besonders aktiviert und mobilisiert wird.

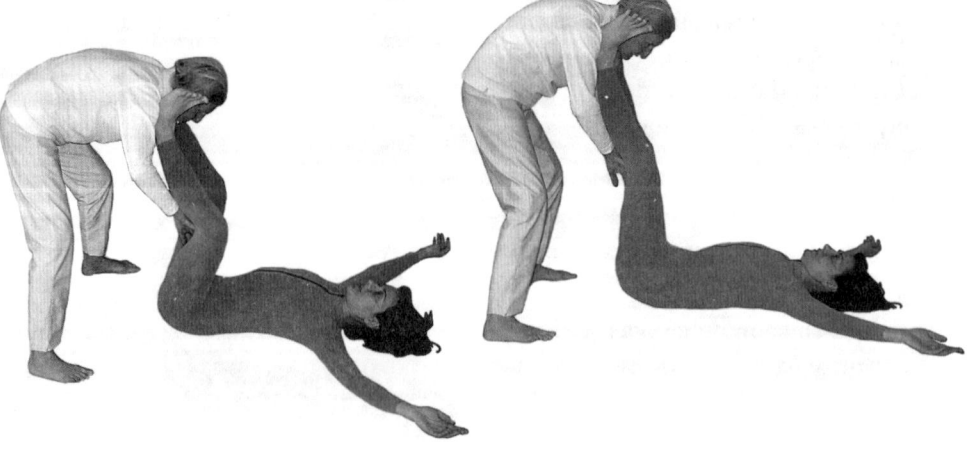

2. Der Patient hebt durch den geführten Widerstand sein Becken ab. Sinnvollerweise rutschen die Arme des Patienten am Teppich bis in Kopfhöhe, um nicht im Schultergürtel eine Gegenspannung aufzubauen. Hierbei auf keinen Fall Unterlagerung des Kopfes!

Der Therapeut begleitet die Bewegung mit der Intensität, die für den Patienten gerade notwendig ist. (Das kann von ganz wenig Widerstand, der die Bewegung gerade begleitet, bis hin zu wirklich intensivem Widerstand gehen, der wie eine „lebendige leg-press" wirkt.) Beim Zurückgehen bleibt der intensive Kontakt zwischen Therapeuten und Patienten erhalten, dabei rollt der Patient seine Wirbelsäule Wirbel für Wirbel ab. Durch den Führungswiderstand muss die Wirbelsäule im Bewegungsablauf bleiben, es kommt zu keiner Abweichung, da der Therapeut während der gesamten Bewegungssequenz mit Hilfe seines Gewichts den Ablauf kontrolliert.

Diese Art des Widerstandes beinhaltet verschiedene Aspekte: Mobilisierung der gesamten Wirbelsäule; Mobilisierung der Kniegelenke, der Hüften; intensive Aktivierung des Beckenbodens, Lösen der Trapeziusverspannungen ...

Es kommt also darauf an, wo und wie der Therapeut den Impuls setzt und mit welcher Intensität. Genauso wichtig ist das Timing, wann der Widerstand als intensiver Impuls gegeben wird, oder ob Kontakt zum Therapeuten als Begleitung ausreichend ist, um den Bewegungsfluss zu facilitieren. Der Patient kann so bis zum Schulterstand geführt werden.

Diese drei Balance-Beispiele – Rolle, Frosch, Widerstände – sind in einem Video mit Variationen und Patientenbeispielen im NOWO BALANCE-Institut erhältlich (Filmdauer ca. 45 Minuten).

III. Fallbeispiele und Erfahrungen mit NOWO BALANCE aus der Praxis von:

1. Physiotherapeuten
a) J.H. – Skoliose – *Dr. med. G. May*
b) Polytraumatisierter Patient – *M. Bauerecker*
c) Hüftdysplasie – *Andrea Rosner*
d) Erworbene Fußdeformitäten – *R. Dörr*
e) D.F., Totalendoprothese – *Dr. med. G. May*
f) M.K., Kreuzbandruptur – *B. Kies-Stieldorf*
g) E.B., Querschnittslähmung C 4 – *B. Kies-Stieldorf*

2. Ergotherapeuten
a) NOWO BALANCE und Validation – *A. Wiltschnig*
b) Geriatrie-Neurologie – *B. Dichtl*
c) Spätrehabilitation – *U. Grafl*
d) Halswirbelsäulenbeschwerden – *S. Horvath*

3. Logopäden
Bewegung und Logopädie – *A. Buitenhuis*

4. QiGong-Praktizierenden
Vergleichende Studie – *L. Giefing*

An Hand von Fallbeispielen aus der Praxis werden einige Patienten und ihre speziellen Übungen erläutert und es wird gezeigt, wie z.B. Skoliose, Kreuzbandruptur beim Hochleistungssportler, Hüfttotalendoprothese nach achtmaliger Operation, um nur einige Beispiele zu nennen, nach NOWO BALANCE behandelt werden. Ebenso sollen die zum Teil vergleichenden Studien der Projektarbeiten zeigen, wie vielseitig und gut integrierbar dieser Therapieansatz ist. Leider konnten wir diese hier nur in gekürzter Form aufnehmen.

1. Physiotherapeuten

a) Judith H. – Skoliose
Dr. med. Gertrud May

Eines Tages rief mich eine Dame aus München an, sie habe von einer Freundin, die bei mir Patientin ist, gehört, dass ich eine besondere Bewegungstherapie ausübe. Sie habe eine Tochter mit einer schweren Skoliose, die jetzt nach Meinung der Spezialisten unbedingt operiert werden sollte. Aber ihre Tochter wolle dies unter keinen Umständen. Ob sie sich mit ihrer Tochter vorstellen und meinen Rat einholen dürfe.

Als ich das hübsche fünfzehnjährige Mädchen mit ihrem Milwaukeekorsett, das ihr von ihrem Orthopäden verordnet worden war, sah, war ich erschüttert über ihren schlechten Allgemeinzustand. Das beengende Korsett hatte ihren Kreislauf, ihre Verdauung und ihre Beweglichkeit von Kopf bis Fuß sehr nachteilig beeinflusst. Sie durfte es auch nachts zum Schlafen nicht ablegen, selbst bei der krankengymnastischen Behandlung nicht ausziehen.

Als erstes sah ich mir die Patientin genau an, ohne die mitgebrachten Röntgenbilder und Befunde gelesen zu haben. Ich bin jetzt noch unvoreingenommen, was Möglichkeiten in der Ganzheitstherapie zulässt, die ich sonst vielleicht übersehen würde. Der erst intuitive Kontakt hilft mir. Wie weit ist die Skoliose knöchern fixiert? Welche Funktionsstörungen sowie Veränderungen am Muskelbandapparat in der Bewegung der Wirbelsäule sind entstanden? Über welche Beschwerden klagt die Patientin?

Bei einer Skoliose finden wir zwischen benachbarten Wirbeln bzw. Wirbelabschnitten entsprechend ihrer verschiedenartigen Lage innerhalb der einzelnen Krümmung und zum Gesamtbild des ganzen Körpers oft völlig unterschiedliche Verhältnisse vor. Schrumpfungen und Verkürzungen, Überdehnungen und Schwäche der Weichteile können sich auf die verschiedenste Weise manifestieren. Die mitgebrachten Röntgenaufnahmen zeigten eine ausgeprägte rechtskonvexe Skoliose. Ich hatte keine Bedenken, die Patientin ohne Korsett bequem gelagert auf den Boden zu legen und sie mit Zug und Widerstand bzw. Gegenzug etwas in ihre Balance zu ziehen, ohne dass es ihr Beschwerden verursachte.

Therapeut gibt Widerstand an Fersen und Handballen. Patientin rutscht gegen den Widerstand des Teppichs weg. Dadurch wird eine gleichmäßige Streckung des ganzen Körpers erreicht.

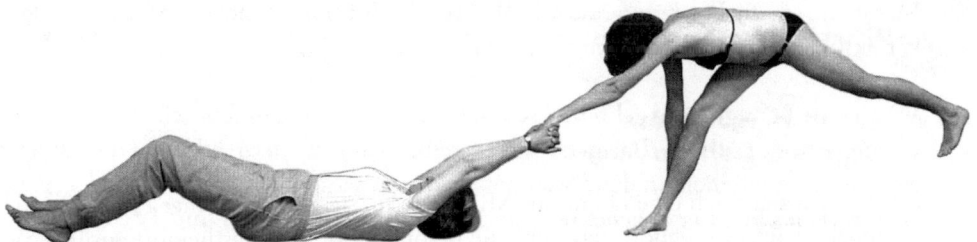

Patientin hängt mit ihrem ganzen Gewicht in den Händen des Therapeuten Sie streckt intensiv die ganze linke Seite in der Balance.

Ich fühlte, dass bei der Jugend der Patientin noch erhebliche Veränderungsmöglichkeiten in ihrer Rückenstruktur vorhanden seien und schlug eine Bewegungsbehandlung vor.

Die einsichtige und energische Mutter unterstützte diesen Vorschlag sofort, aber wie sollte das neben der Schule (das Mädchen besuchte in München ein Gymnasium) verwirklicht werden? Eine Fahrt nach Kreuth, mehrmals in der Woche, war weder zeitlich noch fahrtechnisch möglich. Ich zeigte der Mutter, was sie zuhause mit ihrer Tochter machen sollte und beschränkte die gemeinsame Arbeit nach den ersten Stunden auf dreiwöchige Kontrollen. Die Patientin hoffte, auf diese Weise eine Operation umgehen und auch das lästige Korsett eines Tages weglassen zu können. Es würde allerdings, sagte ich ihr, mehrere Jahre dauern, bis der Rücken soweit stabilisiert ist, dass dies möglich sei.

Eine Patientin mit so einer fortgeschrittenen Skoliose, die schon vier Jahre lang ein Milwaukeekorsett und davor schon drei Jahre ein anderes Korsett getragen hatte, war mir in meiner Praxis noch nicht begegnet. Aber es war schön zu sehen, wie sich die Patientin mit Hilfe der ganzheitlichen Bewegungstherapie, die sie mit Hilfe ihrer Mutter konsequent ausführte, allmählich veränderte. Stolz kam sie jedes Mal zur Balancestunde, um mir zu zeigen, wie gut sie alles beherrschte, was ich ihr gezeigt hatte. Jedes

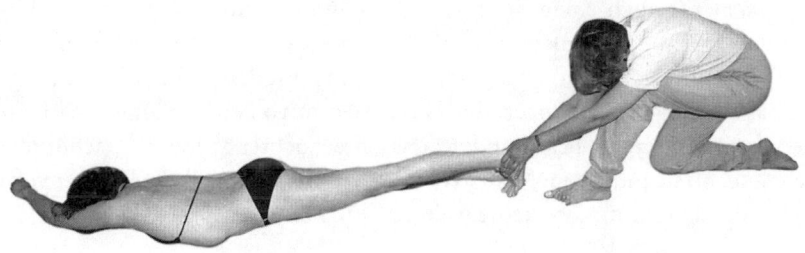

Streckung mit korrigierter Armhaltung und Intensivierung durch Zug der Therapeutin.

Mal stellte ich die Forderung, sie solle die Ausgleichsübungen noch ein wenig verstärken und dehnte das Programm weiter aus.

Wenn eine Bewegung so gelingt, dass ich sie absetzen muss und durch eine neue Bewegung ersetzen, um die Balance voranzutreiben, zu verfeinern, bedeutet das Opfern einer gewissen Freiheit für den Patienten, weil er sich durch das, was er schon kann, sicherer, vielleicht ausgewogener oder leichter gefühlt hat. Mutter und Tochter haben mir später gebeichtet, welche Überwindung es sie kostete, immer wieder neue Bewegungsweisen lernen zu müssen, wenn die bisherigen gerade mühelos beherrscht wurden. Aber die Patientin machte dabei eine Lebenserfahrung. Es gibt keinen Stillstand, Bewegung bedeutet ständige Veränderung. Ohne loszulassen, damit die Veränderung gelingt, gibt es keine Besserung.

Langsam wirkte sich die Behandlung auf das Körpergefühl und die dystrophische Rückenmuskulatur der Patientin aus. Nach einigen Monaten war es möglich, das Korsett nicht nur während der Behandlung, sondern auch beim Sitzen eine längere Zeit wegzulassen – solange, bis sich deutliche Ermüdungserscheinungen zeigten. Allmählich verlängerte sich diese Zeit bis zu einigen Stunden, wenn zwischendurch Ausgleichsbewegungen durchgeführt wurden.

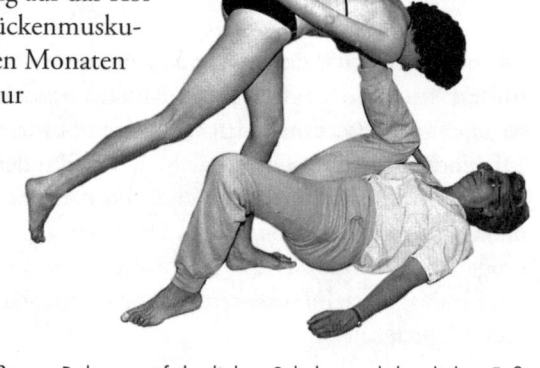

Balance auf der linken Schulter und dem linken Fuß. Die Therapeutin gibt vorsichtigen Widerstand.

Um weitere Fortschritte zu erzielen, erwies es sich später als notwendig, eine „Intensivwoche" einzulegen. Wir benützten dazu die Weihnachtsferien, in der sich die Patientin eine ganze Woche lang in der Klinik nur mit ihrer Therapie beschäftigte. In dieser Zeit wurde sie zweimal täglich bewegungstherapeutisch behandelt und bewegte sich zweimal täglich intensiv im Wasser. Sie musste ausgiebig schwimmen und bestimmte Gehübungen im Schwimmbecken ausführen. Ich veranlasste sie zu tauchen und sie versuchte auch einen Startsprung ins Wasser. Außerdem musste sie kleine Strecken im Freien gehen, nicht nur auf ebenem Boden, sondern bergauf und bergab. Dieses Programm war natürlich anstrengend und ermüdend, aber am nächsten Morgen war alle Müdigkeit verflogen und die Patientin voll einsatzfähig – sehr zum Erstaunen ihrer Mutter, die beanstandete, dass ihre Tochter abends so erschöpft sei. Als ich sie fragte, ob sie mit ihrem Mitleid eine weitere Besserung ihrer Tochter verzögern wolle, begriff sie und machte keine weiteren Einwände.

In der Folgezeit – es waren mittlerweile zwei Jahre vergangen – ging es unaufhaltsam voran. Ich musste mir immer wieder neue Bewegungsabläufe einfallen lassen, um die Besserung des Rückens und die Funktionen des gesamten Kreislaufsystems, ja aller Funktionen des gesamten Körpers, zu einer noch besseren Balance zu führen. Der Körper der Patientin „*sagt*" einem, was er braucht. Ihr Körpergefühl hatte sich wesentlich verbessert. So begann sie vor den Sommerferien eine Leichtathletikkugel zu tragen. Später hat sie dann im Freien zu stoßen versucht. Als sie dann mit ihren Eltern an die See fuhr, hat der Vater mit ihr täglich die Kugel gestoßen und ist mit ihr geschwommen.

Das Korsett wurde nun überhaupt nicht mehr benötigt, allerdings hatte das jahrelange Tragen dieses starren Apparates gewisse Störungen verursacht, das Spreizen der Beine und die Beweglichkeit der Halswirbelsäule waren noch unterentwickelt, auch waren die Knie noch sehr steif.

Es entwickelte sich nun ein neues Problem: Die Patientin war erwachsen geworden und wollte gerne Kinder haben. Davon hatten die Ärzte der Patientin dringend abgeraten. Meiner Meinung nach gab es keinen Hinderungsgrund Kinder zu bekommen. Die Patientin würde lernen, wie man sich mit Baby bewegt und wie man ein Kind trägt – es bestünde sogar die Möglichkeit, damit die Skoliose weiter auszugleichen.

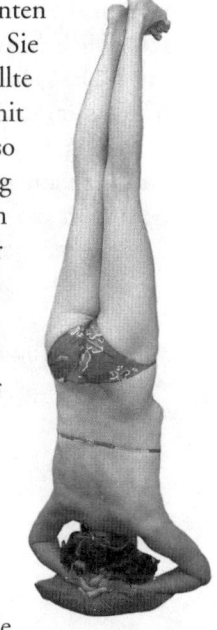

Sie machte weitere Fortschritte, führte regelmäßig die von mir erlernten Balancen und Bewegungen durch und kam ab und zu zur Kontrolle. Sie verzichtete auf ihr Abitur, da sie sehr viel hätte sitzen müssen. Sie wollte sich ganz auf ihre Therapie konzentrieren und so bald wie möglich mit einer Berufsausbildung beginnen. Manchmal fiel es ihr schwer, sich so viel mit der eigenen Gesundheit beschäftigen zu müssen und freudig konnte sie dann bald mit einer Buchhändlerlehre in einer anderen Stadt beginnen. Während dieser Zeit kam sie so oft wie möglich zur Nachkontrolle. Sie wurde eine begehrte Kraft in ihrem Beruf, ihr langgehegter Wunsch nach Kindern ging in Erfüllung und sie bekam ohne Schwierigkeiten und Beschwerden zwei gesunde Kinder. – Kürzlich schrieb mir ihre Mutter: *„Es gleicht fast einem Wunder, dass unsere Tochter dank der Balancetherapie, die sie heute immer noch durchführt, voll leistungsfähig geworden ist, keine Rückenschmerzen hat und zwei gesunde Kinder austragen und zur Welt bringen konnte!"*

Was ist mein Anliegen bei einer so schwerwiegend verändernden Wirbelsäulenbehandlung bei einem 15-jährigen Mädchen, das, zart von Statur, aber aufgeschlossen für eine Therapie ist, bei der sie selbst sehr gefordert ist? Wie bringe ich ein solches Menschenkind in

Yogakopfstand

seine Balance? Wie wird es mir gelingen, Körper, Seele und Geist zusammenzubringen, um den Körper bestmöglich anatomisch zu konzentrieren? Ganzheit ist nicht nur körperliche Ganzheit. Das gibt es nicht. Leben, lebendig sein ist nicht ohne Rhythmus von außen und innen, nicht ohne die Vibration jeder einzelnen Zelle möglich. Ich muss die Polaritäten zusammen-, nicht gegeneinander wirken lassen, sie integrieren. Je freiwilliger ich etwas tue, je schöner und harmonischer die Bewegung gelingt, desto mehr ist auch der Geist beteiligt. Die Bewegungen sollen letztlich Freude machen, weil der Patient eine neue Freiheit gewinnt, er von Blockaden befreit wird. Bei der Skoliose geht es um das Auseinanderfallen des Bewegungsablaufs. Ich muss versuchen, die Bewegung soweit als möglich zu zentrieren, um in die Balance zu kommen (soweit dies bereits möglich ist). Das Wichtigste ist eine ständige Abwandlung des Bewegungsablaufs. Ein Zug soll nicht nur dehnen, er soll sich als lebendiger Zug beim Patienten auswirken, so dass eine Reaktion im Patienten ausgelöst wird, die zum Durchlauf der Bewegung führt. Nur wenn es gelingt, die WS auszubalancieren, können die verschiedenen Krümmungen bei einer Skoliose ausgeglichen werden. In jedem Moment des Bewegens müssen alle Variationen des weiteren Ablaufs dem Körper die Möglichkeit geben Gegenzug zu finden. Eine schließlich errungene Ordnung ist niemals endgültig gesichert, sondern beruht auf einer sehr labilen Balance vieler heterogener Einflüsse. Das zu sehen und durch Steigerung der Vibration durch entsprechende Intensität in der Zentrierung herbeizuführen, ist Aufgabe des Therapeuten.

Während der Behandlung dieser Patientin sagte ich immer wieder „*intensiver*" zu ihr, weil in diesem Fall die körperliche Begrenzung durch Korsett und Gipsbett und schließlich Milwaukeekorsett besonders stark realisiert, diese überschritten werden muss. Das gelingt durch den lebendigen Zug. Wunsch und Sehnsucht des Patienten helfen ihm. Er möchte ja in die Balance kommen. Er hofft. Seine Hoffnung erwartet Befreiung, Erleichterung, ein Impuls, der für Ausdauer sorgt. Zug ist im Gegensatz zu Stoß eine andauernde Tätigkeit, wie ein andauerndes, liebevolles Zureden. Der Patient spürt ganz genau die Güte seines Zuges und der Einheit, weil jede Bewegung der Natur des Patienten angepasst ist. Die Natur stellt eine bewundernswerte Beziehung zwischen dem Anschein nach höchst unterschiedlichen Dingen her, weil sie die Einheit liebt.

Es geht um zwei Unendlichkeiten von Mikrokosmos und Makrokosmos, zwischen denen die Energie hin und her schwingt. Es geht um die Schwingung, die Vibration der Energie. (Vibrato bei der Geige?) Es geht nicht darum, dass

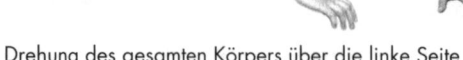

Drehung des gesamten Körpers über die linke Seite

der Therapeut seine Vorstellung in Bezug auf die Art der Balance verwirklicht, er muss nicht zuerst an Atmung, Spirale, Kraft, Rhythmus denken, sondern versuchen, durch liebevollen Kontakt die einfachste Möglichkeit zu finden, den Patienten in seine ihm schon mögliche Weise der Balance kommen zu lassen. Alles andere bewirkt nicht diese Schwingungssteigerung. Bewegung sieht heute sehr oft sehr anders aus als morgen, denn es handelt sich immer um Veränderung, beeinflusst durch viele äußere Einflüsse, wie Tageszeiten, Wetter, Erlebnisse, die sich sofort auf die Ganzheit und damit auf die Balance auswirken. Therapeut und Patient müssen versuchen immer beweglich zu reagieren. Der Körper muss nur hinhören und dem Ton, der Schwingung folgen. Gelöstes sich-Zentrieren ist gefordert. Die Resonanz wirkt.

Mit dieser Melodie im Inneren verlässt der Patient den Therapeuten und fühlt sich leichter, freier. Die Mystik würde sagen, seine zu leblosen Flügel haben sich ein wenig mehr bewegt.

b) Projektarbeit: Fallbericht über die NOWO BALANCE-Behandlung eines polytraumatischen Unfallverletzten nach abgeschlossener Rehabilitationsmaßnahme
Martina Bauerecker – Diplom-Physiotherapeutin

Herr N., bei Behandlungsbeginn 48 Jahre alt, hatte im November 1987 einen schweren Autounfall mit multiplen Verletzungen erlitten. Die seinerzeitige Diagnose lautete: Contusio cerebri, pertrochantäre Oberschenkelfraktur links, Trümmerbruch im mittleren Femurbereich links, Fraktur im linken Sprunggelenksbereich, Fraktur der Clavicula rechts, Fraktur des rechten Vorderarms, bilaterale Abducensparese.

Nach mehrfachen Operationen und ca. vier Monate dauernder Heilungszeit wurde er im März 1988 mit einer Verkürzung des linken Beins um fünf Zentimeter, erheblich eingeschränkter Beweglichkeit mehrerer Gelenke und Stützkrücken aus der Akutbehandlung entlassen. Mehrfache stationäre und ambulante Rehabilitationsmaßnahmen in den folgenden Jahren brachten keine wesentliche Zustandsänderung, das Fazit des letzten Abschlussberichtes lautete: „Rehabilitationsmaßnahmen ausgeschöpft".

Herr N. berichtete, er habe dann „dahinvegetiert". Er habe einfach resigniert, da alle seine Äußerungen und Bemühungen, seinen Zustand zu verbessern, unisono mit „... seien Sie froh, dass Sie Ihr Bein noch haben" beantwortet wurden.

Physiotherapeutischer Befund bei Behandlungsbeginn am 2.6.1998: Massive Ödeme am linken Bein. In der Mitte des linken Oberschenkels massive bis zur Operationsnarbe hinziehende Verhärtung. Der linke Unterschenkel bis zum Knöchel hat die Form eines Elefantenfußes, die Ödeme reichen bis zu den Zehen. Der linke Fuß (fünf Zentimeter kürzer) berührt nur im Fußballenbereich den Boden, rechtskonvexe Skoliose, linke Seite verkürzt und leicht nach hinten gedreht.

Gangbild: Kopf, Hals, Schultern und Rumpf bilden eine starre Einheit. Beim Vorbringen des linken Beines keine Hüftbeugung, sondern der gesamte Rumpf wird nach hinten/seitwärts rechts geneigt. Rhythmisch gesehen ergibt sich ein äußerst abgehacktes Gangbild.

Herr N. klagt über starke, immer wiederkehrende, auch krampfartige Schmerzen, besonders bei Belastung. Er trägt einen viel zu engen Stützstrumpf. Um auf den Boden zu kommen, stützt er sich mit der Hand an der Wand ab, die Beugung des Beins ist erschwert (bis ca. 90°). Im Liegen ist der Lagewechsel auf die Seite sehr mühevoll. Auf der linken Seite kann er wegen starker Schmerzen im Trochanterbereich nicht liegen. Herr N. geht kürzere Strecken (bis 100 m) zu Fuß, er fährt ein Auto mit Automatik. Alltagsverrichtungen wie Waschen, Anziehen usw. sind ihm mit Anstrengung möglich, seine Socken zieht er mit einem Strumpfanzieher an.

Herr N. kommt auf Empfehlung von Kollegen zu meiner Therapie. Das „Eis" ist schnell gebrochen, er „fühlt sich verstanden", als ich seine Argumente akzeptiere und ist bereit aktiv mitzuarbeiten.

Die NOWO BALANCE-Therapie ist eine Ganzheitstherapie. Da die drei Bewegungskriterien – Krafteinsatz, Diagonale und Rhythmus – bei Herrn N. nicht ausgeglichen sind, ist es notwendig, das Ungleichgewicht zwischen kompensierenden Körperteilen und schwachen, passiven Teilen zu beseitigen. Die kompensierenden Teile bei Herrn N. sind – in großen Gruppen gesehen – Schultergürtel (Kopf und Hals eingeschlossen), Rumpf und rechtes Bein, das linke Bein – massiv blockiert durch die Fehlstellung im Hüftgelenk – wird lediglich als „Hilfsbein" zum kurzfristigen Abstützen eingesetzt.

Vom Therapieaufbau bedeutet das für mich, vorerst besonders auf den Krafteinsatz bei der Ausführung der Übungen zu achten. In den ersten Therapiestunden machten wir Übungen mit viel Unterstützungsfläche (Rückenlage – Seitlage, Rückenlage – diagonale Arm- und Beinbewegungen). Mit Hilfe von Partnerübungen wurde dem Patienten das Gespür vermittelt, wie das linke, schwache, vermeintlich unzuverlässige Bein in die Bewegungsabläufe integriert werden kann. Herr N. erlebte diese Übungsstunden als anstrengend, jedoch allgemein lockernd, insbesondere im linken Hüftgelenk. Er bewies in der Bewegungstherapie enormes Gespür für seinen Körper. Er erkannte rasch, dass diese Art zu üben ihm half, sich schmerzfrei, mit weniger Anstrengung, in einem wesentlich größerem Ausmaß und vielfältigen Möglichkeiten zu bewegen.

Durch die Lymphdrainagen reduzierten sich die ödembedingten Schwellungen am linken Bein. Das brachte fühlbare Erleichterung. Auch die Muskelverhärtung am linken Oberschenkel und die krampfartigen Schmerzen im gesamten Bein wurden günstig beeinflusst. Nach einigen Wochen schwoll das Bein erst mittags etwas an, Herr N. empfand das Bein als leichter. Erste Treppensteigversuche wurden gemacht.

Nach anfänglich häufigeren Lymphdrainagen setzte ich die Therapie in gewisse regelmäßige Abfolge. Dann setzte ich alternierend ML und Balancetherapie fort. Von Bewegungsstunde zu Bewegungsstunde war erkennbar, wie sich das Bewegungsvermögen in Bezug auf Ausmaß, Geschicklichkeit und Rhythmus veränderte. Die Bewegungen wurden fließender, weicher, selbstverständlicher, müheloser und leichter. Herr N. nimmt das mit Freude wahr.

Nach mehrmonatiger Behandlung erweiterte und veränderte ich die Übungen:
→ im Gehen: rückwärts gehen findet Herr N. leichter, weil das Kreuz aktiver ist, einige Variationen von Arm-, Hand- und Bein-Kontaktübungen, überkreuz gehen.
→ im Liegen: anschaukeln, von den Beinen und vom Schultergürtel aus.

Ende Oktober 1998 stürzt Herr N. und hat starke Schmerzen im linken Sprunggelenk. Die Therapie wird unter Schonung des betroffenen Knöchels fortgesetzt, der Patient erhält sechs Ultraschallbehandlungen und erholt sich rasch. Ende November lässt er sich am linken Knie operieren. Es bestehen hier massive Verwachsungen, ein verbogener Nagel blockiert das Gelenk. Der Eingriff erfolgt mittels Arthroskopie.

Im Januar 1999 wird die Therapie wieder aufgenommen, die erfolgreiche Knieoperation hat den Weg für einen weiteren Ausbau der Bewegungsmöglichkeiten eröffnet.

Auf dem Boden lasse ich jetzt vermehrt den „Frosch" mit Beckenheben machen, den seitlichen Spannungsbogen und „Schinkengang" (Unterstützung vom Rücken-Kreuz und den Armen her), „einfache Rolle" und „Säge". Dazu Hüftdehnung in Seitlage und Vierfüßlerkriechen. Die Balance verbessert sich sichtbar.

Im Mai 1999 bietet sich folgendes Zustandsbild: Das linke Bein ist lediglich im Knöchelbereich leicht geschwollen, nur bei extremer Belastung schwillt es leicht an, was in Ruhe (in der Nacht) wieder zurückgeht. Die Verhärtung am Oberschenkel ist nur noch fragmentarisch vorhanden. Das Gangbild ist rhythmischer. Beide Füße haben in der Belastungsphase vollen Bodenkontakt, die Verkürzung ist jedoch sichtbar. Herr N. kommt problemlos ohne Wandabstützung auf den Boden, das Aufstehen ist schwieriger, gelingt aber auch immer öfter ohne Wandabstützung. Bis November 1999 erfolgt eine intensive Auseinandersetzung mit seitlichem Spannungsbogen, Hüftdehnung in Seitlage, Schinkengang, Säge, tiefen Widerständen, Rollen und Vierfüßlergang sowie Einbeziehung von Stimme und Ton. Im Stehen üben wir Wippen, Fersengang und Rückwärtsgehen. Nach jeder Therapiestunde wählen wir gemeinsam zwei Übungen als „Hausaufgabe" aus. Das Gefühl für Rhythmus und Balance ist wesentlich verbessert.

Abschlussbefund im Dezember 1999: Es wurde eine Lockerung des ganzen Körpers erreicht, besonders im linken Hüft- und Kniegelenk. Der Rumpf wurde weicher, durchlässiger, die Rückwärtsdrehung der linken Körperhälfte weiter korrigiert. Herrn N. gelingt es allmählich, die Bewegungen aus dem Kreuz anzusetzen und dabei im Schultergürtel locker zu bleiben. Die Bewegungen am Boden in Rückenlage, Seitlage und Sitz verlaufen fließend, der Krafteinsatz adäquat. Die Diagonalbewegungen am Boden sind noch unrhythmisch, beim Gehen zufriedenstellend. Das linke Bein erscheint kaum kürzer, ein angedeutetes Abrollen des linken Fußes ist bemerkbar. Herr N. fühlt sich sehr gut, er empfindet mehr Leichtigkeit beim Bewegen im Alltag. „Es ist erstaunlich", sagt er, „was mir mittlerweile alles an Bewegungen möglich ist. Wer hätte gedacht, dass ich jemals wieder im Türkensitz sitzen und locker plaudern kann und – solange ich keine Grenzen spüre – mache ich weiter."

Der Unterschied zu vorhergehenden Therapien ist darin zu sehen, dass bei sämtlichen Maßnahmen im Rehabilitationszentrum nur der Defekt, die Brüche, die Behinderung gesehen wurden. Herr N. wurde sozusagen in zwei Teile gespalten. Körperteile wurden isoliert betrachtet und behandelt. In der NOWO BALANCE wird der Mensch in seiner Gesamtheit behandelt, die Aufmerksamkeit liegt darauf, sein Gleichgewicht herzustellen – was mit „sich Wohlfühlen" gleichzusetzen ist.

c) Projektarbeit: Rehabilitation und Prävention bei Hüftdysplasie
Andrea Rosner – Diplom-Physiotherapeutin

Die goldenen Regeln der NOWO BALANCE sind:
1. „Weniger ist mehr!"
2. „Qualität vor Quantität!"
3. „Bewegung macht Freude!"

Die NOWO BALANCE therapiert uns Therapeuten selbst nach dem Motto: Arbeit macht gesund. Das erfordert von uns, täglich die eigene Balance zu finden und die Individualität des Patienten zuzulassen, den Ehrgeiz loszulassen und uns physisch, psychisch und geistig auf ihn einzulassen. Die NOWO BALANCE-Therapie ist bei jedem Krankheitsbild, physischen wie psychischen Ursprungs, anwendbar, da sie den Menschen selbst in seiner Ganzheit erfasst.

Therapie bei Hüftdysplasie: Frau Dagmar T., 30 Jahre
Diagnose: angeborene Hüftdysplasie beidseits

Anamnese: Zügeltherapie im ersten Lebensjahr, OP der li. Hüfte erstmals mit drei Jahren, Nachbehandlung mit Ruhigstellung im Hosengips und einer Stange zum Spreizen der Beine. Mit 15 Jahren wurde links eine Trochanterversetzung durchgeführt. Mit 16 Jahren wurde die 2,5 cm rechte Beinlängendifferenz ausgeglichen (rechtes Bein wurde verkürzt) und die Schrauben an der linken Hüfte wurden entfernt. Mit 17 Jahren war die letzte OP, eine Plattenentfernung rechts. Frau T. hat Schmerzen in der linken Hüfte beim Aufstehen nach langem Sitzen und beim Treppensteigen. An den allgegenwärtigen Schmerz hat sie sich gewöhnt. Sie sitzt viel bei ihren Alltagsaktivitäten.

Übungskonzept:
→ Gehen
→ Aufstehen/Niedersetzen
→ Treppen steigen

Welche Übungen beinhalten meine Ziele am besten?
→ Rolle
→ Stand vorm Sessel (Schieben)
→ über Kreuz gehen und Rutschen (auch rückwärts)
→ tiefe Widerstände
→ Frosch
→ Schinkengang
→ Regenbogen (oder seitliche Brücke)

Überkreuz Stehen: dadurch entsteht eine Beinachsenkorrektur und eine physiologische Belastung und Zentrierung in den Gelenken. Die Beschwerden in Knien und Hüfte waren dann bei der weicheren Federung im Knie völlig verschwunden.

SOS-Übung: Gegrätschter Langsitz, keine übertriebene ABD in den Hüftgelenken und ein Kissen unter den Knien. Etwas Hilfe im Kreuz und die Fersen schieben lassen. Eine Kombination mit Stimme und Kinderliedersingen brachte sie noch besonders in Schwung und sie war ohne Beschwerden.

Frosch: Ausgewählt habe ich den Frosch mit folgenden Zielen: Verbesserung der AR in den Hüftgelenken, Aktivität ins Kreuz, Gewicht vom Boden wegzubekommen und in den Bewegungsfluss und Rhythmus zu kommen. Diese Übung war für D. optimal und sie wurde ins Hausübungs-Programm aufgenommen. Im Verlauf wurde sie immer leichter und flüssiger. D. konnte den Kopf loslassen und der Krafteinsatz wurde ökonomisch.

Regenbogen: Zu Beginn versuchte D. über vermehrten Krafteinsatz das Becken abzuheben. Bis ich ihr vermittelte, dass die Streckung der Rumpfseite, weiterlaufend in den Arm, wesentlich ist. Ich gab ihr zur taktilen Hilfe (Streichen über den Rippenbogen und paravertebral, Traktion am Arm) die Vorstellungshilfe: die Hand beginnt im Kreuz. Einschleifend half ich ihr am Becken, dann an den Fersen. Ich variierte die AGST (Ausgangsstellung) in mehr Hüftflexion mit dem Hintergedanken, durch die Vordehnung leichter den Spannungsbogen aufbauen zu können. Anfangs war der Regenbogen auf der linken Seite liegend anstrengend. Auf der rechten Seite liegend fiel ihr die Übung leichter, und in den folgenden Einheiten begann sie auf dieser Seite ins Rutschen zu kommen. Die Übung wurde leichter und der Druck am Ellenbogen geringer. Auch als Hausübung.

Einfache Rolle: Ziele waren Aktivierung im Kreuz, Verbesserung der Hüftreflexion und der unteren LWS und Lockerung der Adduktoren und Schultergürtelmuskulatur. Eine Hilfe war die Limitierung der Bewegung.

Abschlussbefund: Im Abschlussbefund stellte ich fest, dass bei der Beinlängenmessung (Spina ill. Ant. Sup.-Mall. Lat. In RL) das Ergebnis verändert war – links: 94,5 cm, rechts: 93 cm. Daraus resultiert, dass durch die Therapie der anfangs gemessene zwei Zentimeter Unterschied um einen halben Zentimeter dauerhaft gesenkt werden konnte.

Die Beweglichkeit in den Hüftgelenken wurde um ca. 15% erhöht. Die Schmerzen, die durch normale Belastung immer da waren, wurden leichter. Das Aufstehen und die ersten Schritte danach erfolgten ohne Schmerzen und wurden leichter.

Mein Eindruck ist, dass sie ein besseres Körperbild gewonnen hat und die Zusammenhänge von „Kopf bis Fuß" durch Körpererfahrung besser versteht. Durch dieses ganzheitliche Verständnis kann sie jetzt auch leichter auf ihre Beschwerden reagieren und kompensiert nicht mehr mit Erhöhen von Spannung und Krafteinsatz. Sie hat an Selbstvertrauen und Selbstbewusstsein gewonnen.

Nun noch meine eigene Erfahrung und Entwicklung beim Anwenden der NOWO BALANCE-Methode: In der Arbeit mit meinen Patienten wendete ich NOWO BALANCE an und merkte, dass ich selbst leistungsfähiger war und dass sich durch die körperliche Arbeit meine eigenen Beschwerden (Rücken- und Kopfschmerzen) besserten und ohne körperliche Arbeit verschlechterten. Je mehr Patienten ich am Tag behandelte, um so mehr kam ich selbst in meine Mitte und um so leichter ging mir die Arbeit (der nächste Patient) von der Hand. Besonders auffallend war es beim Transfer einer großen, schweren und immobilen Patientin auf das Stehbett. Es gelang immer besonders leicht, je besser ich im Kreuz war und den Spannungsbogen aufbauen konnte. Wenn ich vor ihr noch niemanden behandelt hatte, machte ich selbst ein paar Übungen, wenn ich dies vergaß, wirkte es sich sofort auf den Transfer aus.

d) Die Wirkungsweise der NOWO BALANCE-Therapie bei erworbenen Fußdeformitäten
Rita Dörr-Azzolini, Diplom-Physiotherapeutin

Die NOWO BALANCE-Behandlung von fünf Fußpatienten wurde auf ärztliche Verordnung in freier Praxis in den Jahren 1998 – 2000 durchgeführt. Es waren vier Männer und eine Frau unterschiedlichen Alters. Im Vordergrund standen orthopädische Zuweisungsdiagnosen, insbesondere Cervicalsyndrom und Dorsolumbalgie. In keinem Fall wurde in der ärztlichen Diagnose auf die in allen Fällen bestehende Fußinsuffizienz und Fußdeformitäten Bezug genommen.

Die NOWO BALANCE-Therapie versteht sich als Ganzheitstherapie, nicht einzelne Körperregionen, der ganze Mensch wird behandelt. Beschwerdesyndrome im Cervical- und Lumbosacralbereich sind – abgesehen von örtlichen Ursachen – die Folge von Fehlhaltungen und Fehlbelastungen, die angefangen von den Füßen den ganzen Menschen aus dem Gleichgewicht – aus der Balance – bringen. Wenn die Statik des Fußgewölbes nicht stimmt, wirkt sich das auf den gesamten Körper aus. Alle fünf behandelten Patienten hatten Deformitäten des Fußgewölbes, Knick-, Spreiz- und Senkfüße, wie durch Fußabdrücke (Podogramme) nachgewiesen werden konnte.

Ich möchte hier noch kurz auf die Funktion Anatomie des Fußes kommen.

Die Beobachtung des Bewegungsverhaltens der Patienten sowie die Auswertung der körperlichen Untersuchung und der Fußabdrücke ergab folgende Auffälligkeiten: Fehlbelastung, Abweichen von der senkrechten Körperachse in Vor- oder Rückenlage, chronisch verspannte Nacken-, Rücken- und Beinmuskulatur, überstreckte Knie, unrhythmischer, unelastischer Gang, Stehunsicherheit. Es ergaben sich folgende Therapieansätze, z.B.:
→ Balancen im Stehen, einbeinig, überkreuz,
→ Balancen im Gehen, vor und zurück, überkreuz, rutschen, hüpfen,
→ Balancen im Vierfüßlergang, Halbkniestand, Bärenstand,
→ Balancieren mit diversen labilen Geräten, Fußparcours, Fußmassage,
→ Bodenübungen, diverse Rollen, Widerstandsübungen mit Partner, Beckenschaukel, Lockerungsübungen, Vibrationsmassage.

Bei allen fünf Patienten kam es im Verlauf der NOWO BALANCE-Therapie zu einer subjektiven und objektiven (Podogramme) Besserung. An Stelle eines Ergebnisrapports bringe ich auszugsweise die Erlebnisschilderung eines der behandelten Patienten. Dr. K.H. schrieb mir einige Monate nach Abschluss der Behandlung: *„Anfänglich mehr als skeptisch, schlussendlich mehr als zufrieden! Zweifelnd deshalb, weil nach fast siebenjährigen Problemen mit einem stetig zunehmenden Spannungskopfdruck im beruflichen und auch privaten Bereich, einhergehend mit schließlich beachtlichen, psychischen Schwierigkeiten am Arbeitsplatz und den verschiedensten Therapien, dass gerade diese*

Übungen eine Besserung meines Gesundheitszustandes bringen sollen. Neugierig hinterfragte ich Sinn und Zweck der einzelnen Übungen, zumal sich bald herausstellte, dass viele meiner Bewegungsabläufe des simplen täglichen Lebens, wie etwa Gehen, Sitzen, Stiegen steigen ..., geradezu blockierend steif waren – das Produkt jahrzehntelanger, wohl angelernter „schlechter" Gewohnheiten. Das Erlebnis, bewusst auch anders als bisher zu sitzen, gehen, stehen, ... und sich dabei sogar insgesamt noch wohler zu fühlen, führte zu einem positiven Gesinnungswandel. ... Das Schlüsselerlebnis war für mich wohl, als ich nach sieben oder acht Übungsstunden auf der Straße eine Bekannte traf, die mich ganz erstaunt fragte: ‚Bist du auf Urlaub? Du schaust ganz anders aus, so locker?' Ich werde auch weiterhin die erlernten Übungen machen, um auch in Zukunft locker sein zu können, als Ausdruck einer inneren und äußeren Harmonie."

e) Frau Dorothee F.: Epiphysenlösung – Umstellungsosteotomie – Totalendoprothese
Dr. med. Gertrud May

Krankengeschichte:

- 1965 Epiphysenlösung rechte Hüfte mit totalem Abrutschen des Kopfes. Oberschenkelhalsnagelung
- 1967 Entfernung des Nagels
- 1967 Umstellungsosteotomie – immer stärkere Versteifung des Hüftgelenks in Beugehaltung
- 1968 deshalb Cupplastik nach Dr. Dahl
- 1970 durch Verklemmung des Cups bei Belastung neuer Cup, andere Größe
- 1972 Ring-Endoprothese nach wiederbeginnendem Verklemmen; seit 1972 gezielte krankengymnastische Behandlung
- 1974 Nach mangelndem Erfolg Raffung des M. Gluteus medius. Danach weiter krankengymnastische Behandlung ziemlich erfolglos. Starkes Duchenne-Hinken, enorme Muskelverkrampfung, Laufen mit Handstöcken. Schmerzen.

1976 Beginn mit NOWO BALANCE-Therapie

Bewegungsbefund bei Beginn der Behandlung mit NOWO BALANCE: beim Gehversuch ohne Stöcke vollständiges Abknicken zur rechten Seite (soweit als möglich ohne hinzufallen), die rechte Ferse kann den Boden nicht berühren, vier Zentimeter fehlen, nicht genügend Hüftbeugung (knapp 80° möglich), um normal zu sitzen.

Mein Anliegen war, die Patientin wieder voll in den Alltag als leistungsfähige Person zu integrieren, trotz einiger Defizite und Schwächen, die wohl bleiben würden. Ihr Körper fällt auf als erstaunlich unlebendig für einen so jungen Menschen, kein Wunder bei sieben operativen Eingriffen und den langen Aufenthalten im Krankenhaus. Wie kann ich den Körper wieder in eine Schwingung versetzen, die all die Schwachstellen mitnehmen kann? Die Patientin war bereit, morgens vor dem allgemeinen Arbeitsbeginn von ihrem Zimmer aus zur Sauna zu kriechen, um sofort alle ihre alten Bewegungsmuster aufzugeben und schneller ihren gewohnten „falschen" Bewegungsablauf zu ändern. Durch die Wärme der Sauna wurde die Muskulatur, der gesamte Körper ansprechbar.

Frau F.: *„Nach ca. zwei Wochen versuche ich die Gehstöcke den ganzen Tag wegzulassen, dabei nur auf Strümpfen. Schuhsohlen waren zu fest, selbst ein ganz flacher Absatz störte. Zum in Schwung kommen nach dem Sitzen üben wir das Gehen im Kreis, im Gegenuhrzeigersinn, so dreht sich der Körper automatisch spiralig auf, ich knicke automatisch weniger ab. Die rechte Ferse wird stark betont belastet. Das Knie drehe ich etwas nach außen oder den Fuß etwas nach innen, dann brauche ich keine Einlage mehr. Der Fuß wird so richtig belastet.*

Beim Stehen wird ab jetzt das linke Knie soweit als möglich gebeugt, das Fußgelenk hilft, so wird die Verkürzung im rechten Bein weitgehend ausgeglichen. Das linke Knie schwillt zunächst öfters an aufgrund der ungewohnten Belastungsänderung. Für 50 Meter Gehen brauche ich anfangs eine halbe Stunde und das geht überhaupt nur, weil mir geholfen wurde, die Ferse auf den Boden zu setzen. Das Tempo muss eben erst einmal langsam sein.

Ich lerne dem Therapeuten zu vertrauen, keine Kraft anzuwenden, nur angemessenen Einsatz zu geben, der nicht schmerzt."

Die Patientin musste sich beim Gehen an der Wand abstützen, um nicht zu stark seitlich abzuknicken. Die Ferse wurde so oft wie möglich beim Gehen durch einen Helfer auf den Boden gezogen. Wir mussten aber nicht nur beide Hände beim Gehen frei bekommen, sondern das Sitzen muss schmerzfrei mehrere Stunden bei der Arbeit möglich sein. Ein Gesundheitszustand, der auch eine Schwangerschaft erlaubt (wenn auch nur mit einer Kaiserschnittgeburt), ist wichtig. Alle Bewegungen des Alltags wie schwer tragen (ein Kind), sich bücken (wie im Garten), länger stehen (wie in der Küche), sollten wieder erreicht werden, ohne Beschwerden zu machen. Ein großes Pensum soll bewältigt werden. Rhythmus und Balance sind meine Anliegen. Nur wenn ich die Bewegung in die für die Patientin einfachste Übung umwandle, die eine Balance möglich macht, hilft sie.

Kommentar der Patientin: *„Ich habe keine Schmerzen, wenn es mir gelingt in diesem Bewegungsablauf zu bleiben, sonst kommen sie sofort wieder. ... Nach ca. zwei Wochen kann ich auf Geröllwegen leichter gehen als auf Asphaltstraßen, weil meine Balance, mein Reaktionsvermögen und die Lebendigkeit im Bewegungsablauf ganz anders gefördert und gefordert werden. Ich muss zum ersten Mal jede Bewegung vom Kreuz aus machen. Die Muskulatur wird durch den natürlichen Untergrund spielerisch angeregt. Die Partnerübungen* *bewirken zum ersten Mal Ruhe, verlaufen ohne Verkrampfungen und sind erstmals schmerzfrei."*

Während der nächsten Jahre führt ein Vernachlässigen der Bewegungen in *vorgegebener* Weise sofort zu einem Rückschritt und dies hält bis heute an.

Im Verlauf wurde die Patientin vier Jahre von uns betreut, d.h. sie wurde während der Semesterferien in der Klinik behandelt. Sobald es ihr möglich war, hat sie in der Klinik mitgeholfen und gearbeitet, später auch Urlaubsvertretung der Hauswirtschaftsleiterin übernommen. So finanzierte sich die Patientin die Behandlung, da die Krankenkasse wegen fehlender Aussicht auf Behandlungserfolg keine Kosten übernahm.

Auf den letzten Operationsbefund möchte ich besonders hinweisen: „... Nur wenige elastische Fasern in der Muskulatur und Narben (durch sieben Operationen)." Das narbig veränderte und bindegewebig umgebaute Gewebe hat uns letztlich am meisten zu schaffen gemacht. Es war deshalb wichtig nie mehr zu üben, als im Moment zu einer Besserung beitrug. So etwas erforderte sehr viel Disziplin und Geduld. Wie gerne hätten wir einmal „*trainiert*"! Das hätte aber sofort einen Rückschritt ergeben. Das zweitgrößte Problem waren die vier Zentimeter Beinverkürzung, die eigentlich doch zu viel sind, um sie mit dem anderen Bein, mit Knie- und Fußgelenk auszugleichen. Und doch hat die Patientin auf die Erhöhung eines Schuhs am Ende der Behandlung verzichtet, weil die Erhöhung den Schuh schwerer machte und die Sohle unelastisch war, im Vergleich zu einer normalen, sehr elastischen und beweglichen Schuhsohle. Die Schuherhöhung behinderte sie ihren Bewegungsrhythmus zu finden. Nur mit diesem konnte sie längere Strecken bewältigen, ohne zu verspannen und Schmerzen zu bekommen.

Auch für uns war es eine ganz besondere Erfahrung, dass die Patientin schon nach fünfeinhalb Monaten Bergtouren machen konnte (Höhenunterschied 850 m); obwohl sie das rechte Bein noch nicht in Rücken- oder Seitenlage alleine heben konnte. Bis sie diese Bewegung aus dem Körper schaffte, dauerte es noch ein weiteres Jahr. Bis heute spannt sie die Muskulatur nur an, mehr ist nicht möglich. Unebener Boden, d.h. Naturboden, die Erde hilft dem Balancierenden und regt die Vibration an. Der Körper fängt an lebendiger zu werden. Es genügt ein Minimum an Kraftaufwand für den Bewegungsablauf, wenn er rhythmisch ist, was bei einer beweglichen Balance immer der Fall sein muss. Genau zwei Jahre später konnte die Patientin allein auf dem operierten Bein stehen, d.h. balancieren.

So geht es in der NOWO BALANCE nie ums Üben, sondern um ein sich Bemühen, sich in gelassener Weise konzentrieren, fast möchte ich sagen, um ein Meditieren, denn die Bewegung muss sich von einer mechanischen zu einer biologischen entwickeln, wodurch der Körper zu einem lebendigen Organismus wird, was letztlich über die Schwingung der Zelle den Rhythmus des Patienten bewirkt.

Die Patientin musste gleich zu Beginn lernen, dass sie keine Schmerzen bei der Therapie haben darf, dass das Aufsetzen der Ferse sehr notwendig ist, um das Kreuz, d.h. die Mitte, das Zentrum zu aktivieren als Mittelpunkt des Körpers. Der Rhythmus als Bewegungsfluss und die Schwingung ermöglichen die Leichtigkeit und Ausdauer, d.h. Kraftersparnis und Verbesserung der Balance.

Wieder und wieder wurde ihr klar gemacht, d.h. eigentlich zeigten es ihr ihre eigenen Erfahrungen, dass es notwendig ist, immer den ganzen Körper einzusetzen, um z.B. nur das schwache Bein zu heben oder zu strecken. Oft genügte das Beugen des Kopfes oder die Integration von einem oder beider Arme. Natürlich ist es normalerweise der Diagonalarm, welcher der Bewegung hilft, aber wenn eine Seite z.B. sehr schwach ist, kann es sein, dass diese Seite extra aktiviert und herausgezogen werden muss. Balance ist immer das Ziel und muss Endergebnis des Weges sein. Für all diese Forderungen haben wir Bewegungsanregungen in Kapitel II/5 angegeben und mit Photos versehen. Es geht immer um die individuelle Balance, deshalb muss jede Bewegung für den einzelnen Patienten abgewandelt werden.

Ein großes Problem für Frau F. war das richtige Sitzen. Es war sehr mühsam, wenigstens die 90 Grad-Beugung zu erreichen, die für alle Tätigkeiten am Schreibtisch notwendig ist. – Als die Patientin zu uns kam, untersuchte ich ihre Hüftbeugung, aber bei knapp 80 Grad war Schluss, selbst bei stärkstem Druck keine Reaktion, d.h. es war nicht die geringste Federung zu fühlen. Ich konnte mir das überhaupt nicht erklären. Irgend etwas musste das verhindern. Ich sehe mir vor der ersten Untersuchung bei einem Patienten keine Röntgenbilder an, um mich dadurch nicht beeinflussen zu lassen. Durch intuitives Erfassen und Fühlen ergeben sich oft noch Aspekte, die man sonst nicht berücksichtigen würde. Dass gar kein weiteres Nachgeben im Gelenkspiel zu fühlen war, lag sicher an den so wenigen elastischen Fasern, denn das Röntgenbild zeigte ein freies Gelenk ohne irgendwelche Blockaden. Trotz vieler weiterer Hilfsmaßnahmen, wie Wärmeanwendung in jeder Form, verschiedene Vibrationen, Zug etc. hat es lange gedauert, die Beugung zu verbessern. Erst als die Patientin selbst im Schulterstand

Seitliches Abspreizen gegen den gleichzeitig dehnenden Widerstand der Therapeutin.

bleiben konnte, konnte sie das Eigengewicht des Beins sehr hilfreich einsetzen – sowohl durch Loslassen als durch den Beugungsimpuls. So kam sie langsam weiter. Zug, den wir mit dem Therapeuten gerne einsetzen, geben wir zu Beginn einer Bewegung zur Anregung oder am Ende einer Bewegung. Dabei bleibt der Therapeut im *Rhythmus* des Patienten. Hier war eine spezielle Übung, die das Gelenk „lüftet" sehr hilfreich (siehe Abbildung vorhergehende Seite).

Zug kann auch an einer völlig anderen Körperpartie ansetzen, um in die Balance zu führen. Das Kopf-an-Kopf-kriechen mit dem Therapeuten, wobei die Patientin den verkürzten Oberschenkel durch ein vier Zentimeter hohes längeres Brett ausgleichen konnte, auf dem sie den ganzen Unterschenkel auflegte, war auch eine gute Bewegung, um die Beugung durch den Rhythmus zu verbessern. Das Brett haben wir eingesetzt, um das linke Knie zu schonen und auch noch das Gehen mit Widerständen zu fördern.

Im fortgeschrittenen Stadium kamen neue Aufgaben hinzu. Die Patientin konnte Treppen steigen, wenn sie sich weit genug vorbeugte. Diese Gewichtsverlagerung über den Schwerpunkt nach vorne zog sie vorwärts, Diagonalarm oder vielleicht auch beide Arme halfen mit. Der ganze Körper muss es machen! Keine Schulterverspannungen! Abwärts ging es am leichtesten, nachdem die Patientin gelernt hatte loszulassen und in Schnelligkeit herunterzulaufen. So konnte sie auch am besten die Verkürzung ausgleichen, wenn „nur" die Knie locker genug waren!

Nun zum Laufen, denn Laufen ist eine völlig andere Bewegung als Gehen, wie uns die Patientin immer wieder versicherte. Da sie seit ihrem 12. Lebensjahr nie mehr gelaufen war, hatte der Körper es so weit vergessen oder in seinen tiefsten Tiefen versteckt, dass er einfach keine Möglichkeit sah, es zu tun, obwohl sie schon so viele Menschen beim Laufen beobachtet hatte. In solch einem Fall müssen wir Therapeuten noch viel besser lernen, dem Körper Gehör zu schenken, seine Schwingungen, seine Gefühle und Reaktionsweise besser zu verstehen. Wille und Gewalt, der Verstand helfen dabei nicht.

Mit folgender Übung gelang es dann endlich, dieses verlorene Muster zu reaktivieren: Der Therapeut legt sich auf den Boden auf den Rücken und hebt seine Beine. Die Patientin stellt sich über ihn und setzt sich auf seine Fußsohlen. Er hebt sie hoch, sie balancieren sich aus und dann schwingt er sie ein bisschen vorwärts und setzt sie mit diesem Impuls ab. Er gibt der Patientin die Möglich-

Patientin wird aus der Balance in die Bewegung hinein „geworfen".

keit, einfach zu reagieren ohne zu denken – und sie läuft ein paar Schritte. Die ersten Male steht noch ein Helfer bereit, falls die Patientin stolpern sollte.

Nach wenigen Malen hatte die Patientin gelernt, ohne diese Vorbereitung zum Laufen zu kommen. Zur Er-„leichterung" hob sie beide Arme. Dadurch konnte sie auf der rechten Seite nicht abknicken, wenn sie den Knieausgleich nicht ständig schaffte. Für diese sehr große Belastung des Knies hätte die Patientin eigentlich schon im Kindesalter anfangen müssen die Beugung zu ändern. Ein Grund, weshalb sie bis heute immer mal wieder Beschwerden im Knie hat. Trotzdem lehnt sie eine Schuherhöhung ab, um nicht in eine mechanische Bewegung zu fallen. Weil bei einer Schuherhöhung sowohl das Sprunggelenk als auch das Kniegelenk in einer anderen Ebene wie die des linken Beines verlaufen, hat das eine zu große Störung ihres rhythmischen Körpergefühls verursacht, um eine Schuherhöhung zu tragen. Auch Springen übten wir, bis es endlich gelang vom Hocker zu springen, ohne dass es Schmerzen bereitet. Es soll Spaß machen.

Nach vier Jahren konnte sie barfuss eine metallene Teppichstange auf dem Kopf balancieren – was sicher viele unserer Leser nicht fertig brächten. Sie glich die vier Zentimeter Verkürzung völlig aus und konnte vollkommen aufrecht gehen, wenn sie auch den Rundrücken, den sie mitbrachte, nicht mehr verändern konnte. Sie bewegte sich ohne jede Beschwerde. Dazu bedarf es natürlich liebevoller Konzentration bzw. Gelöstheit. Dann fühlt sie sich wohl und ist leicht, was bedeutet, dass die Schwingung der Zellen und der Lebensrhythmus das Gewicht, d.h. die Energie sich so verteilen, dass nicht nur der Körper ausbalanciert, sondern Seele und Geist mit einbezogen sind. Wir hoffen, dass sie ihr Leben weiterhin so meistern kann.

Weiterer Verlauf nach Beendigung der Behandlung: Die Patientin hat in den letzten 30 Jahren keine weitere Hüft-, Knie-, Fuß- oder Wirbelsäulenoperationen gebraucht. Sie hat keine weitere Behandlung orthopädischer Art gehabt, keine Nachbehandlung. Sie hat nochmals betont, dass größere körperliche Anforderung, die sie in der richtigen Weise durchführen konnte, ihr sogar gut getan haben. Sie hat alle vier Kaiserschnitte – das eine Mal bei einer Zwillingsgeburt – anschließend allein mit entsprechenden Bewegungen normalisiert, zusätzlich noch eine Unterleibsoperation. Nur einmal bekam sie wieder starke Schmerzen. Nach einiger Zeit fand sie heraus, dass diese nur vom falschen Anfassen des Kinderwagens kamen, auf den sie sich gestützt hatte. Als sie ihren Griff änderte, um sich nicht mehr aufzustützen, sondern nur noch zu schieben, verschwanden die Schmerzen wieder. Das linke Knie ist ab und zu leicht gereizt und geschwollen. Trotzdem verzichtet sie weiterhin auf einen Schuhausgleich und nimmt dieses Problem in Kauf.

30 Jahre hat die Ringprothese bis jetzt gehalten, trotz hoher Beanspruchung bei einem Haushalt mit fünf Kindern und einem großen Garten und Haus. In der NOWO BA-

LANCE-Therapie ist immer der ganze Körper beteiligt, so sind Schwachpunkte bestmöglich integriert, unterstützt und entlastet. Wir glauben im Namen aller Beteiligten sagen zu können, dass dieses Ergebnis unmedizinisch ausgedrückt „super" ist.

Frau F. heute: *„Ich komme gut zurecht, obwohl ich normalerweise keine Übungen mehr mache (nur nach besonderen gesundheitlichen Vorkommnissen, bis der Normalzustand wieder erreicht ist, wie z.B. Ausrenkung des Knies, Geburten mit Kaiserschnitt, Unterleibsoperation, aber auch Grippe). Der Alltag ist mein Üben. Deshalb geht es mir nur montags nicht so gut, weil ich mich am Sonntag zu wenig bewege.*

Unter Druck (zuviel Arbeit, „es sitzt etwas im Nacken") besteht die Gefahr, in einen falschen Bewegungsablauf zu kommen. Dadurch entstehen nach ein paar Tagen Schmerzen. Dann kontrolliere ich wieder den Bewegungsablauf, um den Fehler zu entdecken und zu korrigieren. Dies kommt aber nur noch sehr selten vor.

In meinem Bewegungsablauf komme ich über eine bestimmte Geschwindigkeit in den Bewegungen nicht hinaus. Da das rechte Bein vier Zentimeter kürzer ist als das linke, müsste ich entsprechend tiefer ins linke Knie gehen, um die Beinverkürzung auszugleichen, was ich aber nicht ganz kann, weil das Knie zu empfindlich ist. Es schwillt an.

Vielleicht von Interesse: Wenn ich mich nach meinen Bauchoperationen (viermal Kaiserschnitt, einmal Unterleibsoperation mit Bauchschnitt) gut vom Kreuz her bewegte, gab es keinerlei Spannungen im Bauch und keinerlei Schmerzen, weil es mir gelang, wieder in meine Balance zu kommen durch den Einsatz und der Hilfe des ganzen Körpers. ***Ich schwinge im Gleichgewicht: Labile Balance!"***

f) Kreuzbandruptur einer Hochleistungssportlerin
Birgitt Kies-Stieldorf – Diplom-Physiotherapeutin

Frau M.K. ist eine der 15 besten Slalom-Fahrerinnen der Welt. Ihre Karriere hatte viele Ups und Downs. Eines davon war ein schwerer Sturz beim Rennen in Frankreich im Jahre 1996. Sie erlitt dabei eine Ruptur des vorderen Kreuzbandes, einen Meniskuseinriss und einen lateralen Seitenband-Abriss. Nach der operativen Versorgung kam M.K. am 12. postoperativen Tag zu mir zur Behandlung. Da M.K. nicht nur Hochleistungssportlerin ist, sondern auch noch dazu Sportwissenschaften studiert, war ihr sofort klar, dass wir nicht nur das Knie behandeln dürfen, sondern die „ganze M.K.".

Zu Beginn der Behandlung war die große Angst vor der Belastung ein wesentlicher Faktor, der miteinbezogen wurde. Wir nahmen die Schiene ab und M.K. stellte sich mit voreinander gesetzten Beinen hin, so dass das gesunde Bein das verunfallte Schienen konnte. Dabei begann sie ganz sanft eine federnde Bewegung, die durch den Armschwung unterstützt wurde. Die Bewegung pflanzte sich in den ganzen Körper fort und die Knie folgten ganz natürlich der sanften federnden Bewegung. So konnte folgendes erreicht werden: Die voreinander gestellten Beine hatten durch die Positionierung an der Körpermittellinie eine achsial korrekte Stellung, das Knie wurde dabei vom hinten stehenden Knie quasi „geschient". Durch das sanfte Federn entstand eine Auto-Drainage, die Schwellung im Knie ging sichtlich innerhalb der ersten fünf Minuten zurück. M.K. konnte dabei erleben, dass eine rhythmische, natürliche Bewegung dem Knie gut tut. Sie begann, aus dem Federn den Impuls zum Vorwärtsrutschen bekommend, sich mutiger zu bewegen.

Der propriozeptive Reiz, der durch das Rutschen am Teppich entsteht, konnte wie ein Führungs-Widerstand die Vorwärtsbewegung fazilitieren. Der daraus resultierende Effekt war: Freude (das geht leichter, als ich dachte), Vertrauen (das tut gar nicht weh!), Trainingseffekt (ich merke, dass ich meine gesamten Beinmuskeln aktiv benutze!!).

Dieses Vertrauen in die eigenen Fähigkeiten setzte sie dann auch in der Bewegung am Boden gut ein. Tiefe Widerstände (siehe auch S. 82) bedeuten, dass der Patient seine Füße an den Beckenkamm des Therapeuten stellt, aus der Ferse ein Impuls gesetzt wird, der vom Therapeuten so unterstützt wird, dass ich mein Kreuz aktiv einsetze und dadurch eine Verbindung zwischen Therapeut und Patient entsteht. Dann beginnt der Patient, von der Ferse aus, sanft zu schieben, der Therapeut rutscht dabei nach hinten, beide verschmelzen zu einer Bewegungs-Einheit: Das betroffene Bein hat eine Führung durch meine (Therapeut) Rutschbewegung, das Bewegungsausmaß lässt sich millimetergenau kontrollieren – so entsteht eine Streck- und Beugebewegung, die vom Anfang bis zum Ende assistiv unterstützt wird.

Wir begannen einen abgewandelten Frosch zu machen (siehe S. 72f). Dabei bleibt das betroffene Bein gestreckt, M.K. rutschte am Teppich mit dem Gesäß vor, bis sie so weit wie möglich an das gebeugte – gesunde – Bein herangerutscht war. So wurde der gesamte Körper aktiviert, der durch das Krückengehen verspannte Schultergürtel lockerte sich und das operierte Bein bekam einen Streckimpuls. Die Aktivität aus dem Beckengürtel – der Mitte heraus – ermöglichte eine fließende, harmonische Bewegung.

Eine zweite Variation des Frosches erlaubt, dass das gesunde Bein eine lebendige „Bewegungsschiene" für das Operierte wird. Dabei sitzt der Patient am Boden, das verletzte Bein wird über das gesunde geschlagen, so dass Kniekehle auf Knie liegt. Durch das Vorwärtsrutschen bekommt das oben liegende Bein (verletzt) einen genau zu kontrollierenden Beugeimpuls. Der Rhythmus, mit dem die Bewegung ausgeführt wird, ist individuell und entspricht dadurch der Belastung, die hilft, den verletzten Körperteil zu integrieren.

Solange das Bein noch in dem durch den Operateur vorgegebenen Einschränkungen bewegt werden darf, ist es eine Frage der Kreativität, was alles an Bewegung möglich ist, um trotzdem soviel Stimulus wie nur irgend möglich zu erreichen. Gerade die Muskulatur eine Leistungssportlers reagiert viel schneller und sensibler auf Inaktivität – die Muskulatur baut ab!

M.K. bewegte sich mit der Disziplin des Leistungssportlers, ihr Einsatz war mindestens zwei Stunden Üben pro Tag. Es war ihre Aufgabe, ganz genau darauf zu achten, dass keine Schmerzen entstehen, keine Schwellung auftritt oder sich sonst ein Zeichen einer Überlastung zeigt. Um die Muskeln mit möglichst viel „Input" zu versorgen und den Leistungsverlust möglichst klein zu halten, waren wir beide hochmotiviert, immer wieder neue Ideen zu entwickeln.

Eine wunderschöne Bewegung, die gleichzeitig Koordination, Kraft, Aktivität in der verletzten Struktur und trotzdem eine geringe Belastung dort ergibt, ist „der Kosak": Jeder kennt sicherlich den Kosaken-Tanz, bei dem die Tänzer am Boden hocken, ein Bein gestreckt, das andere gebeugt, auf dem sie balancieren. So sieht auch unser Kosak aus, nur dass der Tanz immer auf einem Bein stattfindet – das verletzte Bein bleibt gestreckt und der Übende versucht, das Gesäß vom Boden zu heben, und dabei nach vorne zu kommen. Diese Aktivität fordert vom gestreckten Bein aktive Unterstützung – die Oberschenkel-Muskulatur wird automatisch angespannt. (M.K. sagte mir, damit seien die Geräte zum Muskelaufbau für sie nicht mehr nötig!)

Je beweglicher M.K. wurde und die Sicherheit zurückkam, dass sie ihre frühere Leistungsfähigkeit wiedererlangen wird, um so kreativer und witziger wurde unser Übungsspektrum. „Raupe", „Spinne", „Schraube" und „Trampolin" – alles machte Spaß und die Herausforderung war für uns beide, dass keine Schmerzen, keine Schwellung unsere Aktivität hemmten. Viel Lachen und viele Anfeuerungsrufe begleiteten unsere Treffen.

Nach drei Monaten war M.K. zum großen Fitness-Check der österreichischen Ski-Nationalmannschaft nach Innsbruck an die Uni-Klinik bestellt. Als sie zurückkam, war ich wirklich stolz über das Resultat. Sie hatte super Test-Ergebnisse, obwohl sie doch drei Monate Rehabilitation hinter sich hatte! Nach vier Monaten konnte sie wieder am Training des Nationalkaders teilnehmen und sich schnell wieder an die Spitze arbeiten.

Doch zwei Jahre später – erneut ein Sturz und ein Seitenbandriss am anderen Knie. Wir begannen diesmal gleich am ersten postoperativen Tag mit der aktiven NOWO BALANCE-Therapie. Und wieder: Stehen an der Mittellinie, federn und vorwärts rutschen, gehen: mit dem gesunden Bein ein kleiner Knicks – das gibt den nötigen „Drive", um das verletzte Bein mitzunehmen. Dabei werden die Arme als Schwunggeber eingesetzt – so entwickelt sich ein rhythmischer, dynamischer Gang, der die Verletzung fast vergessen lässt.

Frosch – diesmal gleich mit beiden Beinen soweit angebeugt wie erlaubt, die Rutschbewegung und die nach außen fallenden Knie vermindern den Stress in der betroffenen Struktur.

Raupe, Schraube, Kosak, Schinkengang, Rolle einfach und viele tiefe Widerstandsübungen helfen auch jetzt wieder, das verletzte Bein im Körpersystem zu integrieren und dadurch den Stress, der durch die Verletzung entstanden ist, gut zu verarbeiten. Drei Wochen nach dem Sturz und der Operation fährt M.K. ein Weltcuprennen und landet sofort an 12. Stelle! Alle sind erstaunt, wie sie so schnell wieder zu ihrer Form zurückkehren konnte. Ich freue mich sehr, dass durch NOWO BALANCE dieses Superergebnis möglich wurde. M.K.s intensive Mitarbeit, unser Spaß in jeder Stunde und die Effektivität der NOWO BALANCE-Therapie waren die Grundlage dieses Erfolgs.

g) Rehabilitation: Querschnitt C 4 nach Autounfall
Birgitt Kies-Stieldorf, Diplom-Physiotherapeutin

Mein Patient E.B. ist durch einen Autounfall querschnittsgelähmt.

E.B. hat durch den hohen Querschnitt (in Höhe des 4. Halswirbels) eine sehr schlechte Rumpfkontrolle, seine Atmung ist entsprechend reduziert, davon abgesehen ist der Patient sehr motiviert, mit NOWO BALANCE zu arbeiten, da er diese Therapie schon in der NOWO BALANCE-Klinik in Kreuth kennen gelernt hatte.

In der Unfallklinik hatte man ihm gesagt, dass er als kompletter Querschnittspatient nur sehr reduziert rehabilitationsfähig sei. Er sagte mir: „Von denen fühlte ich mich »abgeschrieben«." Die NOWO BALANCE-Klinik zweifelte an diesem Befund und fing schon an ganzheitlich zu arbeiten. Sie bat mich, ihn nach seiner Entlassung weiterzubehandeln.

Meine Erfahrung mit NOWO BALANCE und meine doch langjährige Berufserfahrung motivieren mich immer wieder dazu, das „Unmögliche" zu versuchen. So gehe ich davon aus, dass nichts so ist, wie es scheint!

E.B. hatte sensible Wahrnehmungen in den Beinen, wie Kribbeln, Kälte, Schmerz – da ist doch „was da"!!! Unsere erste Übung war, diese Wahrnehmung einbeziehend, mit *tiefen Widerständen* (siehe S. 82) zu arbeiten. Spastizität als willkommenen Impuls einzusetzen, mag zwar unorthodox sein, hilft aber doch, der Bewegung zu folgen.

Konkret heißt das, dass ich eine Streckspastizität mit meinem Wegrutschen begleite und so den Kontakt halte, diese Energie also nicht ins Leere geht! Die Erfahrung, die der Patient dabei macht, ist sehr positiv. E.B. konnte beschreiben, dass bei den tiefen Widerständen für ihn das Gefühl entstand, als ob in seiner Wirbelsäule etwas Warmes nach unten rieseln würde!

In den ersten Wochen, die wir miteinander arbeiteten, war dieses angenehme Gefühl nur bis zur BWS zu bringen. Er erzählte mir auch, dass an den Tagen, an denen er mit NOWO BALANCE behandelt wurde, die Spastizität deutlich geringer war.

Wichtig war, die Beine nicht einfach nur durch zu bewegen, sondern gleichzeitig gut auf die Lagerung zu achten. Die LWS muss durch das Lagern eine leichte Dehnung erfahren, denn das Rückenmark zieht sich durch die Verletzung zusammen. Wir fanden heraus, dass es sehr angenehm für E.B. ist, wenn er seine Beine in die Hand nimmt (seine reduzierte Handfunktion reicht dazu aus) und sie in einer Art „Froschstellung" – also angebeugt – zur Brust führt. Damit wurde die gesamte Wirbelsäule in die sanfte Dehnung miteinbezogen.

Mit den tiefen Widerständen begann ich, E.B. zum Sitzen hoch zu ziehen. Anfänglich war das sehr wackelig und nicht sehr weit möglich, doch innerhalb von drei Wochen konnte E.B. der Bewegung gut folgen, ohne zur Seite abzukippen! Ich stellte dabei meine Fersen an seinen Beckenkamm, um so einen direkten Kontakt zu seiner Mitte zu haben. Je genauer ich den Zug setzte, desto besser konnte das Aufsetzen und wieder Hinlegen gelingen.

Sehr beeindruckend war auch, dass das Sitzen im *Schneidersitz* innerhalb eines Monats gelang und dabei der Rumpf gut stabilisiert werden konnte. E.B. stützte sich anfänglich vorne am Boden ab, mit meiner Hilfe begannen wir, die Hände am Teppich nach vorn rutschen zu lassen. Der Punkt, an dem die Rumpfkontrolle nicht mehr gehalten werden konnte und E.B. drohte, „auf die Nase" zu fallen, kam immer später! So lernte E.B. auch zu Hause zu sitzen und dabei seinen Rumpf gut zu stabilisieren. Dies war eine Möglichkeit, auch an Tagen mit hoher Spastizität besser zurechtzukommen. Seine Familie unterstützte den jungen Mann optimal, so kamen immer wieder Mutter, Schwester oder Onkel mit, die ich in die Arbeit miteinbeziehen konnte.

Der nächste beeindruckende Fortschritt war, dass E.B. begann, auch in seitlicher Richtung sein Gewicht zu verlagern – ohne umzufallen. Im Schneidersitz hatte er das beste Gefühl: durch die vergrößerte Stützfläche und die bessere Vordehnung im Beckenbereich konnte er seine Restfunktion optimal nutzen.

Erstaunlich wie gut E.B. spürte, wenn sich die Aktivität, das Gefühl im Rücken entwickelte. Am Beginn der Therapie konnte er sich nur bis zum Schultergürtel und bis in die Arme, die Hände hinein spüren. Nach vier Monaten dauerte es ca. 15 Minuten, dann sagte er: „Jetzt spüre ich mein Kreuz." Immer wieder beschrieb er sein Gefühl wie ein warmes Rieseln, das sich weiter nach unten entwickelt. Jetzt versuchte ich, mit ihm in den *Vierfüssler-Stand* zu kommen. Mit Kissen unter dem Bauch begannen wir dieses Abenteuer! Man stelle sich vor: Ein Patient mit einem Querschnitt C4 soll auf allen vieren STABIL stehen!!!! Und: Es gelang! Beide waren wir aufgeregt und wollten wissen, wie wir weiterkommen!

Dies war der Zeitpunkt, an dem Ernst von einem fachlich hochkompetenten Neurologen begutachtet werden sollte. Denn ich wollte aus berufenem Mund bestätigt haben, dass kein kompletter Querschnitt vorliegen konnte. Gemeinsam fuhren wir nach Innsbruck zu *Prof. Gerstenbrand*, der auf diesem Gebiet eine Kapazität ist. Die Untersuchung dauerte vier Stunden!

Prof. Gerstenbrand kam dann zu mir und sagte mir, dass ich recht habe, und davon ausgegangen werden kann, dass doch Fasern im Rückenmark vorhanden geblieben sind, die arbeiten! Er meinte auch, das sei endlich ein sinnvolles neurophysiologisches Konzept, mit dem ich da arbeite und erbat sich nähere Information. Seiner Aussage nach konnte diese Restfunktion des Rückenmarks nur deshalb erhalten bleiben, weil mit einem so komplexen Therapie-Konzept gearbeitet wurde. Dieses Lob aus berufenem Mund macht stolz und bestätigt, was ich in der täglichen Anwendung mit NOWO BALANCE erlebe! *Prof. Gerstenbrand* nahm E.B. darauf hin in sein Projekt auf, in dem in das Rückenmark Elektroden implantiert werden, die die vorhandenen Impulse ausbauen sollen. Dazu ist eine konsequent durchgeführte Therapie unbedingt notwendig! Wir waren glücklich und hochmotiviert weiter zu arbeiten! Die nächsten Wochen galten dem Ziel, die Rumpfaktivität weiter zu festigen, das Vertrauen auszubauen, dass noch einiges zu erreichen sei!

Den guten Erfolgen mit den tiefen Widerständen, dem Sitzen im Schneidersitz, dem Vierfüssler-Stand folgte dann – *Die Rolle rückwärts!!!!!!!* (Siehe S. 75f). Als Vorübung für die Rolle wählten wir: Schneidersitz, die Hände am Sprunggelenk eingehakt, dann die Beine aus der Aktivität der Arme nach vorn schieben und sie mit dem Rücken zurückholen. Das gelang sehr gut und dann half ich E.B., den Schwung weiter nach hinten laufen zu lassen. Ich stehe dabei hinter seinem Kopf und nehme die Beine mit, bis die Knie beim Kopf liegen – also wirklich ein Abrollen bis nach hinten! Anfänglich mussten wir darauf achten, dass E.B. nicht zur Seite kippt, wenn er die Beine über den Kopf nach hinten mitnimmt. Nach einiger Zeit war nur an einem bestimmten Punkt eine kleine Hilfe von mir nötig – und E.B. rollte nach hinten *und wieder vor* bis zum Sitzen!!! Wir hatten viel Spaß beim Üben und die Freude an diesen Fortschritten trieb uns an.

Wir begannen auch im Vierfüßler-Stand zu experimentieren: Rücken ausrichten, so dass kein Hohlkreuz da ist, gelang, indem ich Widerstand am Po gab mit der Aufforderung, mich wegzuschieben. Immer intensiver kam die Antwort zu meiner Hand, bis sich eindeutig eine Bewegung entwickeln konnte! Dabei war zu beobachten – visuell wie auch taktil –, dass die Bauchmuskulatur ansprach!

Durch das Arbeiten in allen möglichen Ausgangsstellungen war das Körper-Raum-Gefühl von E.B. deutlich besser geworden.

Die Implantierung der Elektroden im Rückenmark gab erneut Auftrieb und die Idee, das Gehen zu versuchen, nahm immer mehr Gestalt an. Bei einem Aufenthalt in der neurologischen Klinik Wien konnte E.B. erste Versuche am Laufband machen. Sein Onkel – ein versierter Techniker – baute für E.B. ein Laufband. Gemeinsam machten wir die ersten Versuche: Zuerst gut eine halbe Stunde mit NOWO BALANCE vorbereitet, halfen dann Onkel und Freunde, E.B. in einem Klettergurt fixiert, auf das Laufband zu stellen. Anfänglich durch die Aufregung etwas spastisch, löste sich durch die rhythmische Führung der Beine (ein Helfer zu jeder Seite) die Spannung, und die Gehbewegung wurde deutlich flüssiger!

Nach einem weiteren halben Jahr war in dem jungen Mann wieder Freude zu spüren, Lebensmut zurückgekehrt und das Ende der Entwicklung nicht absehbar!

Er macht weiterhin seine NOWO BALANCE-Therapie, denn, wie er mir zu Beginn unserer Arbeit einmal erzählte, nur mit NOWO BALANCE hatte er in der schweren Zeit direkt nach seinem – unverschuldeten – Unfall das Gefühl, dass sich was Positives für ihn entwickeln kann!

Ich freue mich jedes Mal, wenn ich ihn sehe, immer wieder sind Fortschritte erkennbar. Wenn ich heute daran zurückdenke, wie E.B. bei mir begonnen hat und was er heute alles schafft, bin ich glücklich und dankbar, dass ich ihn ein Stück Lebensmut dank NOWO BALANCE zurück geben durfte. Wichtig ist für mich auch zu sagen, dass die Sichtweise der NOWO BALANCE an den *Möglichkeiten* zu arbeiten, mir immer wieder den Mut macht, nichts als gegeben hinzunehmen, sondern nachzuforschen, welche Ressourcen mir noch zur Verfügung stehen.

Viele Konzepte gehen davon aus, dass ein Manko beseitigt werden muss und sie verstärken dadurch meiner Meinung nach noch das Bewusstsein für die Störung im System eines Menschen – das heißt, die Schwäche wird fixiert. NOWO BALANCE respektiert die Schwäche, die Störung und sucht einen Weg, dies wieder zu integrieren – das ist die Stärke der NOWO BALANCE!!!

Die Erfahrungen, die wir im Laufe der Zeit mit NOWO BALANCE machen konnten, sind mannigfaltig und betreffen viele Aspekte eines Patienten – seien es physische sowie auch psychische. Denn als Physiotherapeutin muss ich – gerade in einem Fall wie E.B. – die psycho-physische Verknüpfung berücksichtigen. Wie das erreicht werden konnte, liste ich wie folgt auf: Kreislauftraining, Decubitusprophylaxe durch die Entlastung in den verschiedenen Ausgangsstellungen, Anregung der Darmmotorik, Entkalkung der Knochen wird verhindert, Reduzierung der Gefahr von Spontanbrüchen, Motivation zur Eigenaktivität, Kreativität im Self-Management, bessere Einbeziehung der Angehörigen.

Dadurch wird auch die psychische Situation des Patienten positiv unterstützt. Gerade in der Rehabilitation der Paraplegiker ist es notwendig, alles zu unterstützen, was dem Patienten einen größeren persönlichen Freiraum verschafft.

Unkonventionelle Arbeitsweise, Kreativität im therapeutischen Setting, ressourcenorientiertes Handeln bei der Auswahl der Übungen – das alles ist für Therapeut und Patient in der NOWO BALANCE-Therapie zu finden. Therapeut und Patient sind nach solch einer Therapieeinheit nicht ausgelaugt oder kaputt, sondern fröhlich und zufrieden, mit neuer Energie versorgt!

2. Ergotherapeuten

a) *Projektarbeit:* Die Anwendung des NOWO BALANCE-Konzepts in der ergotherapeutischen Behandlung zu validierender Patienten
Andrea Wiltschnig – Diplom-Ergotherapeutin

Als Dipl.-Ergotherapeutin auf einer geriatrischen Langzeitabteilung mit dem Schwerpunkt palliative Medizin habe ich häufig sehr alte verwirrte Menschen zu behandeln, die auf Grund ihrer Multimorbidität nicht nur in ihren kognitiven Fähigkeiten, sondern auch in ihren Bewegungen eingeschränkt sind.

Validation (zu validieren, d.h. anerkennen, wertschätzen, für gültig erklären) wurde zwischen 1963 und 1980 von *Naomi Feil* für den Umgang mit sehr alten verwirrten Menschen entwickelt. Sie hilft uns einerseits zu verstehen, warum sie so sind und zeigt andererseits auch Wege, mit den verschiedenen Formen der Desorientierung umzugehen. *N. Feil* unterscheidet vier Stadien der Desorientierung: unglücklich orientiert an der Realität, Zeitverwirrtheit, sich wiederholende Bewegungen, Vegetieren.

Validationsziele: Wiederherstellen des Selbstwertgefühls, Reduktion von Stress, Lösen der unausgetragenen Konflikte der Vergangenheit, Reduktion chemischer und physikalischer Zwangsmittel, Verbesserung der verbalen und nonverbalen Kommunikation, Verhindern des Rückzugs ins Vegetieren, Verbesserung des körperlichen Wohlbefindens.

Die NOWO BALANCE-Therapie ist ein Therapiekonzept, welches den ganzen Menschen in den Mittelpunkt stellt und nicht einzelne Körperabschnitte und Symptome behandelt. *„Ein harmonischer, natürlicher Bewegungsablauf ist die Voraussetzung für die Erhaltung unseres äußeren und inneren Gleichgewichts und die reibungslose Funktion unserer Körperorgane, unseres Bewegungsapparates und unserer Psyche"* (*Nowotny* nach *May*).

Gemeinsamkeiten der Konzepte: Sowohl bei der Validierung als auch bei der NOWO BALANCE-Therapie ist die Zentrierung auf die Mitte von großer Bedeutung. Ein Bewegungsdialog ist dabei sehr hilfreich.

Empathie, Einfühlungsvermögen, gehört zu den Grundprinzipien der Validation. Durch Körperkontakte, wie sie bei der NOWO BALANCE hergestellt werden, wird die Annäherung an den Patienten erleichtert. In der NOWO BALANCE gibt es keine speziellen Übungen für spezielle Krankheitsbilder. Die Diagnose wird berücksichtigt, steht aber nicht im Mittelpunkt. Es ist die Aufgabe des Therapeuten, gemeinsam mit dem Patienten Übungen auszuwählen und sie für ihn zu adaptieren. Auch in der Validation gibt es keine starren Rezepte, wichtig ist, was der alte Mensch in der jeweiligen Situation braucht.

Probleme der Nähe und Distanz spielen in unserer Therapie eine große Rolle. Jeder Mensch ist von einem Energiefeld umgeben, das sich ausdehnen bzw. verringern kann. Der Behandlungserfolg hängt weitgehend davon ab, wieweit die Patienten einen an sich „heranlassen". Nach besserem Kennenlernen sind die Patienten eher bereit, Körperkontakte zu akzeptieren und sich auf Partnerübungen einzulassen. Durch das Berühren mit beiden Händen bildet man einen geschlossenen Kreis, die Energie kann fließen. Diese Ausgangsstellung ist ideal, um Bewegungskontakte herzustellen.

Auch mit unserer Stimme beeinflussen wir den Patienten, je nach dem, ob wir laut, leise, energisch oder liebenswürdig sprechen. Ist der alte Mensch laut, wütend, aggressiv, versuchen wir seine Stimmung durch verbale Beruhigung und körperliche Entspannung positiv zu beeinflussen. In der NOWO BALANCE werden ebenso wie in der Validation Summen und Singen eingesetzt, da Atmung und Bewegung hierdurch flüssiger werden. Als Therapeut sollte man ein gewisses Repertoire an Liedern mit unterschiedlicher Dynamik (wiegend, traurig, fröhlich) vorrätig haben, am besten solche, die die alten Leute von früher kennen und erinnern.

Zusammenfassung: Mein Bericht umfasst Patienten, die mit der Diagnose „senile Demenz" in das Pflegeheim eingewiesen wurden. Sie wurden der Ergotherapie mit der ärztlichen Zielsetzung „allgemeine Aktivierung, Erhaltung der vorhandenen Fähigkeiten" zugewiesen. Durch Multimorbidität und die fortgeschrittene Demenz waren bei diesen Patienten auch die motorischen Fähigkeiten eingeschränkt. Durch mangelnde Aktivität werden die Muskeln geschwächt, sie werden immobil.

Für die NOWO BALANCE-Therapie bieten sich hier sehr gute Ansatzmöglichkeiten. Die Patienten betonen immer wieder, wie viel Spaß ihnen das gemeinsame „Turnen" mache, sie lachten auch sehr viel. Im Verlauf der Therapie wurden die Patienten teilweise beweglicher und klagten weniger oft über Schmerzen. Sie konnten sich – vor allem diejenigen in fortgeschrittenen Stadien – oft nicht mehr an die einzelnen Übungen erinnern, erkannten aber die Situation im Therapieraum stets wieder.

Die NOWO BALANCE bietet die Möglichkeit, verwirrte alte Menschen zu betreuen. Dabei ist es sehr vorteilhaft, dass man den Patienten die Übungen nicht lang und breit zu erklären braucht, sondern sie einfach in die Bewegung hineinnehmen kann. Wir erzielen häufig nur kleine Erfolge, aber auch darüber muss man sich freuen.

b) *Projektarbeit:* **NOWO BALANCE und Ergotherapie bei geriatrisch-neurologischen Patienten**
Barbara Dichtl – Diplom-Ergotherapeutin

Bei geriatrischen, meist multimorbiden Patienten ist es wichtig, sich in der Therapie nicht nur auf die Behandlung von Krankheitssymptomen und Leistungsdefiziten zu beschränken. Ziel der Therapie ist es, dem Patienten zu ermöglichen, trotz eventueller Probleme und Einbußen ein möglichst selbständiges Leben zu führen, die bestmögliche Lebensqualität – und damit Freude am Leben – zu erreichen.

Auch in der NOWO BALANCE geht es nicht um die symptomatische Behandlung, sondern das Erlernen von ökonomischen Bewegungsabläufen und deren Einsatz im Alltag. In der Situation der geriatrischen Langzeitpatienten erfolgt die Umsetzung der Bewegungen in den Alltag beim Waschen, Anziehen, Gehen, Sitzen, ... oder beim Arbeiten in der Ergotherapie im Rahmen einer handwerklich, kreativen Gruppe.

An einem Patienten mit sehr ausgeprägten Schmerzen, körperlichen Defiziten möchte ich zeigen, was ich alles mit dieser Patientin erarbeiten konnte, trotz unregelmäßiger Therapie (zwei- bis dreimal pro Woche).

Persönliche Daten: Frau S., 55 Jahre, seit ca. 2 Jahren im GZW

Diagnose: stat. post. Apallisches Syndrom

Anamnese: Aneurysmablutung A. cerebri med. 7/97; Intracerebr. Blutung re. fronto temporal, Subduralhämatom; Mediashunt 2/98

Frau S. liegt meist in Rückenlage im Bett oder sitzt nach passivem Transfer durch das PP im Rollstuhl. Frau S. ist in allen ADLs unselbständig, Ernährung teils über Sonde. Frau S. bekommt mehrmals in der Woche Besuch von ihrem Gatten, der sehr liebevoll mit ihr umgeht und auch kooperativ ist.

Therapieziele:
→ verbesserte Kommunikation – Kommunikationsmedium finden,
→ verbesserte Sitzposition und Lagerung der linken Hand,
→ Tonusregulation,
→ verbesserte Körperwahrnehmung,
→ Einsatz der verbliebenen Fähigkeiten im Alltag – selbständig tun, Freude vermitteln.

Übungsbeispiele:
Ausgangsstellung: Sitz im Rollstuhl, beide Füße auf den Fußstützen, wobei das linke Bein durch den Therapeuten fixiert werden muss, Therapeut sitzt der Patientin gegenüber:

- → rechte Hand wischt am rechten Bein entlang hinunter und wieder hoch,
- → rechte Hand wischt am linken Bein entlang hinunter und wieder hoch,
- → schaukeln, Therapeut nimmt rechte Hand und linken Ellenbogen der Patientin und leitet Schaukelbewegung nach vorne ein.

Wir haben die Patientin auch zu zweit auf den Boden gebracht, um effizienter mit ihr arbeiten zu können.

ASTE Seitenlage li. am Teppich, 1 Polster unter dem Kopf; beim Drehen von RL in SL li. braucht Frau S. nur wenig Hilfe (drehen auf die re. Seite mit viel Hilfe – mag sie auch nicht so gerne):
- → rechte Hand wischt vor dem Körper, am Teppich nach oben,
- → rechte Hand wischt vor dem Körper, am Teppich nach vorne,
- → gleiche Übung gegen Widerstand – Therapeut legt Hand auf die Hand der Patientin,
- → Therapeut rollt Noppenball über den Rücken der Patientin.

Frau S. scheint die Seitenlage und auch die „Rückenmassage" zu genießen. Durch den Führungswiderstand beim Wischen kann sie ihren rechten Arm bis ins Kreuz strecken.

Schaukelbewegung vor – zurück, aktiv:
Therapeut fasst rechte Hand und linken Ellenbogen der Patientin. Die Bewegungen sind für Frau S. angenehm, aber auch anstrengend. Die aktiven Bewegungen werden meist vom Kopf aus eingeleitet, anfangs wenig Aktivität aus der Mitte, viel Zug über den rechten Arm, nach und nach besserer Bewegungsdialog mit der Therapeutin.

Hier nun eine Werkgruppe:
- → mehr Augenmerk auf Lagerung, richtiges Sitzen, Tischhöhe,
- → Bewegung aus der Mitte kommen zu lassen,
- → vermehrter Einsatz von Techniken, die den Rhythmus erfordern.

Und jetzt noch eine *Gedächtnisgruppe:* Bewegungselemente aus der NOWO BALANCE, vor allem diagonale Bewegungen mit kreuzender Mittellinie, um die kognitive Leistungsfähigkeit von der Gruppe anzuregen.

Vor allem wenn es die Gruppen betrifft, habe ich durch die NOWO BALANCE dem Lachen einen höheren Stellenwert eingeräumt. Lachen als Medizin – Lachen als Loslassen – Lachen als gemeinsames Kommunikationsmittel – auch mal über sich selbst lachen zu können, Dinge einmal nicht so ernst sehen zu müssen – all diese Dinge haben in meiner Therapie Einzug gehalten und die Wirkung war für Patienten wie Therapeut positiv zu spüren. In den Gruppen hat sich dadurch ein besseres Gemeinschaftsgefühl entwickelt und damit wurde eine Vertrauensbasis auch zwischen den Patienten geschaffen.

Einzeltherapie: NOWO BALANCE als sehr nützlicher Therapieansatz bei schwierigen Patienten (Multimorbidität, Wahrnehmungsstörungen, Depressionen, Antriebsstörung, Sprachverlust, ...). „Übungen müssen nicht anstrengend sein, es geht darum, es sich so leicht wie möglich zu machen."

Die Grundprinzipien der NOWO BALANCE sind im Alltag in der Ergotherapie sehr gut einsetzbar. Sie erfordern vom Therapeuten nur ein wenig Flexibilität und Kreativität, denn: „Die Methode der Balance-Therapie ist: Keine Methode zu haben" (*F. Nowotny*). Sowohl in den ergotherapeutischen Gruppen als auch in den Einzeltherapien war es mir möglich NOWO BALANCE positiv einzubringen.

Durch eine organisatorische Veränderung, an der ich arbeite, habe ich derzeit mit Patienten zu tun, die wieder in ihr altes Lebensumfeld zurückkehren sollen. Schwere körperliche Einschränkungen und psychische Veränderungen machen diesen Weg oft sehr mühsam. Auch hier werde ich die NOWO BALANCE in der Ergotherapie integrieren können, zum Wohle der Patienten wie auch der Therapeutin.

Wenn Motivation und Freude den Lernerfolg erhöhen, wird die NOWO BALANCE-Therapie mit ihrer Leichtigkeit und der Freude an der Bewegung auch hier zum Therapieerfolg führen.

c) *Projektarbeit:* **NOWO BALANCE in der Spätrehabilitation**
Ulrike Grafl – Diplom-Ergotherapeutin

An Patientenbeispielen zeige ich die Möglichkeiten der NOWO BALANCE in der Spätrehabilitation.

Patient 1:
Persönliche Daten: L. S., weiblich, geb. 1919, Pensionistin

Therapiedauer/-frequenz: sechs Wochen, zweimal pro Woche,

Diagnose: Humeruskopffraktur li. mit stark eingeschränkter Schulterbeweglichkeit in Folge

Anamnese: starke Osteoporose seit relativ jungen Jahren, starkes Asthma, Herzinfarkt 1998, Inkontinenz.

Therapieziele:
Nahziel: Schmerzreduktion linke Schulter

Fernziel: Bewegungsumfang der linken Schulter vergrößern
Übungen zum Lockerlassen der Schulter-, Arm- und Halsmuskulatur; aktiv aus der Mitte rhythmisieren und so Bewegungsradius vergrößern

Anfangs waren die Bewegungen der Patientin noch vorsichtig gehalten. Im Verlauf der Therapie wurden die Bewegungen des ganzen Körpers, einschließlich der betroffenen Schulter, immer lockerer und machten der Patientin ganz offensichtlich ungeheuren Spaß, so dass sie schon sehr bald alle Übungen selbständig machen konnte. Die Patientin sollte immer drei Übungen zu Hause durchführen, was sie bis auf wenige Ausnahmen auch gemacht hat, woraus ich mir die baldige Selbständigkeit erkläre, die die Patientin erlangt hat.

Patient 2:
Persönliche Daten: W. H., männlich, geb. 1936, Pensionist

Therapiedauer/-frequenz: sechs Wochen, zweimal pro Woche

Diagnose: Gehirntumor seit 1992 mit Shuntversorgung 1993; Doppelbilder; Ataxie; OPS

Bei diesem Patienten war in erster Linie die Lockerung des gesamten Körpers notwendig. Hier kamen diverse Vibrationsmassagen zum Einsatz, um den Patienten aus seinen Erstarrungen und Verkrampfungen zu lösen. Bei dieser „Technik" wird gleichzeitig auch beim Patienten sein Eigenrhythmus wieder in Gang gesetzt.

Der Patient absolvierte Übungen auf dem Teppich, in denen der Teppich als „Partner" fungiert. In Rutschbewegungen setzt der Teppich einen konstanten Widerstand, wodurch der Patient eine Bewegungsführung erhält und es ihm leichter fällt, seine ausfahrenden Bewegungen zu kontrollieren und zielgerichteter auszuführen.

Ich habe Bewegungen verwendet, die dem Patienten wieder zu seinem Eigenrhythmus verhelfen, z.B. Teddybärübung, Schwungübungen mit einem Sack in der Hand und diverse Gangübungen, um sein Gangbild zu verbessern. Den Rhythmus entscheidend beeinflussen, dass der Patient wieder in seinen Eigenrhythmus kommt, ist mir erst gelungen, als der Patient zu seinen Übungen gesungen hat.

Patient 3:
Persönliche Daten: E. B., weiblich, geb. 1984, Schülerin

Therapiedauer/-frequenz: neun Wochen, ein- bis zweimal pro Woche, kurze Therapiepause

Diagnose: Fingerstauchung mit Ruhigstellung bis über HG rechts 1997, mit rezidivierender Sehnenscheidenentzündung und auftretendem Gangrän

Therapieziel:
Nahziel: Reduzierung der Handgelenksschmerzen
Fernziel: Aktivierung der Mitte, Bewegung aus dem Kreuz heraus, ökonomischere Bewegung, Besserung der Sehnenscheidenentzündung

Therapieverlauf: In den beiden Therapieabschnitten vor bzw. nach dem Tod ihres Großvaters, der einen Einbruch im Therapieverlauf brachte, konnte jeweils ein eindeutiger Therapieerfolg erzielt werden, als erstes konnte das Nahziel erreicht werden und die Schmerzen verschwanden. Zweitens konnte die Patientin nachhaltig zu einem veränderten Bewegungsablauf gebracht werden, so dass nun, einige Monate nach Ablauf der Therapie, die Schmerzen noch immer nicht aufgetreten sind. Auch die aufgetretene Gangrän kam wieder zum Verschwinden. In der Therapie konnte man eine lockere Bewegung und einen stabilen Eigenrhythmus beobachten.

* * *

Das Alter der Gruppenteilnehmerinnen lag zwischen 75 und 92 Jahren. Diese kamen von verschiedenen Abteilungen, teils wurden sie zur Therapie gebracht, teils kamen sie selbständig. Bis auf eine Patientin waren alle auf Hilfsmittel wie Rollstuhl, Gehstock oder Rollator angewiesen. Alle Teilnehmerinnen waren bereits seit längerem zur Langzeitpflege ins GZW übernommen worden.

Ihre Krankheitsbilder waren sehr vielfältig. Einige litten an den Spätfolgen von Bandscheibenvorfall, Schlaganfall, Schenkelhalsfraktur, Gürtelrose am Bein, kardiale Insuffizienz, Morb. Parkinson, Depressionen und Schmerzen unklarer Genese. Bis auf eine Patientin waren alle örtlich, zeitlich und situativ orientiert. Das interdisziplinäre Ziel war die geistige und psychische Aktivierung der Patientinnen.

Der Therapeut ist nicht nur der von außen Behandelnde und Gebende, sondern der Partner des Patienten, der diesen in einen „Bewegungsdialog" mit hineinnimmt.

Für die NOWO BALANCE-Übungen, die ich mit der Gruppe machte, bringe ich als lebendiges Beispiel die Abschlussübung: Jede Patientin bekommt ein buntes Seidentuch, das von einer Hand in die andere geworfen wird. Dadurch sind alle herausgefordert, sich mit ihrem Blick und ihrem ganzen Körper einem beweglichen Gegenstand anzupassen, d.h. sie müssen gesteigerte Reaktionsbereitschaft aufbringen. Durch die Initiative einer Patientin fliegen bald alle Tücher kreuz und quer durch den Raum, indem sie diese einander zuwerfen. Alle geben sich große Mühe, die Tücher zu fangen und wieder weiterzuwerfen. Sie sind maximal auf das Spiel konzentriert und beginnen zu lachen. Man kann eine gute Einheit in der Gruppe spüren. Die Patientinnen bewegen sich reaktiv in sitzender Balance auf die fliegenden Tücher zu. Sie nehmen miteinander durch Zurufe, Mimik und Gestik Kontakt auf. Alle Teilnehmerinnen werden ungeachtet ihrer Fähigkeiten in das Geschehen mit einbezogen. Jeder gibt sich Mühe, die heruntergefallenen Tücher selbst aufzuheben. Durch das herzliche Lachen und die ausgelassene Stimmung haben die Teilnehmerinnen automatisch im Bereich des Schultergürtels und der HWS mehr losgelassen und ihre Atmung intensiviert. Die Gruppe hat gemeinsam zu einer Mitte gefunden.

Später beginne ich Partnerübungen einzubauen. Bei dieser Aufgabe müssen sie sich um den richtigen Krafteinsatz bemühen und spüren, wie viel Widerstand sie ihrem Gegenüber geben dürfen. Dieser Bewegungsdialog erfordert ein Eingehen auf den Partner, gegenseitige Anpassung und adäquaten Krafteinsatz. Um die Übung rhythmisch zu gestalten, spricht die Gruppe lustige Kinderreime dazu. So gelangt die Gruppe wieder zu einer Einheit. Die Patientinnen werden dazu gebracht, sich einem Menschen in der Gruppe auch körperlich zuzuwenden, ihm etwas zu geben und von ihm zu nehmen.

Der Übergang von Bewegung zum HLT war immer völlig problemlos. Durch Lachen und Sprechen während der Übungen sind die Teilnehmerinnen gelöster und wacher geworden. Am deutlichsten veränderte sich eine Parkinson-Patientin während der zehn Stunden. Sie wurde aus ihrer Starrheit gelöst und stellte selbst fest, dass sie nun wieder besser rechnen und denken könne.

Heute bin ich so weit, dass ich NOWO BALANCE in meinen Alltag gut einbauen kann. Oft verlasse ich morgens das Haus mit einem Gefühl von Schwere und kann dann im Laufe der halben Stunde, die ich benötige, zur Arbeit zu gehen, zu einer guten Balance gelangen. Auch bei der Hausarbeit wie Fensterputzen oder Rasenmähen habe ich gelernt, mich natürlich zu bewegen. „Der Arm beginnt im Kreuz" ist für mich zu einem Merksatz geworden. Ich erlebe einen kontinuierlichen Zuwachs an Selbstvertrauen und Kompetenz. Die NOWO BALANCE ist für mich persönlich eine große Bereicherung geworden.

Das Projekt „NOWO BALANCE und HLT" hat mir bestätigt, wie sinnvoll die Berücksichtigung einer ganzheitlichen Sicht des Menschen in der Ergotherapie ist. Immer, wenn es mir gelungen ist, die Patienten durch entsprechende Übungen in ihre Mitte zu bringen, war dies eine gute Voraussetzung für weitere therapeutische Arbeit.

d) *Projektarbeit:* **Berufsbedingte Beschwerden im Bereich der HWS**
Susanne Horvath, Diplom-Ergotherapeutin

Kurze Ausführung der Ziele des Projektes:
1. Tätigkeiten im Berufsalltag in Bezug auf ihre Leichtigkeit und harmonischen Bewegungsablauf zu erreichen versuchen. Neue verbesserte Arbeitshaltungen erarbeiten.

2. Bewusstes Wahrnehmen des Körpers des Patienten bzw. des Therapeuten. Der Teilnehmer übt auch zu Hause die für seine körperlichen Defizite ausgewählten Bewegungen.
3. Vermehrter Bewegungsdialog mit dem Patienten durch Verbesserung des Kontaktes der Körperwahrnehmung des Patienten. Ein Wegkommen vom problemorientierten Arbeiten und eine auf die Bedürfnisse des Patienten ausgerichtete Therapie und Flexibilität wird ermöglicht.
4. Verringerung der Schmerzen und Verspannungen im HWS-Bereich.

Zur Umsetzung des Projektes wählte ich die Form einer Gruppe: vier Ergotherapeutinnen, eine Masseurin (jeweils Kolleginnen vom GZW), zweimal wöchentlich je 45 Minuten über einen Zeitraum von sechs Wochen.

Auswahlkriterien der Übungen:
1. Zu Beginn der Therapie Abschalten, Loslassen des Alltags, Gleichgewicht entwickeln, Dynamik und Leichtigkeit in die Bewegungen injizieren. Übungen, die das Lachen und die Kontaktanbahnung zu den anderen Teilnehmerinnen fördern.
2. Bewusster Einsatz des Kreuzes – dadurch Verminderung der Beschwerden im Bereich der LWS und HWS. Nur bei einer Bewegung aus dem Kreuz und dem unteren Körperbereich kann die Verspannung im HWS-Bereich gelöst werden.
3. Loslassen der Schulter und Verringerung der Schulter- und Armaktivität bei HWS-Verspannungen durch Bewegungen aus dem ganzen Körper.

Nachdem die Übungen genauer beschrieben sind, folgt eine Fotodokumentation über Arbeitshaltung vor und nach der Korrektur im Sinne der NOWO BALANCE.

Basale Stimulation am Krankenbett: So wurde z.B. das Bett niedriger eingestellt, um die Hüftbeugung des Therapeuten zu verstärken. Die Beine in Schrittstellung mit leicht gebeugten Knie, steht nun die Therapeutin parallel zum Bett, dadurch kann sie den ganzen Körper beim Hinuntergleiten am Arm einsetzen. Die Arbeit gewinnt an Leichtigkeit. Die Hüftbeugung ist verstärkt, dadurch wird die Hohlkreuzhaltung wesentlich verringert. Der ganze Körper ist in die Dynamik der Bewegung vermehrt mit einbezogen. Die Kollegin bevorzugt die Arbeitshaltung im Stehen, weil sie sich beweglicher fühlt.

Vibrationsmassage: Die Ergotherapeutin steht am Fußende des Bettes in Schrittstellung, um die Diagonale, eine optimale Vorlage und das Durchlaufen der Bewegung bei sich selbst zu unterstützen.

Hilfestellung für eine Patientin am Rollator: Beim Gehen mit dem Rollator neigt sich die Patientin vor der Korrektur stark zur rechten Körperhälfte. Die Therapeutin kann durch Hilfestellung an der rechten Hüfte die Patientin korrigieren und im Kreuz eine

Balance herstellen. Zugleich wird auch die starke Schulterarbeit der Kollegin verringert. Sie kann die Patientin an ihre Hüfte heranholen und mit ihrem Körper die Dynamik und den Rhythmus des Gangmusters der Patientin beeinflussen. Die Patientin kann durch den Körperkontakt einen Input und auch Sicherheit erfahren.

Es entsteht ein fließender, harmonischer Austausch der Bewegungen zwischen den beiden Personen. Es ergibt sich ein sprichwörtliches gemeinsames Bewältigen der Gehbehinderung und der Unsicherheit der Patientin. Zugleich kann die Patientin mit der „spürenden" Nähe zu ihrer Mitte finden. Dadurch kann die Kollegin sich dem Gangmuster und dem Tempo der Patientin anpassen sowie mit ihr synchron gehen.

Dokumentation am Schreibtisch: Der Bürosessel ist vor der Korrektur für die Therapeutin zu hoch. Um einen optimalen Bodenkontakt für die Füße und einen Winkel von 90° in den Knien zu ermöglichen, stellte ich unter die Füße eine stabile Schachtel.

Feedback einer Therapeutin aus der Gruppe: Die Gruppe empfand die Übungen als sehr spannend. Sehr gut taten den Teilnehmern die Partnerübungen. Seitdem beobachten sie bewusster ihre Arbeitshaltung.

Meine persönlichen Erfahrungen bei Beobachtungen einer Teilnehmerin: Die Kollegin muss sehr gefordert werden, da sie ein kräftiger und sportlicher Typ ist. Um sie in ihrem tatsächlichen Energiepotential zu fordern, muss ich sie viel arbeiten lassen, auch um sie mehr ins Kreuz zu bringen, z.B. die Übung: im Gehen auf Ferse tippen und unter dem Knie durchschauen. Besonders deutlich war es zu sehen, wie die Schinken-Gang-Übung kombiniert mit Ton ihr half, ihren Rhythmus zu finden.

Meine persönlichen Erfahrungen bei diesem Projekt: Für mich war es schön, dass die Teilnehmerinnen gerne zur Gruppe kamen, alle Spaß miteinander hatten und die Übungen sich positiv auf das körperliche Wohlbefinden auswirkten. Alle Teilnehmerinnen hatten vor allem Beschwerden im Schulterbereich, manche auch an der HWS und fühlten sich nach der Stunde gelockert und entspannt.

Ein wenig frustrierend war, dass die Hausaufgaben nicht immer wahrgenommen wurden. Unglücklicherweise hatten wir drei Unterbrechungen während der sechs Wochen. Dadurch waren keine signifikanten Veränderungen beim Bewegungsverhalten und bei Verspannungen im HWS-Bereich zu beobachten. Aber es war sicher eine große Anregung für die Therapeuten, eine andere Arbeitshaltung anzunehmen, sich selbst anders zu bewegen, um keine Schmerzen zu haben und auch den Patienten in einer anderen Weise zu helfen, sich schmerzfreier und mehr zu bewegen.

Die praktische Anwendung der Übungen mit jüngeren, nicht wesentlich bewegungseingeschränkten Personen gab mir die Möglichkeit, auch schwierige Übungen am Boden durchzuführen. Darüber hinaus gewann ich an Sicherheit bei der Anwendung der Therapie (Beobachtung und Diagnose, Herausfinden der richtigen Übungen und Hilfestellung für die Teilnehmerinnen).

Persönliche Erfahrung mit dem Bewegungskonzept der NOWO BALANCE: Durch das verbesserte Zusammenwirken des körperlichen und seelischen Bewusstseins habe ich einen mehr gelassenen Zugang zum Patienten gefunden. Ich nehme die Persönlichkeit und die Bedürfnisse des Patienten bewusster wahr und kann mich auf ihn besser einlassen und werde von ihm nicht vereinnahmt. Das Gefühl „Ich muss ihn führen", „Ihm helfen, etwas Gutes zu tun", ist abgelöst worden durch die Erkenntnis, dass der Patient eigenverantwortlich ist, seine Zeit braucht, sich bewusster wahrzunehmen, um sich zu akzeptieren mit seiner Vergangenheit, Gegenwart und Zukunft. Auf den Punkt gebracht bezieht sich das bei ihm auf seine unrealistischen Erwartungen hinsichtlich der körperlichen und psychischen Einschränkungen sowie der Einschränkung der persönlichen Freiheit und Autonomie (z.B. Mobilität, Privatsphäre, eigene Entscheidungsfreiheit im Krankenhausalltag).

Ich kann dem Patienten mein Verständnis vermitteln und muss ihn nicht zu einem Punkt, an dem ich meine, wo er sein sollte, hintragen. Mit meinem Zutun kann ich ihn auf dem Weg im Erlernen des Umgangs mit seinem Leid, täglichen Lasten und Freuden begleiten. Es fällt mir leichter, es dem Patienten zu überlassen, auf welche Art und Weise und in welchem Tempo er dieses Ziel anstrebt oder ablehnt.

3. Logopäden

Projektarbeit: **NOWO BALANCE – Die Integration in die logopädische Therapie, Beschreibung von Fallbeispielen**
Nicolaas Arnoud Buitenhuis – Diplom-Logopäde

1. Fall:

Herr M.S. wurde in der Schweiz geboren und steht in einer Gesangsausbildung an einer Musicalschule in Wien. Bei einer HNO-ärztlichen Untersuchung wegen Stimmschwierigkeiten im Januar 1999 wurde ein Stimmbandpolyp festgestellt, darauf hat er ein halbes Jahr nicht mehr gesungen. Im September 2000 nahm er den Gesangsunterricht wieder auf, er hatte dabei jedoch immer noch gewisse Schwierigkeiten.

Herr M.S. macht einen psychisch verklemmten Eindruck (seine Eltern sind seit 20 Jahren geschieden, er ist bei der Mutter aufgewachsen, die ihn verwöhnt und übermäßig liebt).

Körperliches Erscheinungsbild: Der Patient schleift mit den Füßen über den Boden und macht zu kleine Schritte beim Gehen. Er hat einen Hohl-Rundrücken. Er gibt an, Schmerzen in der rechten Schulter und im oberen Rücken zu haben.

Logopädische Diagnose: Zuviel Spannung im Hals mit Heiserkeit.

Bei der durchgeführten NOWO BALANCE-Therapie kamen u.a. folgende Übungen zur Anwendung:
→ Lockern im Liegen (der Therapeut hat die Hände an den Knien, in den Kniekehlen bzw. an den Schultern des Patienten und bringt ihn zum Schwingen);
→ Lockern der Knie im Stand und beim Gehen, um einen durchlaufenden Bewegungsablauf zu erzielen;
→ Becken schaukeln, wobei der Therapeut hinter dem Patienten mit angewinkelten Knien sitzt und ihn summen lässt, um die gesamte Hals-Nacken-Schultergürtelpartie zu lockern und die oberen und unteren Atemräume zu aktivieren;
→ „Boden wischen" (der Patient sitzt auf den Fersen, die Handflächen liegen nach vorne gestreckt auf dem Boden und werden hin- und herbewegt wie beim Boden wischen);
→ Tönen oder Summen.

Die Übungen dienen der Gleichgewichtsfindung, der Aktivierung der Bauch- und Beckenmuskulatur, der Öffnung des Brustkorbs, der Aktivierung im Kreuz und lenken die Aufmerksamkeit von der Stimmgebung ab, so dass die Überspannung nachlässt.

Die NOWO BALANCE-Therapie wurde durch Vokalraumarbeit unterstützt. Jeder Vokal hat seinen eigenen Platz im Körper. Wenn man sich einen Vokal innerlich, in Gedanken, vorstellt, atmet man automatisch in den entsprechenden Raum hinein. Die Artikulation der einzelnen Vokale wirkt entspannend, die Stimmorgane werden besser durchblutet und stimuliert.

Auch die Akzentmethode (nach *Sens Smith*) wurde zusätzlich eingesetzt. Dabei werden falsche, unzielgemäße Reflexe durch zielgemäße Reflexe der Larynxmuskeln ersetzt. Die Methode ist eine Kombination von Atem- und Stimmübungen.

Endstatus: Das Bewegungsbild hat sich bei Herrn M. S. nach 12 Behandlungen (Dauer jeweils eine Stunde) nicht wesentlich verändert, auch psychisch ist er nach wie vor unausgeglichen. Die rechte Schulter schmerzt nicht mehr, die Verspannungen im oberen Rückenbereich sind weniger. Wenn die Bewegung fließt, und damit auch die Atmung, merkt man wie die Stimme frei wird und sich entfalten kann.

2. Fall: Dysarthrie

Herr G., 50 Jahre alt, hat Schweißer und Autogenschneider gelernt, aber zeitweilig auch Hilfsarbeitertätigkeit ausgeübt. Seit 1997 arbeitet er nicht mehr. Er ist zum zweiten Mal verheiratet, die jetzige Frau leidet an Schizophrenie, die medikamentös kompensiert ist.

Medizinische Diagnose: chronischer Alkoholismus, organisches Psychosyndrom, Polyneuropathie, Sprachstörung.

Logopädischer Befund: mittel- bis schwergradige Dysarthrophonie mit verwaschener Artikulation (bei schlecht sitzenden Zahnprothesen), Heiserkeit, oberflächliche Atmung.

Bewegungsbild: Herr G. geht mit einem Rollator. Der Gang ist unregelmäßig, kleinschrittig und breitbeinig, der Oberkörper weit vorgebeugt, er hat Mühe, das Gleichgewicht zu halten.

Behandlung: Es werden mimische und mundmotorische Übungen durchgeführt, dazu NOWO BALANCE-Übungen zur Entspannung, Atemwahrnehmung und Bewegungskoordinierung, vorwiegend Partnerübungen (Therapeut und Patient sitzen sich gegenüber und halten sich die Hände übers Kreuz. Durch rhythmisches Bewegen vom Kreuz aus und gleichzeitiges Summen kommt es zur Entspannung, durchlaufendem Atem und psychischer Auflockerung).

Es handelt sich um eine Langzeittherapie (43 Behandlungen). Aufgrund der Ausgangslage war bei Herrn G. nur ein allmählicher Abbau der psychophysischen Blockaden erreichbar.

Endstatus: Herr G. hatte anfänglich große Schwierigkeiten, sich auf die Übungen zu konzentrieren und seine Widerstände gegen Einflussnahmen jeder Art abzubauen. Das Treppensteigen war nach der Therapie verbessert. Beim Sprechen (spontan oder in einer Übung) hat er es (unbewusst) geschafft, die Verspannungen im Gesicht und Nacken zu kontrollieren. Das Sprechen am Ende der Therapiestunden war meist langsamer und damit war er deutlicher zu verstehen.

3. Fall: Aphasie
Herrn W. ist 64 Jahre alt, lediger Pensionist und lebt mit seiner 98jährigen Mutter zusammen. Von Beruf war er Mechaniker bei der Eisenbahn. Im September 1999 erlitt er einen linksseitigen cerebralen Insult mit beinbetonter Hemiparese. Am 15. Januar 2001 kam es zu einem vaskulären Anfallsgeschehen mit tonisch-klonischen Krämpfen; seither besteht eine partielle motorische Aphasie und Apraxie sowie Blasenstörungen.

Logopädische Diagnose: In der Spontansprache perseveriert der Patient sehr stark. Er kann wiederholen, was ihm gesagt wird, hat aber erhebliche Wortfindungsstörungen. Er redet von sich aus so gut wie gar nicht, das auditive Sprachverständnis ist nur leicht beeinträchtigt.

Bewegungsbild: Herr W. hat ein schlechtes Gleichgewicht, sowohl im Sitzen wie im Stehen. Wegen der Spastik im rechten Bein belastet er nur das linke. Er ist nicht in der Lage ohne Anlehnung zu stehen.

Die logopädische Therapie diente dem Ziel, die Kommunikationsfähigkeit zu verbessern, sie wurde auf einem Konzept namens Modalitäten-Aktivierung (Modak) aufgebaut. Gleichzeitig NOWO BALANCE-Übungen, die in den Partnerübungen auch den Kontakt sehr fördern können und die Beweglichkeit und das Körpergefühl verbessern. Ähnliche Übungen wurden schon bei den anderen Fällen beschrieben. Herr W. erkannte, dass er seinen ganzen Körper einsetzen musste, um gezielte Arm- und Handbewegungen besser ausführen zu können und dass er sich auch beim Stehen und Gehen leichter tut und die Spastik im Bein verbessert, wenn die Bewegungen von der Mitte angesetzt werden.

Endstatus: Herr W. hat im Verlauf der Übungsbehandlung (36 mal zu 45–60 Minuten mit Unterbrechung wegen Beinvenenthrombose, Fieber, epileptischer Anfall) gelernt vollständige Sätze zu sprechen. Die Fehlerquote beim lauten Lesen ist deutlich geringer, wenn Herr W. entspannt (in seiner Mitte) ist. Die NOWO BALANCE-Übungen macht er nicht selbständig, sondern nur mit Therapeutenhilfe, eine Antriebsschwäche besteht weiterhin. Aber während der Therapie ist er aufmerksam und in der Lage, die erlernten Koordinationsübungen einwandfrei durchzuführen.

Ich glaube, dass die NOWO BALANCE gut in eine logopädische Therapie zu integrieren ist, nicht nur in eine Stimmtherapie, aber auch in eine Dysarthrie- oder Aphasietherapie. Durch das Einbringen von Bewegung wird die gesamte Arbeit dynamischer. Der Therapeut und der Klient haben nicht die Chance, in einer Position zu erstarren und bleiben aufmerksam. Einige Übungen mit Bewegungskomponenten (Akzentmethode; das Rhythmisieren des Sprechens mittels Takt schlagen) kannte ich schon. Andere Übungen musste ich nur leicht abwandeln, um eine Bewegungskomponente hineinzubringen, wie zum Beispiel bei der MODAK. Zudem gibt es Übungen, die sich gut kombinieren lassen: NOWO BALANCE und Vokalatemraumarbeit; NOWO BALANCE und Summen/Tönen. Ebenso die Koordinationsübungen, die auf den ersten Blick vielleicht nicht viel mit Logopädie zu tun haben, jedoch sehr wichtig sind, weil dadurch die Aufmerksamkeit des Klienten geweckt oder erhöht wird.

Die Arbeit mit NOWO BALANCE hat mir gezeigt, dass ich kein Physio- oder Ergotherapeut sein muss, um Bewegung in meine Behandlung einbauen zu können. NOWO BALANCE lässt sich leicht in andere Methoden integrieren. Ich habe jetzt mehr Spaß an der Arbeit. Diese Freude wird noch vergrößert, wenn ich merke, dass es dem Klienten auch mehr Freude macht.

4. QiGong-Praktizierende

NOWO BALANCE und QiGong
Lorenz Giefing – Diplom-Physiotherapeut

These: Unmittelbares körperliches Erleben von Mitte erleichtert und vertieft das Üben von QiGong.

Ziel: Beobachten der Veränderungen im QiGong-Üben durch NOWO BALANCE-Übungen, sowohl von außen (vom Therapeuten, vom QiGong-Lehrer) als auch von innen (subjektive Wahrnehmung des Übenden).

Fünf Probanden, die QiGong und NOWO BALANCE einsetzten, wurden mit drei vom Untersucher selbst entwickelten Fragebögen am Anfang, in der Mitte und am Ende des Beobachtungszeitrahmens dokumentiert. Dabei habe ich im Laufe der Zeit im QiGong und NOWO BALANCE viel Gemeinsames gefunden, aber beim Arbeiten mit Roswitha, der QiGong-Lehrerin, auch viele scheinbare Widersprüche. Hier eine kleine Liste über Gemeinsamkeiten und Unterschiede:

Gemeinsamkeiten	NOWO BALANCE	QiGong
Arbeit aus der Mitte	Mitte, Kreuz	Dantien, Mingmen
Bewegung im ganzen Körper	durchlaufende Bewegung	Qi fliesst frei durch die Meridiane
Rhythmus	eigenen Bewegungsrhythmus finden	im Atemrhythmus bewegen
Mittel zur (Unterbauch-)Zentrierung	Hände auf den Rücken	Hände auf Dantien
Qualität des Stehens	labile Balance	unten fest, oben leicht
Töne	singen, sprechen, damit die Bewegung durchlaufen und rhythmisch wird	üben in Stille
Anpassung	spezifische Übungen mit individueller Unterstützung; zunächst Partnerübungen, dann alleine.	traditionelle Übungen, kaum individuell, keinen Partner, nur Gruppe
Kontext	vor allem Therapie	Lebensweg

Zur Tabelle ist zu sagen, dass sich die verschiedenen QiGong-Stile/-Schulen oft erheblich unterscheiden und in der NOWO BALANCE schließlich alles richtig ist, was zur Balance führt, denn die NOWO BALANCE ist keine Methode. Trotzdem sind

Unterschiede im Weg zu verzeichnen, weil der westliche Mensch die Individualität einer Person besonders betont.

Sowohl im QiGong als auch in der NOWO BALANCE werden Bilder verwendet, um sich die Qualität der Bewegung vorzustellen – im QiGong z.B. soll das Bild eines Baumes, der die Wurzeln tief in der Erde hat und mit der Krone in den Himmel reicht, gleichzeitig erden und aufrichten. Mir persönlich hilft das – mangels bildlichem Vorstellungsvermögen – wenig. Ich reagiere eher auf bewegte Bilder wie: „einen Ball unters Wasser drücken". Es fragt sich nun, ob solche Bilder das eigene Bewegungskonzept verstärken oder ob sie ausgleichen und die Bewegung in die Mitte führen.

Wenn ich in der NOWO BALANCE mit Bildern arbeite (schiebe einen Schmetterling weg, lasse den Arm in die Länge wachsen), dann sehe oder spüre ich unmittelbar, ob die Bewegung dadurch besser wird oder nicht – und dann suche ich ein anderes Bild, eine andere Anweisung („mach's dir ganz leicht, den Arm hinausstrecken"). So empfinde ich einen QiGong-Lehrer, der von asiatischen Bildern zu Bildern aus dem westlichen Kulturkreis übergegangen ist, als für mich wirkungsvoll.

Den Unterschied von „Erinnern" und „Vorstellen" empfinde ich als äußerst wichtig. Erinnern erleichtert mir die Bewegung sehr. Sie macht das sich-bewegen natürlich und einfach. Wenn das sich-vorstellen einem nicht liegt, so hemmt es oft mehr den Bewegungsablauf, als dass es ihm hilft.

Möglichkeiten: Einige NOWO BALANCE-Übungen bieten sich in QiGong-Kursen besonders an. Mit Partnerübungen geht es den QiGong-Konzepten ziemlich an den Kragen, stört doch der Kontakt mit einer Person deutlich die eingebildete „Realität". Ich verwende Partnerübungen, um die Aufmerksamkeit gleichzeitig nach innen und außen zu lenken, um ein neues Erleben zu schaffen, um das Miteinander zu vertiefen und – nicht zuletzt – um Gelegenheit zum Lachen zu geben: das entspannt, aktiviert den Rumpf und bringt uns ins Hier und Jetzt.

Typische Übungen sind das Schaukeln zu zweit, Kopfwiderstände im Stehen und Gehen, Stehen auf den Füssen des Partners usw.

Die These, die ich dem Projekt vorangestellt habe, hat sich in eine Beobachtung verwandelt. Unmittelbares körperliches Erleben von Mitte *verändert* das Üben von QiGong.

IV. Psychosomatische Aspekte der NOWO BALANCE

Andauernde seelische Belastungen können zu Bewegungsstörungen bzw. -einschränkungen führen. Es liegt in unserer Natur, dass jeder von uns Belastungssituationen anders erlebt und verarbeitet. Da unser Bewegungsverhalten auch durch psychische Einflüsse gesteuert wird, vermögen starke emotionale Belastungen und traumatische Erlebnisse die Kontrolle über das sensomotorische System zu blockieren. Es kommt zu unwillkürlichen Reaktionen; der Körper passt sich den Belastungssituationen an (Adaption).

Welche Veränderungen in der Bewegung sichtbar werden, wie die Körper- und Organsprache hilfreiche Hinweise geben und an Hand von Beispielen möchten wir Denkanstöße und Lösungsbeispiele anbieten. Wir zeigen die Arbeit mit und in einer Großgruppe in einer psychosomatischen Klinik.

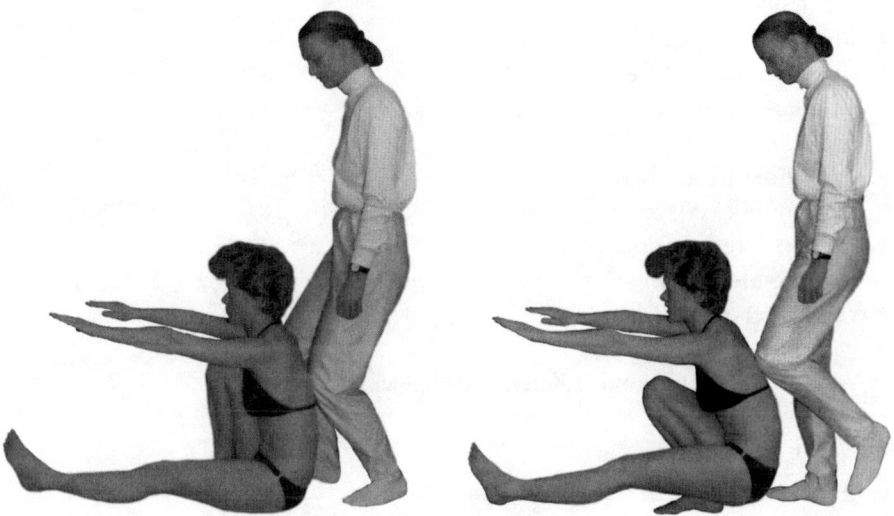

Patientin steht über ein Bein auf, die Therapeutin gibt im richtigen Moment Hilfestellung an den Trapeziusansätzen, damit die Patientin nicht im Becken blockiert.

1. Die Reaktionsweise des psychophysischen Systems

Im Tanzkurs begann der Lehrer damit, die ganze Gruppe auf Kommando mit dem linken Fuß vorwärts gehen zu lassen. Was für ein K(r)ampf war das plötzlich, dabei das richtige Bein zu nehmen – nicht aus dem Rhythmus zu kommen oder unwillkürlich in einen Passgang zu verfallen. Der Druck, es unbedingt richtig machen zu wollen, genügte, die natürlichen Bewegungsabläufe erst einmal zu unterbinden.

Angst und Abwehr führen zu Spannungen/Verspannungen und Verhärtungen im muskulären Bereich, gestaute Aggressionen werden oft in Krankheit oder Unfall ausgelebt. Schreck und Stress führen zu starken Muskelkontraktionen. Auf Energieblockaden, Störungen des Chi, der Lebensenergie, reagiert der Körper mit Schmerz, muskulären Spannungen und Immunschwäche.

Andauernde seelische Belastungen können zu Bewegungsstörungen bzw. -einschränkungen führen. Es liegt in unserer Natur, dass jeder von uns Belastungssituationen anders erlebt und verarbeitet. Da unser Bewegungsverhalten auch durch psychische Einflüsse gesteuert wird, vermögen starke emotionale Belastungen und traumatische Erlebnisse die Kontrolle über das sensomotorische System zu blockieren. Es kommt zu unwillkürlichen Reaktionen, der Körper passt sich den Belastungssituationen an (Adaption). Der Stoffwechsel, insbesondere das Immunsystem, werden geschwächt bzw. verändert und es kommt zu Bewegungs- und Haltungsstörungen. Diese Belastungen verursachen:
→ hohen Muskeltonus,
→ erhöhten Energieverbrauch,
→ Übersäuerung des Gewebes,
→ funktionelle Bewegungseinschränkungen,
→ eingeschränkte Handlungsfähigkeit,
→ Verlust des Körperbewusstseins,
→ Schwerpunktverlagerung,
→ periphere Verspannungen,
→ Atmungsprobleme,
→ Verlust der Selbstsicherheit,
→ verminderte Belastbarkeit,
→ Verlust des inneren und äußeren Gleichgewichts,
→ Somatisierung,
→ Wahrnehmungsstörungen,
→ Persönlichkeitsveränderungen.

Ein wichtiger Aspekt bei der Betrachtung von Bewegung ist das im Zwischenhirn liegende limbische System. Es ist ein Bindeglied zwischen Körper und den Gefühlen. In ihm befindet sich das archaische Standardrepertoire, das das Überleben sichert: der Angriff und die Flucht. Beide Mechanismen sind auch heute noch wirksam und gehen mit starker körperlicher Bewegung einher. Aber unser Neokortex, der Sitz der Logik, des Verstandes, der Analyse und der Sprache, der Normen und Regeln verbietet und unterdrückt bisweilen emotionale Bewegungen und die damit verbundenen Bewegungen. Wir glauben, alles mit dem Verstand regeln zu können, dabei lassen sich unsere Gefühle mit dem Verstand nicht ausreden oder gar beeinflussen. Durch das nur „im Kopfe sein" verlieren wir den Kontakt zum Körper. Der Kopf wird vom Körper abgetrennt, weil wir die Gefühle leugnen oder unterdrücken: Wir erhalten dann nur ein unvollständiges Körperbild, und die körperlichen Bewegungen, die unsere Emotionen begleiten, „frieren" in der Muskulatur ein.

Ein Beispiel für die Reaktion des psychophysischen Systems auf Stress auf der muskulären Ebene lässt sich am *Sehnenkontrollreflex* beobachten. *Carla Hannaford*[*] hat diesen *sehr gut beschrieben: „Der Sehnenkontrollreflex: Was bewirkt er?*
→ *Er verkürzt automatisch die Wadenmuskeln,*
→ *macht die Knie steif,*
→ *bereitet also den ganzen Körper darauf vor, standfest zu bleiben oder vor der Gefahr wegzulaufen.*

Bei ständigem Stress
→ *muss der restliche Körper sich angleichen, um das Gleichgewicht zu halten,*
→ *die Muskeln im unteren Rücken und Nacken werden deshalb kontrahiert,*
→ *diese Unbeweglichkeit in der Wirbelsäule schränkt wiederum das natürliche Fließen der Cerebrospinalflüssigkeit ein,*
→ *schließlich kommt es zu Problemen im unteren Rückenbereich, z.B. Bandscheibenvorfall.*

Der Sehnenkontrollreflex ist ein Feedbackmechanismus, der die Sehnen und die damit verbundenen Muskeln vor übermäßiger Dehnung schützt. Er führt dazu, dass die Muskeln, die mit der Achillessehne verbunden sind, sich zusammenziehen, während sich die Gegenmuskeln entspannen und die Bewegung zu den Zehen verlagern."

Es ist für uns aus dieser Sicht nicht verwunderlich, dass Frauen, die ständig hohe Absätze tragen und dadurch eine Verkürzung der Wadenmuskulatur unvermeidbar ist,

---

[*] Dieser Text entstand im Rahmen unserer Ausbildung zum NOWO BALANCE-Therapeuten mit psychosozialem Schwerpunkt in Zusammenarbeit mit Stefan Nicoloff, Sozialpädoge, NOWO BALANCE-Therapeut und damaliger Leiter des Jugenddorfes Bläsiberg. Die Erfahrungen mit NOWO BALANCE im psychosozialen Umfeld waren höchst interessant und die Ergebnisse vielversprechend.

hartnäckige (hart-nackige) Schulter-Nacken-Verspannungen haben. Interessanterweise sind verkürzte Wadenmuskeln, sichtbar gemacht durch den Zehengang, auch oft bei autistischen und sprachbehinderten Menschen zu beobachten.

Wie belasten uns Gefühle? Gefühlsregungen, wie Aggressionen oder Flucht, führen zu motorischen Intentionen, die Handlung ausführen, aber unsere Kontrollinstanzen verhindern das. Die Aktion bleibt stecken, die Muskulatur verkrampft sich und hat einen erhöhten Energieverbrauch. Bei permanenter seelischer Be- und Überbelastung kommt es zu chronischen Verspannungen und Bewegungseinschränkungen, die zu degenerativen Erkrankungen führen können. Das limbische System im Zwischenhirn kann nicht zwischen einer körperlichen und seelischen Belastung unterscheiden. Wenn wir körperlich eine schwere Last auf den Schultern tragen, spannt sich unsere Muskulatur an und entspannt sich wieder, wenn wir die Last ablegen. Bei einer seelischen Belastung läuft der gleiche neuromuskuläre Mechanismus ab, nur mit dem Unterschied, dass eine seelische Belastung nicht einfach abgelegt werden kann. Unsere Sprache beschreibt diesen Zustand sehr treffend: „Viel am Hals haben", „große Verantwortung tragen", „viel einstecken müssen", „den Boden unter den Füßen verlieren" usw.

Die Intensität des Erlebens von emotionalen Belastungen und die Fähigkeit, damit umzugehen, hängt in hohem Maße mit der Entwicklung der Basissysteme zusammen, die sensomotorische Integration ermöglichen. Ein verunsicherter Mensch verliert im übertragenen Sinne eher „den Boden unter den Füßen" als einer, der in seiner Körpermitte ruht und seiner „sicher ist".

Dies sind nur einige Aspekte, die in der Behandlung berücksichtigt werden müssen. Sehr hilfreich ist dabei die *Körper- und Organsprache*, die uns unmittelbaren Zugang zum Problem verschafft, wenn wir *hellhörig* dem Patienten zuhören.

Die ganzheitliche Sichtweise des Menschen wird immer wichtiger, dennoch setzt sie sich in praktischen Therapievorschlägen häufig noch nicht durch. Das hat natürlich auch seine Gründe. Die größte Schwierigkeit liegt nämlich darin, individuelles, dynamisches Erleben nicht in starre Rezepte und Worte zu pressen. Gäbe es für jeden Hilfesuchenden bei bestimmten Symptomen die gleichen Übungen, könnte ich ein sogenanntes „Kochbuch für Bewegungsstörungen" verfassen. Das Charakteristikum der NOWO BALANCE-Therapie besteht aber nachgerade darin, keine auf jeden anwendbare Rezepte zu verteilen. Das unterscheidet sie gerade von vielen in anderen Büchern festgelegten Methoden und ist für Patient und Therapeut die Herausforderung, auf das eigene Körpergefühl zu achten und der eigenen Kreativität vertrauen zu lernen.

Die grundlegenden Bewegungsgesetze sind allgemeingültig und keinen Modeerscheinungen und Zeitströmungen unterworfen.

Franz Nowotny* sagte zusammenfassend in einem seiner Vorträge am psychologischen Institut folgendes: *„Wenn Sie bei einem Patienten eine Funktionsstörung und Beschwerden feststellen, was bedeutet dann das Symptom als solches? Es bedeutet, dass eine Ursache für dieses Symptom vorhanden sein muss, die aber häufiger gar keine Beschwerden macht. Wir müssen nun genau beobachten, an welcher Stelle die Störungen ihren Ursprung haben und im ganzen Körper eine Kette weiterer Fehlreaktionen hervorrufen. Wenn Sie Symptome als solche beseitigen wollen, werden sie meist durch andere ersetzt. Das Symptom muss Sie weiterführen in den Zusammenhang. Das Symptom selber ist bereits ein abgeschlossener äußerer Vorgang. Wenn Sie auf diese Weise in die Beobachtung und in die praktische Arbeit gehen, können Sie eine neue Art der Kettenreaktion herstellen. Dann ist es eine Frage zweiter Ordnung, ob man vom Psychischen oder nur vom Physischen herangeht.*

Man sollte davon abkommen, nur vom Psychischen oder nur vom Physischen heranzugehen. Schwebs sagt: »Materialist ist, wer nicht sehen kann, wie Geistiges durch das Seelische im Körper gestaltet wird und zur Erscheinung kommt.«

Wichtig ist, in diesen ganzen Zusammenhängen drin zu sein, zu denken, zu sehen und zu handeln, wobei es dann keine Rolle spielt, in welcher Art und Richtung Sie handwerklich arbeiten wollen. Wenn wir vom Körperlichen sprechen, meinen wir keine mechanische Bewegung. Das Wichtigste wäre, dass sich handwerkliches Können und intuitives Arbeiten die Waage halten, wobei dem Verstand eine wache Kontrollfunktion zukommt. Sie müssen bedenken, dass es sich in unserem Gebiet um Funktionsstörungen handelt, die sich entweder aufgrund von falschen Bewegungsgewohnheiten oder von psychischen Störungen ergeben haben oder eine Folgeerscheinung organischer Schädigung sind."

---

* in: *Grube* 1991, S. 170 f

2. Psychophysische Verknüpfungen

In der Folge finden Sie beispielhaft Redewendungen und mögliche psychophysische Verknüpfungen. Die deutsche Sprache ist sehr präzise und bildhaft, um Befindlichkeiten zu beschreiben. Die Liste soll anregen zu beobachten, hinzuhören und diese Aspekte therapeutisch zu berücksichtigen.

Füße:
„den Boden unter den Füßen verlieren",
„bei seinem Standpunkt bleiben",
„mir wird der Boden unter den Füßen zu heiß"
- → Bodenkontakt,
- → dichteste Fülle von Proppriorezeptoren (wo bin ich?, warm – kalt, spitz – stumpf, trocken – nass, ...),
- → Fußreflexzonen,
- → durchgetretenes Gewölbe.

Zehen:
„sich an etwas festkrallen",
„jemandem auf die Zehen steigen"
- → Beweglichkeit,
- → Greifen,
- → Feinkoordination,
- → Gleichgewicht – Flexibilität,
- → Vorwärtskommen – Eigenständigkeit,
- → Schrittart.

Sprunggelenk/Ferse:
„darüber bin ich gestolpert",
„das ist meine Achillesferse",
- → Balancerezeptoren,
- → Hypotonus (= cerebral gesteuert) – nur Fußgymnastik ist sinnlos!!!!!
- → Achillessehne setzt an der Ferse an.

Knie:
„mir schlottern vor Angst die Knie",
„ein Kniefall kommt nicht in Frage"
- → kältester Punkt des Körpers,
- → Stoßdämpfer,
- → Demut, Zuwendung, Kontakt

- → Flexibilität,
- → Schönheit des Gehens,
- → Offenheit,
- → Durchlässigkeit.

Hüfte:
„Ich komme nicht vorwärts",
„Ich trete auf der Stelle",
„Ich darf mich nicht gehen lassen"
- → Flexibilität,
- → Fortbewegung,
- → (sich) gehen lassen,
- → sexuelle Verklemmung, Hemmung.

Schulter:
„Ich fühle mich niedergeschlagen",
„Das nehme ich auf meine Schultern",
„Ich habe ihm/ihr die kalte Schulter gezeigt"
- → beweglichstes Gelenk, Verbindung von meiner Hand zum Rumpf,
- → Lasten tragen,
- → Ausdrucksmittel für Stimmung,
- → muskulär gesichertes Gelenk, wird aktiv gesichert!!!
- → „um-Armen",
- → steife Schulter: keine Rotation mehr möglich.

Arme und Hände:
„Ich muss das selbst in die Hand nehmen",
„Es kribbelt mir in den Fingern",
„Da sind mir die Hände gebunden"
- → Kontakt – Berühren,
- → Handlungsfähigkeit,
- → Ausdruck von Ängsten, Aggression,
- → Offenheit – direkte Aktivität,
- → Thema der Beziehung,
- → nicht-loslassen-können führt zum Festhalten in der Schulter → BWS → Herz → Atmung,
- → Feinmotorik: kleine Bewegung – große Wirkung.

Wirbelsäule:
„Ich muss Rückgrat zeigen",
„Ich muss für alles gerade stehen",
„Ich stehe mit dem Rücken zur Wand"

- → Gelenke,
- → Flexibilität,
- → Haltung,
- → Rückgrat,
- → Aufrichtung, aufrechte(-ige) Haltung auch mir selbst gegenüber,
- → Stammbaum,
- → verrückt, verbogen (Skoliose),
- → Rückenmark → Verbindung Gehirn und Körper,
- → Fluss (Bewegung und energetisch).

LWS:
„Ich bin in meiner Mitte getroffen",
„Das ist ein Kreuz"
- → Mitte,
- → oft männliche Beziehung und beruflicher Kontext (externer Druck),
- → Verbindung zur Basis (über Hüfte, Becken, ISG, L5,S1),
- → Ansatz von Beckenboden und Zwerchfell,
- → Kreuzbein-Fundament.

BWS:
„Bei mir ist die Luft raus",
„Ich kriege keine Luft zum Atmen",
„So ein aufgeblasener Kerl"
- → Atmung,
- → Schutz,
- → Herz,
- → Selbstvertrauen,
- → Stabilität – ist am wenigsten beweglich,
- → Morbus Bechterew: verknöchert,
- → Rotation – einseitiges Ausweichen,
- → Blick auf den Boden – bei mir bleiben, zentrieren,
- → aufgerichtet – von den Füßen oder festgehalten.

HWS:
„Viel am Hals haben",
„halsbrecherisches Projekt",
„Für mich waren das Nackenschläge"
- → Gesichtsfeld/Blickwinkel,
- → Vision,
- → Offenheit – Weite,
- → Schiefhals – ausweichen, den Kopf wegziehen,
- → verbindet Rumpf mit Kopf,

- → Schwindel: der Fluss ist gestört, zu fest gehalten, es gibt Stauung oder Leere,
- → Flexibilität/Wendigkeit,
- → „kopfgesteuerte Bewegung",
- → Kontrolle,
- → Kommunikation, Ernährung.

Körper und Raum:
„Ich muss mir das vom Leibe halten",
„Am liebsten wäre ich vom Erdboden verschluckt worden",
„Ich habe zugemacht"
- → Körperlage im Raum,
- → stellt sich in die Ecke oder in die Mitte,
- → hat einen großen Auftritt,
- → ist zugeknöpft,
- → kommt und geht auf leisen Sohlen,
- → fällt nie auf,
- → macht sich breit.

Gesicht:
„sein Gesicht wahren",
„Zähne zusammenbeißen",
„Augen zu und durch",
- → Anspannung der Augenmuskulatur, Vision,
- → Anspannung der Kiefernmuskulatur,
- → Kopfschmerzen,
- → Zahnprobleme.

Diese Liste könnte seitenweise fortgesetzt werden. Setzen Sie sich ins Cafe, im Theater oder auf Veranstaltungen einmal in Ruhe hin und beobachten Sie. Sie werden erstaunt sein, was Sie alles entdecken und welche Beispiele Sie sehen werden. Als Therapeut denken Sie immer wieder daran, in der Gesamtheit zu wirken. Und lassen Sie dem Menschen SEINE Zeit, die Zeit, die er braucht, um „anders im Leben zu stehen".

3. Trapeziusverspannungen aus psychischen Ursachen
Dr. med. Gertrud May

Ich bringe drei Beispiele für Trapeziusverspannungen, an denen ich demonstrieren möchte, dass die psychische Verhaltensweise ausschlaggebend für die Art der Behandlung war.

Der 1. Patient ist 40 Jahre alt und kräftig gebaut, ohne sonstige organische Befunde. Er hat ausgesprochene Schmerzen am Trapeziusrand und im Nacken und fühlt sich schnell müde und überanstrengt. Nachdem Lockerungen, Knetungen sowie unsere Bewegungstherapie nichts nutzen, d.h. den Patienten nicht ins Gleichgewicht bringen, der Patient aber einen vernünftigen Eindruck macht und bereit ist, mitzuarbeiten, muss der Therapeut etwas falsch machen. Woher mögen die Verspannungen kommen? Warum strengen den Patienten die Übungen, die nicht schwer sind, an? Warum setzen sich die Bewegungen nicht um? Wahrscheinlich ruft irgendeine psychische Reaktionsweise des Patienten die Verspannungen hervor oder beeinflusst sie wesentlich. Ist es vielleicht richtig, seine unbefriedigte (ungenutzte) Aktivität, seinen Willen, der im Trapezius steckt, intensiv einzusetzen, anstatt ihn zu lockern? Vielleicht will der Patient mit dem Kopf durch die Wand? Wir versuchen es jetzt mit Kopfwiderständen. Schon nach der ersten Behandlung ist der Patient erleichtert. Alle weiteren Übungsstunden sind eine große Erholung, und schon nach wenigen Behandlungen ist der Patient schmerzfrei.

Als Beispiel eine Partnerübung: Patient im Kniestand. Der Patient steht gegen den Widerstand des Therapeuten auf. Der Therapeut gibt energischen Widerstand am Kopf aus dem ganzen Körper. Der Widerstand könnte vom Therapeuten mit Hand oder Kopf (Haube) gegeben werden.

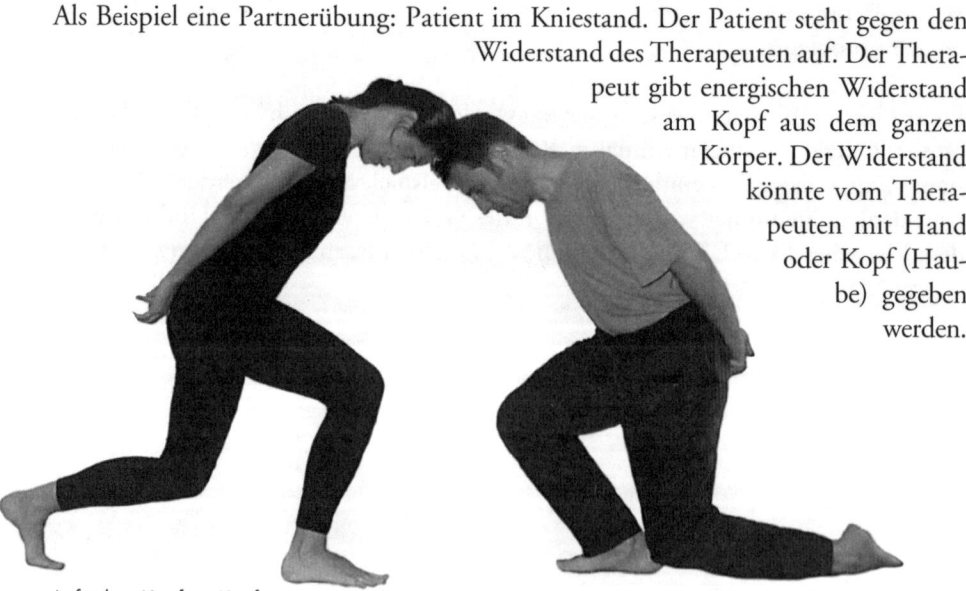

Aufstehen Kopf an Kopf

Ein weiteres Beispiel: Eine Frau, 45 Jahre alt, asthenischer Typ, müde Haltung, Herz Kreislauf Schwäche, klagt über schlechtes Schlafen und nächtliches Ameisenkribbeln in den Händen. Sie fühlt sich immer müde und sehr leistungsschwach. Ihre Muskulatur hat einen normalen Tonus, nur der M. trapezius weist einige Muskelhärten auf, die von einem allgemeinen Hypertonus überdeckt sind. Im Stehen sieht es so aus, als falle die Patientin nach hinten über. Ihre Knie sind übertrieben gestreckt. Ein Hohlkreuz und Adduktorenverspannungen des Oberschenkels vervollständigen das Bild. Der Trapezius hält die Patientin aufrecht. Wie sollen wir die Behandlung beginnen? Warum steht die Frau in der Rückenlagehaltung, durch die sich automatisch der Trapezius anspannen muss, um das Gleichgewicht zu halten? Wir erfahren von ihren schwierigen Verhältnissen daheim und dass sie sich zu Hause in einer dauernden Abwehr befindet. Wir verstehen nun auch, dass alle Übungen, die besonderen Wert auf eine Aktivität in den Kniegelenken legen, ihr helfen, den Trapezius zu entspannen; denn die Knie sind Ausdruck der Kontaktbereitschaft zur Umwelt, der Aufnahmefähigkeit von außen (auch

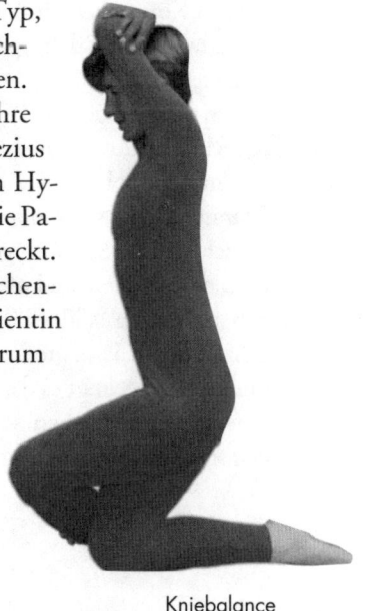

Kniebalance

Auffangorgane von jedem Stoß und Erschütterung). Außerdem bedarf die Patientin dringend nicht nur der Auflockerung, sondern sie muss in Schwung gebracht werden, zu ihrem Rhythmus finden, zu Freude und Lachen. Tanzen und Singen ist gefragt. Sie lernt ihre Situation am Körper zu verstehen und will versuchen sie anzupacken, wenn sie nach Hause kommt.

Das dritte Beispiel zeigt hochgradige allgemeine Verspannung aus psychischen Ursachen. Es handelt sich um einen Verspannungszustand, diesmal der Muskulatur des ganzen Körpers. Wir fragen uns, wie es möglich ist, dass ein Patient in einer so hochgradigen An- bzw. Verspannung steckt, die den

Die Ausgangsstellung inaktiviert den M. Trapezius. Die Therapeutin gibt soviel Widerstand, dass die Patientin gerade noch vorwärts gehen kann.

ganzen Körper betrifft. Wie hält er das aus? Der Patient ist Mitte 30, klein, drahtig und lebhaft. Er fühlt sich körperlich dauernd überanstrengt und ist nicht leistungsfähig. Organisch fehlt ihm aber nichts. Die Spannungen scheinen absolut nervöser Art zu sein. Wir finden nur wenige Muskelhärten, aber eine allgemein verbreitete, erhöhte Spannungslage der Muskulatur, die nicht durch zentrale Ursachen bedingt ist. Der Patient reagiert erst mal auf keine Therapie. Auch Vibrationen helfen nicht. Wie können wir ihm helfen, seine Spannungen zu vermindern und einen nicht ermüdenden, richtigen Bewegungsablauf zu erreichen? Die Spannungen müssen Ausdruck einer psychischen Verhaltensweise sein. Kleine Menschen sind oft ehrgeizig und aktiv. Wir versuchen es deshalb schließlich mit äußerst starken Widerständen, bei denen der Therapeut selbst in die äußerste Spannung geht, um den Patienten zu zwingen, das gleiche zu tun. Erst über den äußersten Spannungsbogen gelingt es dann, ihn in die Entspannung zu ziehen und ein Durchlaufen der Bewegung zu erreichen, so dass der Patient sich auch subjektiv wie erlöst fühlt, weil er endlich seine Aktivität richtig einsetzen kann.

4. Projektarbeit: NOWO BALANCE in einer Großgruppe
Marianne Otte-Unger – Tanztherapeutin

Ich arbeite als Tanztherapeutin in einer Klinik für Psychotherapie und psychosomatische Rehabilitation mit einem Schwerpunkt im Bereich der neurologisch-/orthopädischen Psychosomatik. Wir wandten die NOWO BALANCE-Therapie bei einer Großgruppe (12–22 Personen) mit chronischen Schmerzzuständen und langdauernden Fibromyalgien an, lauter chronisch Kranken mit jahrelangen Beschwerden. Das Durchschnittsalter der Patienten lag bei 45,8 Jahren, es waren 62,5 % Frauen und 37,5 % Männer, sie gingen zwei mal wöchentlich zur Gruppenbehandlung, die Aufenthaltsdauer der Patienten war 3–8 Wochen. Vorherrschende Beschwerden der Patienten waren ständige Schmerzen, anhaltende, quälende Schmerzzustände, die durch einen physiologischen Prozess oder körperliche Störungen nicht vollständig zu erklären waren.

Schmerz verursacht Verkrampfungen und Verspannungen, unsere Therapie hatte das Ziel, diese zu mindern – nicht nur mit passiven Maßnahmen, sondern durch eigene Mithilfe der Patienten. Dabei ist es erforderlich, ganzheitlich zu üben und durch das eigene Erleben einerseits und die hierdurch verursachte Ablenkung von der Körper- und Ichbezogenheit andererseits, die schmerzhaften muskulären Verspannungen und die dadurch bedingte geistige Fixation zu mindern und zu lösen.

Als Beispiel möchte ich einen Bewegungsablauf mit Diagonalbewegungen bringen. Die Patienten suchen sich einen Partner. Sie stellen sich gegenüber. Zuerst machen sie nur gemeinsame Schritte, um sich nicht auf die Zehen zu treten, dann werden die Handflächen aufeinander gelegt und es wird versucht diagonal zu gehen. Immer wieder geht einer der Partner im Passgang und der Therapeut zeigt Rückwärtsgehen in der Diagonale. Jetzt bittet der Therapeut um mehr Rhythmus und klatscht dazu in die Hände. Es werden vier Schritte vor und vier Schritte rückwärts gemacht. Plötzlich ist Harmonie spürbar und einige Patienten meinen, diese Bewegung sei wie Tanzen.

Bei Partnerübungen herrscht ein stärkerer Perfektionsdrang, d.h. die Leute wollen sich nicht voreinander blamieren. Sie wollen es sich gegenseitig beweisen, dass sie es können. Wenn es nur befohlen wird, geht es schlecht, wenn sich die Patienten gegenseitig anregen, kommen sie leichter in einen diagonalen Bewegungsrhythmus. Zum Schluss klagte kaum noch jemand über Schmerzen, es wurde sogar gelacht.

Die Hinführung zu eigenem Erleben ist so wichtig, weil viele Patienten auf ein organmedizinisches Verständnis fixiert sind und ihren Körper nur als funktionsuntüchtige Maschine, die repariert werden muss, betrachten.

Nach sechswöchiger Arbeit war deutlich zu erkennen, dass die Patienten, die aktiv mitgemacht hatten, durch die NOWO BALANCE-Therapie gefördert worden waren. Sie hatten mehr Körpergefühl bekommen und konnten dadurch ihre Bewegungen ökonomischer und schmerzfreier gestalten. Bei verschiedenen Krankheitsbildern waren natürlich unterschiedliche Veränderungen zu beobachten. Bei den orthopädischen Patienten (degenerative Gelenk- und Wirbelerkrankungen) bemerkte man körperstatische Veränderungen: Umverteilung in der muskulären Belastung, bessere Haltemuskulatur, weniger nach hinten verschobene Becken, weniger Hohlkreuz. Der Schulter-Nacken-Bereich wurde gelockert, das ganze Gangbild wurde besser ausbalanciert.

Bei depressiven Patienten und solchen mit Angstzuständen wirkten sich besonders die Partnerübungen, die sie durch die Körperarbeit in Kontakt mit anderen Menschen brachten, positiv aus, ihre Ängstlichkeit wurde abgebaut. Bei allen Patienten erfolgte eine Steigerung der Lebensfreude und mehr Lust an Bewegung.

Was mich jedoch am meisten beeindruckt hat: Es ist für mich immer wieder schön, Menschen in Bewegung zu bringen, denn was sich außen bewegt, bewegt sich auch innen. NOWO BALANCE kann aus einem „funktionsuntüchtigen Automaten" einen sich seiner Leiblichkeit bewussten, reaktionsfähigen, selbstbestimmten Menschen machen. Sie bringt uns wieder in unsere Mitte, wir haben wieder Boden unter den Füßen und können auf alle Geschehnisse mit dem nötigen Krafteinsatz und der notwendigen Flexibilität reagieren.

V. Ergänzende Autorenbeiträge zum Thema Balance

Als universeller Begriff steht Balance für das Gleichgewicht der Kräfte, der Polaritäten, der Anziehungs- und Abstoßungskräfte. Eingebunden in diese kosmischen Kräfte, steht auch der Mensch vor der Herausforderung in diesem Gleichgewicht zu leben, sich in ihm zu bewegen und selbst in Balance zu sein.

Damit sich der Leser selbst ein Bild von der Komplexität der Balance machen kann, kommen in diesem Abschnitt verschiedene Autoren mit ihren Fachbereichen zu Wort.

a) Die Anatomie der Gleichgewichtsorgane – pyramidales und extrapyramidales System* – *Kurt Tittel*

Prof. em. Dr. med. habil. Kurt Tittel, ehemals Lehrstuhlinhaber für funktionelle Anatomie an der Deutschen Hochschule für Körperkultur, Pistorisstr. 55, 04229 Leipzig, legt in seinen Publikationen besonderen Wert auf Praxisbezug und Übersichtlichkeit. In der Art, wie er die vielfältigen Zusammenhänge klar darstellt, ist er unübertroffen.

Unsere Gleichgewichtsorgane und Rezeptoren befinden sich vorwiegend im Ohr: „Im Vorhof und in den Bogengängen liegen die Rezeptoren des Gleichgewichtsorgans, die der Orientierung im Raum sowie der Aufrechterhaltung des Körpergleichgewichtes dienen, während die Schnecke nur Aufnahmeapparate für die Schallerregung besitzt und demzufolge nur für die Gehörsempfindung tätig ist. Die Rezeptoren des Gleichgewichtsorgans, die sich an zwei Stellen im Utriculus und Sacculus (= den Maculae staticae) nachweisen lassen, tragen an ihren freien Enden feine Härchen, die in eine Gallertschicht (die „Statolithenmembran") hineinragen. Die Haarschöpfe registrieren alle noch so unbedeutenden Bewegungen, indem die Statolithen entweder sich in die Gallertmembran eindrücken oder an dieser ziehen. Die bei allen Lageveränderungen unseres Körpers (speziell bei Drehbewegungen) von den Nervenzellen aufgenommenen Erregungen werden durch den im inneren Gehörgang verlaufenden N. vestibulocochlearis vor allem dem Kleinhirn zugeleitet, das daraufhin – evtl. reflektorisch – Stellungsänderungen des Kopfes oder sogar des gesamten Körpers veranlasst.

In diesem Zusammenhang sei auch auf den für die sportliche Tätigkeit sehr wichtigen Tiefensinn (Muskel- und Sehnenspindeln) hingewiesen, der uns fein abgestufte Bewegungen sowie Korrekturen derselben ermöglichen." (S. 319-320) (...) „Dabei darf nicht übersehen werden, dass jede zweckgerichtete, treffsichere Bewegung erforderlich macht, dass zwei in ihren Aufgaben unterschiedliche Innervationssysteme zusammenarbeiten; das eine System »mobilisiert« die dem angezielten Erfolg zuzuführenden Kräftekombinationen, das andere System aktiviert automatisch diejenigen Kräfte, die den dynamischen Unterbau für die Ziel- und Zweckbewegung liefern. Dieses Organisationsprinzip findet eine weitgehende Entsprechung in der morphologischen Unterscheidung eines pyramidalen (corticalen) und eines extrapyramidalen** (subcorticalen) Systems, die funktionell aufeinander angewiesen sind. Das pyramidale System vermittelt die Impulse für isolierte Bewegungen einzelner Muskelgruppen der gekreuzten und z.T. auch gleichen Körperhälfte.

---

* aus: Kurt Tittel: *Beschreibende und funktionelle Anatomie des Menschen.* Jena: Gustav Fischer Verlag, [12]1994.
** Mit der Bezeichnung „extrapyramidal" will man zum Ausdruck bringen, dass dieses System außer der Pyramidenbahn als zweiter größter motorischer Zell- und Faserkomplex vorhanden ist und lenkend in die motorischen Abläufe eingreift, wobei das extrapyramidale System receptorische Zuleitungen aus dem Zwischenhirn (vor allem aus dem Sehhügel) bekommt.

Das extrapyramidale System, das seinen Ausgangspunkt vornehmlich in den sogenannten Stamm- oder Basalganglien hat, und im Gegensatz zum pyramidalen System relativ kurze Neuronenstrecken aufweist, zeichnet bei der Ausführung willkürlicher Bewegungen für die Koordination verantwortlich, regelt unbewusste, affektbetonte Reaktions- und Ausdrucksbewegungen und stuft den Muskeltonus sowie unwillkürliche Hilfs- und Mitbewegungen (wie das Pendeln der Arme beim Gehen) ab. Auf einen kurzen Nenner gebracht: Inhalt und Begrenzung eines Bewegungsablaufes werden vom pyramidalen System, Form und Qualität der Ausführungen vom extrapyramidalen System bestimmt! »Die Pyramidenbahn schreibt nur die Noten der Bewegung, das extrapyramidale System bestimmt die Noten derselben, die Vorzeichen Dur und Moll, die Besonderheit der Rhythmik, die motorische Stimmung« (Clara).

Zur Zusammenarbeit beider Systeme der Endhirnmotorik ein Beispiel: Ein Skifahrer oder eine Turnerin auf dem Schwebebalken wollen die labile Gleichgewichtssicherung in ihrer Sportart erlernen, wozu es notwendig ist, im Anfang zur Ausführung jeder Teilbewegung den Muskeln bzw. Muskelgruppen Befehle aus der vorderen Zentralwindung über die Pyramidenbahn und die motorischen Vorderhornzellen des Rückenmarks zu übermitteln. Die sich daraus ergebenden Willkürbewegungen sind zunächst noch nicht flüssig, noch nicht sicher, sondern noch mit vielen Nebenbewegungen beladen, in die sogar hin und wieder die mimischen Gesichtsmuskeln sowie die Muskeln der Zunge mit einbezogen sind. Der erfahrene Skifahrer, die routinierte Turnerin zeichnen sich in ihren Bewegungsabläufen dadurch aus, dass sie nicht mehr (wie der Anfänger) vor jeder Bewegung erst überlegen müssen, sondern in der Lage sind, die notwendigen Bewegungsabläufe ohne Überlegung – „wie von selbst" – flüssig aneinander zu reihen; wenn also die Einzelbewegungen lange genug geübt, „eingeschliffen", unbewusst und automatisch vonstatten gehen, d.h. der geübte Sportler benutzt nicht mehr ausschließlich das pyramidale System, sondern jetzt in erster Linie das unbewusst-motorische (extrapyramidale) System.

Diese Übernahme der Leistungen durch das extrapyramidale System bedeutet eine entscheidende Entlastung für die Großhirnrinde, die dadurch frei wird, um neue Bewegungsformen und -kombinationen – zunächst wiederum auf pyramidaler Basis – einstudieren zu können. „Routine" heißt demzufolge Automatisierung, Rationalisierung, Anpassung der Bewegungsmechanismen an die geforderte Leistung, heißt Übernahme der Bewegungen durch das extrapyramidale System oder – wie man auch sagen kann – durch das „System der basalen Stammganglien". Dabei nimmt die Zahl der automatisierten Abläufe während unseres Lebens zunächst bis zu einem bestimmten Zeitpunkt ständig zu, um im höheren Alter nach und nach wieder verloren zu gehen; junge Menschen achten kaum auf Unebenheiten im Weg (sie verlassen sich vollends auf die bei ihnen ausgeprägten Automatismen), während der gealterte Mensch jede Gefahrenstelle behutsam und zaghaft umgeht, d.h. er versucht das Gefahrenmoment des Sturzes durch Wiedereinschaltung der Pyramidenbahn zu mindern!" (S. 331–333)

b) Neuro-Balance für Körper, Geist und Seele.
Ein kurzer Streifzug durch die Welt der Gehirnforschung und der neurophysiologischen Balance
Dr. Johannes Landgraf[*]

Ist der Mensch ein Fünfsinneswesen? Wie viele Sinne haben wir wirklich? Nicht nur Augen und Ohren versorgen uns mit vielen Millionen Informationen pro Sekunde. Mit Tastsinn, Geruchssinn und Geschmackssinn haben wir unsere fünf Sinne beisammen, wie man so sagt. Nur, wenn da sonst nichts an weiteren Sinnesorganen wäre, dann könnten wir nicht laufen oder sitzen. Denn dazu brauchen wir den sogenannten Bewegungsapparat: Knochen, Sehnen, Bänder, Muskeln, Bindegewebe, Haut. All diese Gewebe sind dicht mit kleinen biologischen Messfühlern besetzt, die dem Gehirn und Rückenmark ständig Signale senden.

Wie groß die ständigen Reiz- und Signalströme sind, die aus dem Körper zum Gehirn und vom Gehirn wieder zum Körper fließen, ist uns gar nicht bewusst. Diese im Körper hin und her laufenden Informationsmengen betragen aber fast das Millionenfache der bewussten Wahrnehmungen.

Jede Bewegung und jede Körperhaltung, jeder geringste Augenblick wird von eigentümlichen Erregungen der Nervenfasern und Nervenzellen begleitet. Dabei sollte man sich nicht etwa seilzugartige Mechanismen wie beim Fahrrad vorstellen. Es gibt auch keine direkten elektrischen Leitungen, wie bei einem modernen Flugzeug. Denn Millionen von Nervenzellen (sogenannte vernetzte Neuronen) reagieren gemeinsam in einer ganz bestimmten Harmonie. Das Resultat ist äußerlich zum Beispiel eine elegante Bewegung des Armes. Oder aber, wenn jemand erschrickt, ein ruckartiges Herumreißen des Kopfes. Vielleicht auch eine unwillkürliche Verkrampfung.

Für die Steuerung der Körperhaltung und Bewegung, so ist man sich in Wissenschaftskreisen ziemlich einig, sind spezielle Gehirnareale zuständig: die sensorischen und motorischen Bereiche. Und diese funktionieren nur im Zusammenspiel mit dem neuronalen Netzwerk der fein abgestimmten Sensoren, die im ganzen Körper verteilt

---

[*] Dr. Johannes Landgraf ist Physiker und Humanbiologe. Seit Mitte der 90er Jahre erforscht er die Biomechanik und Neurophysiologie des Menschen. Diese Erkenntnisse der Gehirn- und Sinnesforschung führten zur Entwicklung spezieller Trainingsverfahren, die audiovisuelle Medien zur körperlichen und geistig-seelischen Balancierung benutzen. Weitere Informationen im Internet unter www.mood-media.de. Dr. Landgraf ist Partner eines internationalen Expertenteams renommierter Filmemacher, Musiker, Medienproduzenten, Wissenschaftler und Mediziner, dem m2m network. Mehr dazu unter www.m2m-network.de. Seit dem Jahr 2000 arbeitet Dr. Landgraf außerdem in einer Forschungsgruppe an der Entwicklung künstlicher neuronaler Netze mit Anwendungsbereichen zum Beispiel in Medizin, Psychologie, Wissensmanagement und im Beratungswesen. Informationen zu diesem Thema unter www.neurobasse.de.

sind. Dabei steuert die rechte Gehirnhälfte die linke Körperhälfte und die linke Gehirnhälfte steuert die rechte Körperhälfte. Warum das so aufgeteilt ist, weiß man nicht genau. Aber man kann damit schöne Körperübungen machen, die das Gehirn angenehm stimulieren: indem man z.B. mit der rechten Hand das linke Ohrläppchen zwickt, dann mit der linken Hand das rechte Ohr, und so weiter. Auf dieser Basis wurde Brain-Gym entwickelt. Dazu gibt es gute Kurse und Bücher.

Noch etwas genauer zu den sensorischen Bereichen: Hier nimmt das Gehirn die von speziellen biologischen Messfühlern in Muskeln, Sehnen, Bändern und Haut gesendeten Signale auf. Das neuronale Netz des Gehirns ermittelt daraus die momentane Position des Körpers und seiner Gliedmassen. Niemand weiß, wie das genau funktioniert. Aber es funktioniert ausgezeichnet. Außer man hat vielleicht zu viel Alkohol getrunken oder andere Nervengifte zu sich genommen. Deshalb hat man im Rausch mit der Balance seine liebe Not.

Der Mensch hat also einen stark ausgeprägten Positionssinn. Wir treffen normalerweise mit dem Zeigefinger bei verbundenen Augen die Nase sehr genau. Das ist die Grundlage der sogenannten statischen Balance. Wir können uns dieses Positionssinnes (statischer Balancesinn) des ganzen Körpers willentlich bewusst werden. Dabei wird das Gehirn und das neuronale Netz im Körper trainiert. Balanceübungen des Körpers, ruhige gleitende Bewegungen und ebenso Konzentrationsübungen des Bewusstseins haben eine stark stimulierende Wirkung auf die sensorischen Gehirnareale. Es gibt zahlreiche fernöstliche Trainingsmethoden, die diese Zusammenhänge seit Jahrtausenden erfolgreich nutzen.

Nun zu den sogenannten motorischen Bereichen. Von hier werden Bewegungssignale an die Muskulatur gesandt. Die motorischen Bereiche arbeiten mit den sensorischen Bereichen sozusagen Schulter an Schulter. Die Nervensignale, die zur Muskelkontraktion und damit zum Beugen oder Strecken eines Gelenkes führen, hängen von den Positions- und Balance-Signalen ab, die der entsprechende sensorische Bereich empfängt. Deshalb laufen wir auf Glatteis sichtbar vorsichtiger als auf trockenem Teer. Das Wechselspiel zwischen motorischen und sensorischen Bereichen ergibt die sogenannte dynamische Balance, die Balance der Bewegung. Das hat viel mit innerer und äußerer Harmonie zu tun.

Worin liegt das Geheimnis der Balance begründet? Die Wissenschaft ist sich hier weder im Klaren, noch sind sich die Forschungsgruppen wirklich einig. Vieles spricht dafür, dass es nervenartige Netze im Körper gibt, die Grundlage für jegliche Balance sind. Fast alle Hochkulturen haben Modellbeschreibungen für diese Energie, Kraft, oder Informationsströme entwickelt und diesen Prinzipien Namen gegeben. Sei es Kundalini, Chi oder anderes. Die Meridiane der Chinesischen Medizin sind eine Entsprechung dieser Systeme auf der Körperoberfläche und dienen deshalb z.B. der gezielten Akupunktur.

Warum betrifft Balance nicht nur den Körper, sondern auch die Seele und den Geist? Es ist bei allen wissenschaftlichen Anstrengungen weltweit immer noch nicht gelungen, das genaue Zusammenspiel der vielen körperlichen und geistigen Teilbewegungen, die zur Balance eines Körpers nötig sind, zu analysieren und zu verstehen. Noch niemand kann im Jahre 2002 Roboter bauen, die unsere feinfühligen Hände oder zwei kraftvolle und flinke Beine haben. Dies bleibt noch für mehrere oder sogar sehr viele Jahre Zukunftsmusik. Ehrlich gesagt sind wir über recht primitive Ansätze noch nicht hinausgekommen. Vielleicht liegt der Knackpunkt an der speziellen neuronalen Struktur in Gehirn und Körper, die bislang niemand nachbauen konnte. In diesen Fragen gibt es immerhin einige sehr vielversprechende neue Entwicklungen.

Wie äußert sich die Kopplung von Körper, Geist und Seele? Fast alles deutet darauf hin, dass körpereigene Neurogeflechte in Kooperation neben, gegen oder mit dem Gehirn eine sehr starke psychische Bedeutung haben. Deshalb sind seelische Balance, psychische Balance, mentale Balance und körperliche Balance recht stark miteinander verknüpft. Es gibt viele Ähnlichkeiten zwischen den auf den ersten Blick so verschiedenen Bewegungsweisen und Haltungsformen. Also erkennt der geschulte Blick eine seelische Störung (besser: eine Störung der seelischen Balance) an einer entsprechenden Störung der körperlichen Balance.

Ein drastisches Beispiel der Verknüpfung von Körper und Geist/Seele: Wer schon einmal in der klinischen Psychiatrie Patienten mit hoch dosierten Medikamenten begegnet ist, wird sich an die charakteristische Verarmung des Bewegungsbildes mit hängenden Armen, ruhiggestelltem Nacken und so weiter erinnern. Das soll nicht heißen, dass diese Nebenwirkungen nicht im Einzelfall gerechtfertigt sein können. Aber in jedem Fall wird die Wirkung sichtbar. Wie bei einem Skifahrer mit Gipsbein ist es hier erst einmal vorbei mit dem Wedeln. Man sollte Wege finden, den psychologischen Beinbruch zu vermeiden. Und nicht selten ging auch dem Sportunfall eine seit Tagen anhaltende seelische Balancestörung voraus.

Die Frage der neuronalen Balance hat Menschen seit Jahrtausenden fasziniert. Heute gibt es noch weiter entwickelte Methoden, die vielleicht besser zu unserer Kultur und Lebensweise passen. Balance ist das wichtigste Element der modernen Wellness: Balance im vielfältigen Sinn.

Das kann uns auf eine vielversprechende Behandlungsmöglichkeit von seelischen und psychischen Balancestörungen hinweisen. Körperliche Balanceübungen können helfen, das innere Gleichgewicht zu finden. Balance-Übungen sind die Übungen, die am stärksten alte „Bandwürmer" (Gewohnheiten) abzuschneiden helfen! Gleichzeitig helfen sie, die körperlichen Fähigkeiten zu steigern und Verletzungen zu vermeiden. Neurowissenschaftlich gesehen gibt es kaum eine effizientere Methode, Seele, Geist und Körper etwas wirklich Gutes zu tun. Nur leider denken wir im Alltag viel zu selten daran.

c) Balance in der Heilkunst
Dr. Rosina Sonnenschmidt*

Wer durch das neue Buch über NOWO BALANCE mit den Augen wandert, wird in den Texten und Bildern zum Kern der Heilkunst geführt: zur Balance der Kräfte, was wir Gesundheit nennen.

In der Entwicklung der Ganzheitsmedizin sind wir zu der Erkenntnis gelangt – nach 200 Jahren vergeblichem Bemühen, das Heilen mit Reparieren gleichzusetzen –, dass immer der ganze Mensch krank ist, wenn sich Symptome zeigen und immer der ganze Mensch einen Heilungsprozess durchläuft. Symptome sind Hilferufe des Organismus, einerlei, ob sie im physischen, emotionalen oder mentalen „Körper" wahrnehmbar sind. Sie ergeben oftmals keinen Sinn für den Patienten. Er erwartet, dass der Therapeut, der „ihm Dienende." (Therapeut von gr. *therapúein*=Dienen) die Zeichen versteht. Er soll sie zu einem Bild, zu einem Mosaik zusammenfügen, so dass sie Zusammenhänge erkennen lassen.

Das ist der diagnostische Teil: Wir haben in der westlichen Medizin unzählige Diagnosemöglichkeiten entwickelt. Bis ins letzte Detail können wir Zeichen eines lebendigen Organismus analysieren. Wenn wir sie verstanden haben, folgt der nächste Schritt, das Heilungsangebot, die Therapie. Wir haben auch viele Therapien entwickelt, und die Kunst besteht nun darin, zur Diagnose die passende Therapie zu finden. Das ist in der Tat ein künstlerischer, schöpferischer Akt, über den wir in unseren medizinischen oder therapeutischen Ausbildungen nichts lernen. Wir erlernen ein Handwerk, was zweifellos wichtig und die Basis der Heilkunst ist. Der künstlerische, schöpferische Anteil der Heilkunst wird erst offenbar, wenn wir einige Erkenntnisse der neuen Ganzheitsmedizin betrachten:

---

* 1947 in Köln geboren, studierte Rosina Sonnenschmidt zunächst Gesang und Orientalistik und schloss mit dem Staatsexamen für das Lehramt an höheren Schulen ab. Daraufhin studierte sie Musikethnologie, Indologie und Ägyptologie. Sie zog nach sechsjähriger Forschungsarbeit ihre dreibändige Habilitationsschrift über Indien zurück, weil man ihr zu großes menschliches Engagement unterstellte. Zusammen mit ihrem Lebenspartner Harald Knaus, ebenfalls Musiker, entwickelte sie die Musikkinesiologie, begann nach eigener Medialschulung in England die Sensitivitätsschulung in Deutschland und ist in eigener Praxis als Heilpraktikerin tätig. (Siehe Info Adressen)
Dr. Rosina Sonnenschmidt lernte ich vor drei Jahren im Rahmen meiner Psychometrie-Ausbildung im Ausbildungszentrum des Ehlers Verlags, Wolfratshausen, kennen und war fasziniert von ihrem breit gefächerten, fundierten Wissen über die Heilkünste. Dankenswerterweise schrieb sie vorliegenden ergänzenden Text zu diesem Buch (CMR).

> **Die Heilkunst ist die Kunst,
> den Patienten zu unterhalten,
> während er sich selbst heilt.**

In dieser humorvollen Erkenntnis eines amerikanischen Kinesiologen ist im Grunde alles enthalten, was zu sagen ist. Wir haben bei uns ein gestörtes Verhältnis zum Unterhalten in der Heilkunst, weil wir es mit den seichten Unterhaltungsshows gleichsetzen. Aber die Unterhaltung gehört ihrem tieferen Wesen nach zum Geschichtenerzählen, ja, zur Rhapsodie, zum Weitertragen von Wissen im bildhaften Gewand. Unterhaltung ist eine kreative Form der Kommunikation, im realen wie im übertragenen Sinne. Wohl dem Therapeuten, der das Kommunizieren nicht nur auf „Guten Tag ... Hier ist das Rezept ... Auf Wiedersehen" beschränkt, sondern den Kranken zum Lagerfeuer des Heilungsprozesses einlädt und ihm etwas übers Heilen erzählen kann!

Niemand kann aktiv einen Patienten von seinen Nöten, Problemen, Symptomen heilen im Sinne von wegnehmen, auslöschen. Das wollten wir in der Blüte der westlichen Medizin seit dem 18. Jahrhundert nicht glauben und entwickelten deshalb eine Scheuklappenversion, allen jahrtausende alten Heilkünsten anderer Kulturen zum Trotz: Symptom + Mittel = Symptom verschwindet = Heilung

Wir haben damit erstaunlich viel erreicht, nämlich das Verschwinden ekeliger Geschlechtskrankheiten und Seuchen. Durch die Scheuklappen schauten wir nur auf das Phänomen, sei es durch Bakterien, Viren oder Parasiten ausgelöst, und sagten ihm den Kampf an. In der kämpferischen Haltung entwickelten wir immer bessere chemische Waffen, so dass tatsächlich unser Kampf Siege gegen Mikrobenfeinde zu verbuchen hatte. Zu allen Zeiten haben scheuklappenfreie Heiler gefragt, wohin das alles verschwindet, was da zum Verschwinden gebracht wird, wohl wissend, dass das Universum nichts verliert. Da nichts verloren geht, sondern auf einer anderen Ebene fortbesteht, hat die Scheuklappenmedizin obiger Wunschformel alle bekämpften Krankheiten auf eine unsichtbare Ebene gedrückt. Und so erleben wir heute den zweifelhaften Erfolg unzähliger Unterdrückungskrankheiten, die von Generation zu Generation vererbt werden. Was unterdrückt wird, exkorporiert, manifestiert sich wieder und begegnet uns in abgewandelter Form immer wieder:

> **Die Energie folgt dem Bewusstsein.
> Das Bewusstsein erschafft die materielle Welt.
> Du wirst, was du denkst.
> Du wirst zur Manifestation deines Bewusstseins.
> Das Universum verliert nichts.**

Nehmen wir nun die Scheuklappen weg, wird als erstes offenbar, dass schon lange vor der Kampfmedizin auch im Westen andere Erkenntnisse die Kunst im Heilen bestanden. Ich möchte einmal nicht den alten Paracelsus bemühen, sondern jemand anderen, nämlich den Tierarzt Francisco de la Reyna aus dem 16. Jahrhundert zu Wort kommen lassen: *„ Wie du weißt, zieht ein Gärtner, wenn er seine Pflanzen bewässern will, einen Wassergraben, durch den das Wasser zu den Pflanzen gelangt. Wenn nun Erde oder irgendetwas anderes den Wasserlauf unterbricht, so nimmt er einen Spaten oder eine Hacke zur Hand und beseitigt das Hindernis, welches dem Wasser den Zugang zu den Pflanzen erschwert, und auf diese Weise wird er zur Mittelsperson. Dies ist auch deine Funktion, die du als Künstler der Natur zu erfüllen hast, und deine Aufgabe besteht darin, die Hindernisse auszuräumen, die die Natur in der Ausführung ihres Werkes hemmen. Und damit vollbringst du nicht wenig, denn derjenige, der mehr macht, macht nicht unbedingt mehr. Die Natur, die Gott jedem Körper verliehen hat, ist diejenige, die wirkt und Krankheiten heilt, denn wenn sie stark ist, vermag sie alles. ... Wenn du meinen Rat annehmen willst, so handle nie eilfertig in deiner Kunst, sondern warte ab, bis dich die Natur leitet, denn wenn du behutsam vorgehst, wirst du in der Natur immer Zeichen erkennen können, von denen du dich führen lassen kannst ... Das Verständnis ist der Maestro, die Hand ist der Minister. "* (Aus der Dissertation von *Beatrix Bachmeier*: Veterinärhistorische Untersuchung über das Libro de Albeyteria des spanischen Tierarztes Francisco de la Reyna [16. Jh.], München 1990)

Heilung ist also ein Prozess, der dazu dient, ins Stocken geratene Energien wieder in Fluss zu bringen. Sie braucht einen Mittler, den Therapeuten, der die Ursache der Blockade findet. Aber durch die Metapher von la Reyna wird noch etwas anderes auf indirekte und doch anschauliche Weise gesagt. Er spricht von einem Garten, der bewässert wird. Das entspricht einer natürlichen Ordnung der Dinge – hier der vorhandenen Pflanzen und dem Bewässerungssystem. Man könnte dies auch einen Gartenorganismus nennen. Das gleiche gilt für den menschlichen Organismus, der ein Musterbeispiel natürlicher Ordnung ist. Der Therapeut muss die Ordnungsprinzipien kennen, sonst kann er keine Blockade identifizieren. Die Diagnose dient dem Aufspüren der Ursache einer Blockade. Aber das reicht noch nicht, um der „Maestro" des Verstehens zu sein, denn es gilt, das Ganze zu sehen, in dem eine Störung besteht. So wie der ganze Garten vertrocknet, wenn das Wasser nicht zu den Pflanzen gelangt, so ist auch der ganze Mensch krank, wenn in einem seiner Systeme die Energie nicht fließen kann. Mehr noch: die Störung besteht aus zwei Komponenten: aus einem Stau und einem Defizit. Vor dem Hindernis entsteht ein Zuviel an Energie, hinter dem Hindernis mangelt es an Energie. Die Kunst besteht nun darin, ein dem Hindernis adäquates Heil- oder Hilfsmittel zu finden. Ist es gefunden, so geschieht nichts anderes, als dass sich Stau und Defizit auflösen und die Kräfte wieder ausgeglichen werden. Schon die alten Chinesen sprechen deshalb von der Balancierung oder Ausgleichung der Energien, wodurch die Lebenskraft oder Vitalität wieder erwacht.

Damit sind wir bei der Balance in der Heilkunst. Das einzig Aktive des Therapeuten besteht also darin, das der Dysbalance entsprechende Heilmittel zu finden, das lediglich als Impuls dient. Den Heilungsprozess durchläuft in der Tat nur der Patient selbst. Als Geschöpf der Natur werden die natürlichen Ordnungsprinzipien wieder hergestellt. Zusammengefasst heißt das: Krankheit ist Unordnung, Chaos, und Gesundheit ist natürliche Ordnung.

Fragen wir uns nun, was im Prozess des Heilwerdens nötig ist, um diese Ordnung wieder zu gewinnen. Dazu möchte ich selbst eine Metapher beisteuern.

Der Herr der Erde
Lange hielt er aus, sah, was Menschenhand vollbrachte. Sah, wie Täler geebnet, Berge versetzt, Bäume entlaubet und der Duft des Windes im üblen Dunst versank. Es ward dunkel, der Sonne Kraft streute zu fahlem Licht im bleiernen Wolkenschleier. Da taten sich Wind, Quellen, Berge und Bäume zusammen und sandten ihre Mächtigsten zum Herrn der Erde.

Der Westwind brauste herbei und klagte sein Leid. Der Herr der Erde hörte aufmerksam zu und sagte: „Halt inne, tu nichts, sei still, und die Menschen werden zu lauschen beginnen." Also tat der Westwind.

Mit mächtigem Schritt ließ sich der gewaltige Himalaja herbei zum Herrn der Erde. Mit dröhnender Stimme stieß er seinen Unwillen aus. Der Herr der Erde lächelte milde und sprach: „Beherrsche dich, König der Könige, deine Kraft liegt im Kristallkorn. Mache dich weich und fließend wie Sand, und die Menschen werden den sicheren Schritt ersehnen." Also tat der Berg.

Ein zartes Gluckern lenkte die Aufmerksamkeit des Herrn der Erde auf eine Quellnymphe. In ihrem Antlitz glitzerten Tränen des Leids. Der Herr der Erde saß eine Weile schweigend, sinnend und seufzte: „An das Ohr des Herrn der Erde. Ja, es muss sein. Verdichte alle Wasser zu einem einzigen Tropfen, verharre und rühre dich nicht. Viele Tränen werden dich netzen, allein, sei standhaft, und die Menschen werden beginnen zu denken." Also tat die Quelle.

Mit lautem Geräusch machte sich der Mammutbaum bemerkbar, neigte seinen mächtigen Wipfel, und durch die Blätter drangen viele Leidensworte. Dieser seufzte viele Male, und das Herz wurde ihm schwer. „Höre, Mächtiger, es muss denn sein. Ziehe alle Säfte der Grünen Lebewesen zusammen in ein welkes Blatt und lass es an einem Morgen vom hohen Himmel segeln." Also tat der Baum.

Nachdem die Grossen Naturgeister gegangen waren, saß der Herr der Erde lange in stiller Versenkung und ließ den Geschicken ihren Lauf.

An einem fahlen Morgen traten die Menschen in ihren lärmenden Alltag. Doch gleich stummen Fischen sah man Gebärden ohne Laut. Da wurden sie von großer Furcht erfüllt, ihre seelenlosen Kunstwerke standen still. „Was machen wir ohne Wind?", schrieen die Menschen ohne Laut. Niemand hörte sie. Bald wurden auch ihre Münder trocken vom Aufbegehren. Allein, kein Wasser gab es, ihre Lippen zu netzen.

Voll Angst drangen sie aus ihren Maschinenstädten hinaus und erstarrten, da kein Berg, kein Tal mehr das Auge erfreute. Zu kahler Unsicherheit war die Natur geschrumpft.

„Schaut, nur lebloser Sand, der uns nicht trägt", klagten viele Menschen und versanken. Ein Weinen und Jammern ergriff die Menschheit.

Da gewahrte einer hoch im Himmel ein Blatt. „Seht doch nur, wie wunderbar! Nicht alles ist tot, wir dürfen auf Rettung hoffen." Das dürre Blatt erreichte die leblose Erde, und traurig reichten sie es von Hand zu Hand.

Da ward es still in den Herzen der Menschen. Aus der Stille erwachte Erkenntnis, und sie neigten ihre Häupter und schauten tief hinein in das Wesen des dürren Blattes.

Der Herr der Erde erhob sich langsam aus seinem Schlaf und schüttelte alles Gestein von den Schultern, dass es nur so donnerte und grollte. Auf seinen Lebensstab gestützt schaute er lange in die Gesichter der zerknirschten Menschen und lächelte sanft.
(Aus: *R. Sonnenschmidt*: HERZGEIST – Lyrik über das Trostvolle des Seins, Wings Verlag, BOD 2002)

Heilung geschieht durch Annahme und Bereitschaft zur Wandlung. Die Annahme oder das Erkennen, ja, ich habe da ein Problem, ist das Innehalten im rastlosen Tun. Diesen Schritt müssen wir unserem Patienten gönnen. Das heißt für uns, selber innehalten im rastlosen Tun des Helfersyndroms und auf die Natur vertrauen, die immer danach trachtet, den Fluss der Energien zu erhalten. Wir erweisen dem Patienten einen Liebesdienst, wenn wir ihm Zeit lassen, sein Problem zu erkennen: „Was habe ich mit meiner Krankheit zu tun?" Und wir lauschen mit allen wachen Sinnen dem, was er erkannt hat.

Der Annahme folgt die Bereitschaft der Veränderung. Was wollen Sie in Ihrem Leben ändern? Auch diese Frage ist reine Güte. Je tiefer die Unordnung, das Chaos in das lebendige System Mensch eingedrungen ist, um so tiefgreifender muss die Änderung sein. Wer nichts ändern will, muss sein Leiden fortsetzen und verharrt weiter in der Stagnation. Änderung heißt Wachstum, heißt, die eigene Lebenskraft in Bewegung bringen. Diesen Schritt vollzieht der Patient selbst. Wir, die Therapeuten, halten wieder inne und vertrauen auf die ordnenden Kräfte der Natur – wie der „Herr der Erde".

In der Annahme und in der Wandlungsbereitschaft entsteht und besteht ein inniges Band zwischen Patient und Therapeut. Es sind unsere unsichtbaren Hände, die wir ihm reichen, während er seine Schritte selbst tut. Wir nehmen ihn ganz an, wir holen ihn dort ab, wo er sich befindet. So kann der Maestro des Verstehens in uns erwachen.

Was ist unser Anteil an dem Heilungsprozess des Patienten? Was ist unser Beitrag dazu, dass die Energien des Patienten wieder in Balance kommen? Ich möchte zunächst mit einer weiteren poetischen Metapher antworten:

Brahman

Das Auge des Berges ruhte lange geschlossen.

Da tat BRAHMAN einen ersten Atemzug nach Äonen des Schweigens.

Der Lebensodem erwachte, durchfloss die Erde, die Luft und das Wasser.

Viele Sonnen begannen zu leuchten.

Ohne Zeit
Ohne Ziel.

Der Berg hob sein Augenlid.

Der stumme See begann zu sprechen.
Das Muschelhorn verströmte neue Klänge.
Des Baumes Kraft gebar ein neues Leben.

BRAHMAN genoss aufs Neue die ZEIT
und gab dem Leben volles Maß.

(Aus: *R. Sonnenschmidt:* HERZGEIST – Lyrik über das Trostvolle des Seins, Wings Verlag, BOD 2002)

Die schöpferische Kraft bringt Leben hervor, sie durchdringt wie Brahmans Einatmen alle Wesen. Die Heilkunst beinhaltet also mehr als das Finden des idealen Heilmittels. Beide, Patient und Therapeut sind zwei schwingende Systeme. Während des Heilungsprozesses beginnt der Patient stetig höher zu schwingen und beschreibt dabei eine Spirale nach oben. Der Maestro des Verstehens schwingt bereits auf einer höheren Ebene, die auf den Patienten eine äußerst heilsame Wirkung hat. Es ist die Heilkraft des Therapeuten, sein Talent, freie Energie in den Dienst eines anderen zu stellen, was wir „spirituelles Heilen" nennen. Die Heilenergien, über die der Therapeut verfügt, sind der wichtigste Impuls an die Lebenskraft des Patienten. Aber das geschieht absichtslos. Man könnte es auch den reinen Akt der Menschenliebe nennen. Ob wir uns mit dem Patienten unterhalten, ob wir ihn manuell berühren, ihm nur zuhören, wir berühren ihn mit unserer Heilenergie – und lassen uns von ihm berühren, von seinem Leid. Der Patient weiht uns in das Mysterium seines Leidensweges ein. Unsere Heilkraft, die wir frei und absichtslos entlassen, sorgt dafür, dass wir nicht in diesem Leid verharren, es auf uns nehmen, sondern es transformieren. Die Heilkraft ist eine Energie höherer Ordnung, die etwas in Bewegung bringt und hält und dabei verwandelt, transformiert in höhere Oktaven des Seins.

Über unsere Heilkräfte erfahren wir nichts in unseren medizinischen Studien, auch nicht in den Naturheilverfahren. Es bleibt meistens beim Handwerk. Die Heilkunst zeichnet sich durch die Qualität der Heilenergie des Therapeuten aus. Es ist, so gesehen, nicht primär die Akupunkturnadel, die das Qi zum Fließen bringt, sondern die heilende und wissende Hand, die die Nadel führt. Es ist nicht primär das Globulum in der Homöopathie, das gigantische Heilungsgeschehen in Gang zu bringen vermag, sondern der Geist, der die Hand führt.

Alle großen Kulturen haben in ihrer Heilkunst erkannt, dass die Energie dem Bewusstsein folgt und dass ein Bewusstsein, das das Wesen der Dinge ergründet, Heilkraft entfaltet. Man war auch zu allen Zeiten bemüht, die geheimnisvollen Vorgänge der Heilung sichtbar zu machen. Die Chinesen sahen hellsichtig die Qi-Verläufe im Ätherkörper und beschenkten uns mit dem Meridiansystem. Die Inder erkannten die Energieverläufe des inneren und äußeren Atems und beschenkten uns mit dem archaischen Hatha-Yoga, dem sichtbar gemachten Atem in der Körperbewegung. Wir im Abendland erkannten durch Anatomiestudien die physischen Funktionen des Wunderwerks Menschenkörper und beschenkten uns mit dem Wissen der Physiologie.

In jedem der großen Medizinsysteme gibt es Vertreter der Heilkunst, die sich bemühen, den Heilungsprozess im Patienten anzuregen und die vormals desolaten Energieflüsse zu balancieren. Ich fasse meine Gedankengänge dazu noch einmal zusammen:

Der Therapeut hält sein handwerkliches Wissen und Können bereit sowie seine Heilenergie. Er wählt adäquat zum Problem des Patienten einen Heilungsimpuls und entlässt absichtslos seine Heilkräfte, indem er vom Patienten berührt wird und den Patienten berührt. Das kann im physischen wie im übertragenen Sinne stattfinden.

Der Patient regt durch die Schritte der Annahme und Wandlungsbereitschaft seine Selbstheilungskräfte an. Dadurch bereitet er einen fruchtbaren Boden, der den Heilungsimpuls des Therapeuten empfangen kann.

Beide, Therapeut und Patient stehen in einem energetischen Dialog, in dem die heilkräftige, höhere Schwingung des Therapeuten die kranke, niedrigere Schwingung des Patienten gemäß dem Naturgesetz anregt. Dies geschieht durch Resonanzvorgänge, die, wie in der Musik, einen Reichtum an Klängen (Obertönen) entstehen lassen. Patient und Therapeut werden reich beschenkt.

Ich habe mir oft gewünscht, diese Erkenntnisse, die ich sensitiv mit allen Sinnen wahrnehme, mögen in einer modernen Form für jedermann sichtbar werden.

Dann sah ich eines Tages ein Video über NOWO BALANCE und erkannte darin einen im höchsten Grade anschaulichen Weg, sowohl den energetischen Dialog als auch das Spiel der balancierenden Kräfte sichtbar zu machen. Therapeut und Patient arbeiten zusammen, sie nähern sich einander an. Der Therapeut reicht die helfenden Hände und geht ein Stück Weg mit dem Patienten in seinem Heilungsprozess. Eine solche Heilkunst, die mich an den altindischen Yoga erinnert, kann nur dort entstehen, wo große Herzenswärme und ein großes Heilungspotential den Therapeuten führt. Die NOWO BALANCE stellt für mich eine große Kunst des Heilens dar, da sie in ihrem Anspruch weit über das Handwerkliche hinausgeht und durch ihre Ästhetik wieder daran erinnert, dass der Körper der Tempel ist, in dem Heilung geschieht, in dem ein Bewusstseinswandel geschieht, ja, in dem ständige Wandlung stattfindet. Ich verstehe die Essenz dieser Heilkunst, auch wenn ich selbst diese Ausdrucksform nicht beherrsche. Sie erfüllt mich mit Dankbarkeit und glücklichen Gefühlen, dass wir, die Vertreter der Heilkunst, etwas gemeinsam haben, das ich abschließend durch ein Haiku ausdrücken möchte:

Meine Liebe zu dir
ist das Teilhaben
unserer Seelenblüten
am gleichen Gewässer.

d) Energiefeld und Balance nach *Dr. Valerie Hunt*

Bei meiner Suche nach wissenschaftlichen Erklärungen zur Existenz des menschlichen Energiefeldes stieß ich auf Dr. Valerie Hunt. Nach der Lektüre ihrer Publikationen war ich so fasziniert und begeistert von ihren Forschungen, die das Puzzle um die Balance vervollständigen, das ich den Leser dieses Buches gerne daran teilhaben lassen möchte.*

Dr. Valerie Hunts Arbeit weist wissenschaftlich die Existenz des menschlichen Energiefeldes nach. Sie – Emeritus Prof. des KCLA Departements für Physiologische Wissenschaften – arbeitete 40 Jahre als Uniprofessorin und Physiologie-Forscherin an der Columbia Universität, der Universität von Iowa und der Universität von Californien in Los Angeles. Sie war die Erste, die die Verbindung zwischen Veränderungen bioenergetischer Felder und dem menschlichen Verhalten und Erfahrung erforschte.

Über die Zusammenarbeit mit der NASA wurde ein brandneues Forschungsinstrument für ihr Labor entwickelt, eines, das Frequenzen von 0 – 250.000 Hz messen konnte; dies ist 1000 mal stärker als alles, was die medizinische Wissenschaft bis dahin benutzte. Sie nannte es *AuraMeter*™. Frau Dr. Hunt widmete sich dann ganz der Aufgabe, Landkarten des menschlichen Bioenergiefeldes und ihre Beziehung zu Gesundheit, Spiritualität und dem menschlichen Verhalten zu erschaffen.

Durch das Aufzeichnen bioenergetischer Felder fand sie heraus, dass jedes Individuum ein universelles Ruhemuster hat. Sie nennt dies das *Signatur-Feld*.

Das Signatur-Feld eines gesunden Menschen ist aus balancierten, kohärenten Energiemustern, verteilt über das gesamte Frequenzspektrum, zusammengesetzt. Diese Kohärenz zeigt sich auf einem Graphen als weiche, feine, seichte Wellen, die gleichmäßig über das Frequenzspektrum verteilt sind.

Es gibt zwei Arten von Signatur-Feldern. Bei Menschen die krank sind (oder krank werden) zeigen sich fehlerhafte und hyperaktive Muster. Diese beiden sehen auf dem Graph wie dicke, verklumpte Wellen aus. Sie konzentrieren sich im hohen oder niedrigen Frequenzbereich. Mangel-Erkrankungen wie Krebs und Erschöpfungssyndrome haben antikohärente Muster in den hohen Frequenzbereichen, mit fast keiner Energie in den niedrigen Frequenzen. Hyperaktive Bedingungen wie Kolitis, hoher Blutdruck und Hautprobleme zeigen antikohärente Muster in den niedrigen Frequenzbereichen, mit fehlenden Vibrationen in den hohen Frequenzen.

---

* Nach Informationen aus dem Internet www.bioenergyfields.org – Literatur: Valerie V. Hunt: *Infinite Mind – Science of Human Vibrations of Consciousness*. Malibu Publishing Co., 1996, Malibu, California.

Heißt das, dass Heilen ein Fertigprozess wird? Weit entfernt davon, Dr. Hunts Entdeckungen zeigen genau in die entgegengesetzte Richtung. Sie entdeckte im Aurameter-Labor, dass Heilen ein aktiver Prozess ist. Wir „reagieren" nicht passiv auf Heilungsmodalitäten, sondern wir „transagieren" mit ihnen.

Bücher wurden geschrieben und Psychologen und Philosophen haben über Generationen über die Frage nachgedacht: Warum manche Menschen heilen und andere nicht? Warum passiert eine Spontanremission bei einem Menschen mit einer unheilbaren Krankheit, während ein anderer mit einer vermutlich heilbaren Krankheit eines schweren Todes stirbt? Es passiert immer wieder. Die meisten Versuche dieses Phänomen zu erklären endeten in mystischen Bereichen des Glaubens und in etwas, was „Überlebenswille" genannt wurde.

Wenn Dr. Hunts Analyse korrekt ist, gibt es jetzt die Möglichkeit, nicht nur vorauszusehen wie, sondern auch ob Menschen geheilt werden können. Und die Antwort liegt nicht nur im Mystizismus oder Glauben, sondern im Heilungsprozess, den sie als *Heilungstransaktion* bezeichnet. Mit dem Wissen um diesen Heilungsaspekt dürften wir eines Tages in der Lage sein vorauszusagen, wer geheilt werden kann und wer nicht.

Dr. Hunt sagt, es gibt fünf Variable in einer erfolgreichen Heilung:
1. das Feld der Krankheit,
2. das Feld der Person,
3. das Feld des Therapeuten,
4. das Feld der Therapie,
5. das kombinierte Feld des Therapeuten mit der Therapie, die ausgeführt wird.

Wenn die Energie des Therapeuten, der eine spezielle Therapie verfolgt, das antikohärente Feld bewegt und verändert, kann diese Krankheit heilen. Und die Energie des Heilens kombiniert mit der Energie der Therapie muss mit der Person, die geheilt wird, „transagieren", damit Ergebnisse erzielt werden.

Warum heilen Menschen nicht?
Kann jeder mit der Energie, die er zur Heilung braucht, in Kontakt treten? Dr. Hunt sagt nicht jeder: „Unsere Felder werden von unseren Emotionen organisiert – nicht so sehr oberflächliche, Alltagsemotionen, obwohl diese auch das Feld beeinflussen, sondern von unseren Emotionen der Seele. Die Emotionen der Seele und die Bioenergie, die sie begleiten, scheinen buchstäblich für viele Leben zu bleiben, denn sie sind mit unserem Überleben verbunden. Sie formen Wege der Interaktion mit der physischen Realität, um den Körper selbst und um die Seele zu erhalten und weiterzuentwickeln.

Und weil diese Emotionen manchmal sehr schmerzhaft waren, gibt es Menschen, die nicht »transagieren«. Ein Leben nach dem anderen verweigern sie sich. Egal was du tust, sie verändern ihr Feld und gehen aus der Schwingungsphase mit der Heilschwingung oder des Heilers raus. Sie wollen nichts damit zu tun haben. Ich habe entdeckt, dass das passiert, weil die Person nicht zurück will, die Emotionen nicht mehr erleben will, die präsent waren, als sie sich entschieden hat. Es war ein Trauma, und diese Menschen mussten einen Weg finden es zu organisieren – Repression, Ärger, weglaufen, was immer es war, es war eine Entscheidung und sie blieb im Feld. Die Menschen müssen realisieren, dass diese Entscheidungen nichts taugen, dass die Emotionen, die diese Unruhe verursacht haben, noch ungelöst sind und ihr Feld beeinflussen."

e) BALANCE in der Musik: Die innere Zauberflöte
Roland R. Ropers*

„Der Musik ist eine tiefe Urkraft und ein tiefer Heilzauber eigen." – Hermann Hesse

Balance ist pulsierender Lebensrhythmus inmitten eines dynamischen Gleichgewichts konzentrierter, gesammelter Gelöstheit. Balance – ob in der Musik oder in der körperlichen Bewegung – ist stets Ausdruck majestätischer Schönheit und Erhabenheit. Die Musenkunst Musik war im antiken Griechenland gleichwohl Ton- und Dichtkunst sowie Geistesbildung. Der Geist ist die tragende Kraft, welche die Materie in allen Bereichen unseres Daseins bewegt. Atmend, inspirierend nehmen wir das Wesentliche des Lebens wahr – diese Wahrnehmung ist ein geistiger Schöpfungsprozess, der sich im Zustand innerer und äußerer Balance optimal vollzieht. Die Welt der herrlichen Klänge hilft dem Menschen, in das Mysterium seiner eigenen innersten Schatzkammer einzudringen und sich dort zu Hause zu fühlen.

Balance ist ein Akt der Erkenntnis innerhalb eines Raums, wo Harmonie und Ordnung herrschen. Die großen Tondichter haben uns auf der höchsten Ebene musikalischer Existenz ein Refugium geschaffen, in dessen vibrierender Balance unser Leben Sinn bekommt. Der Musiker erfüllt seine große Aufgabe mit der Überzeugung, dass sich durch seine Kunst höchste Wahrheit offenbart, die er seinem Auditorium, seiner Zuhörerschaft zu vermitteln und übertragen sucht. Die Schallplatte kann manchmal anstatt eines live-Konzerts bereits den Zugang schaffen, denn wie das engl. Wort record so treffend aussagt, geht es um die Rückkehr zum Herzen (lat.: *re* = zurück; *cor* = Herz).

Im innersten Bezirk unseres Wesens wird die Erfahrung des gesamten harmonikalen Universums Wirklichkeit. In den ältesten heiligen Schriften Indiens, den Upanischaden lesen wir als Trost und Freude für unser Leben: *„Mitten im Zentrum des Brahman-Schlosses, in unserem eigenen Körper, befindet sich ein kleiner Schrein in Form einer Lotusblume, und darin ist ein winziger Raum. Dieser kleine Raum mitten im Herzen ist so groß wie das ganze Universum ..."*

Musik soll den Menschen im Innersten ergreifen und befreien. Künstler und Hörer betreten quasi gemeinsam den heiligen Raum der Balance, um Harmonie in Vollen-

---

* Roland R. Ropers, geb. 1945, ehem. Geschäftsführer einer Klinik für integrative Medizin; Mitgestalter an zukunftsweisenden Projekten auf dem Gebiet der Heilkunde; Autor, Übersetzer und Herausgeber diverser Bücher im Bereich Spiritualität und Neues Bewusstsein; Präsident der „International Gandhi & Griffiths Society – Bewegung für Gewaltfreiheit & Spiritualität". Weltweit Vorträge und Seminare mit dem Schwerpunkt „Leben in der Gegenwart". Medizin und Musik sind zusätzliche Schwerpunkte publizistischer Tätigkeit.

dung und Fülle zu spenden und/oder zu erfahren. Die Töne werden uns nichts offenbaren, solange wir die Aufgabe des Hörers nicht voll entdeckt haben. Das bedeutet, dass die Musikklänge in unserer Seele jene reinigenden und befreienden Vorgänge auslösen müssen. Die Schwingungen des Klangs erreichen tatsächlich dann ihr Ziel – d.h. der Schöpfungsprozess vollendet sich –, wenn ihre Botschaft in unserem Innenleben triumphiert und das gesicherte Gefühl von *Bei-sich-sein*, von Balance, von konzentrierter, mit dem Zentrum vereinter, Gelöstheit aufkeimt.

Eine liebevolle Aufmerksamkeit, ein waches Bewusstsein, ersetzt sehr wirksam ein mangelndes musikalisches Wissen. Es genügt, wenn der Hörer sich soweit mit der Musik identifiziert, dass diese in ihm wie ein lebendiges Wesen zu wirken beginnt, mit dem er sich vertraulich unterhalten kann, von dem er offenbarende Antworten bekommen wird und das ihn von der Last der alltäglichen Sorgen befreit.

In dem Maße, wie die Musik aufhört, für uns nur Unterhaltung zu sein, enthüllt sie sich als unmittelbarer Ausdruck einer so hohen geistigen Wirklichkeit, dass die Seele nicht zögert, ihr einen göttlichen Sinn zuzuordnen. Wenn der Hörer diesen intimen Dialog mit der in ihm singenden Melodie wirklich angeknüpft hat, wird er nicht in bedrückender, sondern in einer zärtlichen und liebevollen Weise diese manchmal ungeheure Majestät der geistigen Welt erleben, die er hinter den wahrnehmbaren Tönen erahnt.

Nichts anderes geschieht hier als beim Betreten von heiligen Stätten: Tempel, Pyramiden, Kirchen; auch dort herrscht ein harmonikaler All-Klang, den die Baumeister durch ihr Wissen um die heilige Geometrie ermöglicht haben. Der Besucher, der im wahrsten Sinne des Wortes ein Suchender ist, möchte das verborgene Mysterium von Balance und Harmonie erspüren, die unser Universum am ewigen Leben erhält.

Die Botschaft der Töne ist ein unseren Geist herausforderndes Mysterium. Man lässt die Musik möglichst bewusst im Innern erklingen; je verinnerlichter die Melodie sein wird – nicht mit den Lippen, sondern mit der inneren Stimme gesungen –, desto mehr wird sie unsere Tiefen durchdringen und sie ausstrahlen lassen.

Durch den Prozess der meditativen Wiederholung erreicht man Schichten, die den Worten unzugänglich sind, und grundlegende strukturelle Veränderungen treten zutage. D.h. durch die tiefste und intimste Berührung mit der heiligen Ordnung, wird der Mensch harmonisiert und balanciert. Im Zustand des Zu- und Loslassens werden die Geröllschichten des Unterbewusstseins durchbrochen, und der eigentliche Wesensgrund kommt leuchtend zum Vorschein. Die Musik verbindet durch eine einzigartige Synthese die geheimnisvollsten Tiefen der Seele mit den hellsten und lichtvollsten Höhen des geistigen Kosmos. Indem sie das diesen zwei Polen gemeinsame Wesen enthüllt, hat die Musik auf die Seele die Wirkung einer Offenbarung, wie es *Beet-*

hoven dem, der seine Musik versteht, versprochen hatte: „*Musik ist höhere Offenbarung als alle Weisheit und Philosophie.*"

Wer entdeckt hat, dass sein Inneres aus derselben Substanz besteht wie die majestätische Welt des Geistes, kann nicht mehr der Mensch bleiben, der er war. Seine *innere Zauberflöte* hat ihn verwandelt – Balance und Harmonie sind zum sichtbaren Ausdruck seines Wesens geworden.

Um uns die an ein Wunder grenzende innerliche Wirkung der Musik bewusst zu machen, hat *Mozart* das Symbol der *Zauberflöte* geschaffen, auf dessen tieferen Sinn so wenig geachtet wird. Die letzte Bedeutung der Prüfungen, die *Tamino* und *Pamina* bestanden haben, ist die, dass die Musik über alles siegen kann, was uns auf unserem Weg gefährdet. Die Flöte, deren Ton die Ängste vertreibt und die den Mut verleiht, durch alle Gefahren voranzuschreiten, ist das Symbol der Musik selbst. Der Träger der Zauberflöte – und welcher Mensch spürt nicht Musik in seiner Seele strömen? – darf diesen tönenden Begleiter nur niemals vergessen. Wenn er unaufhörlich den in seinem Innersten entspringenden Gesang zu den Höhen verwendet, von denen die Musik ausströmt, wird ihm zu keiner Zeit deren Hilfe fehlen. Das ist die Antwort, die der Appell der inneren Zauberflöte immer und unfehlbar anziehen wird. Die Macht, die uns rettend zu Hilfe eilt, ist genau die geistige Wirklichkeit, deren wahrnehmbare Erscheinung die Musik der großen Meister ist: die Transzendenz, die wir jenseits der uns bewegenden oder hinreißenden Töne erahnen. Wer mit der Musik im meditativen Hingeben lebt und mit ihr *eins* wird, befindet sich im ureigentlichen Zentrum des Lebens: „*Wir wandeln durch des Tones Macht froh durch des Todes düstre Nacht*", heißt es in der *Zauberflöte*.

Dies ist der eigentliche Durchbruch in den heiligsten Bezirk, nach dem sich jeder Mensch sehnt. *Sarastro* singt in der *Zauberflöte*: „*In diesen heilgen Hallen kennt man die Rache nicht.*" Dies ist der Ort, wo Balance und Harmonie ihren Ursprung haben. Ursprüngliches Leben manifestiert sich durch Harmonie und Balance.

VI. Der Therapeut

Die Anforderungen an einen Therapeuten sind in jedem flexiblen, auf das Individuum ausgerichteten, ganzheitlichen System sehr hoch. Es gibt keine Kochrezepte, keine starren Regeln. Trotzdem wird auf Genauigkeit und Kleinigkeiten großer Wert gelegt. Diese Freiheiten – Kreativität und Eigenverantwortlichkeit – sind eine Herausforderung. Durch sie wird lebendiges Arbeiten zur Aufgabe und Freude. Kommunikation in der Bewegung und über die Bewegung verbindet und heilt.

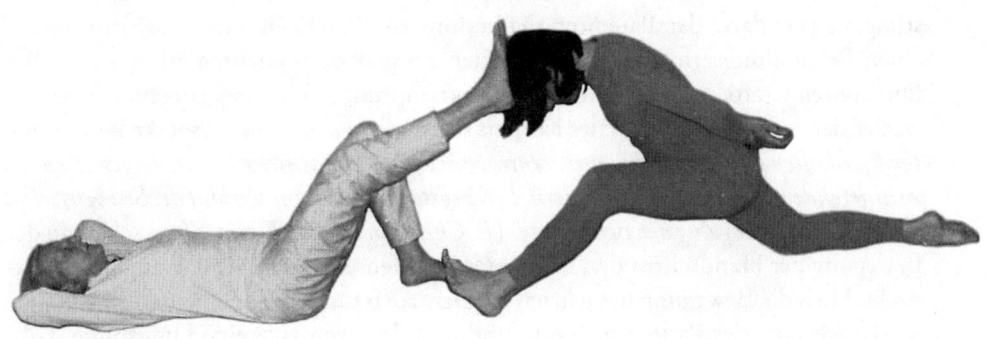

1. Therapeutisches Verhalten und Handeln

Bewegung beobachten – Bewegung erfinden

Überall kann man die Menschen in ihrer Bewegung, bei der Arbeit, bei Spiel und Sport beobachten. Sehen Sie fern, schauen Sie sich die Sportler an, in Filmen aus aller Herren Länder und ihre unterschiedliche Trainings- und Bewegungsweise; versuchen Sie, diese bewusst wahrzunehmen. Der Therapeut muss die Körpersprache verstehen und damit umgehen lernen! Wenn der Therapeut den Patienten beobachtet, konzentriert er sich ganz auf den Menschen und seine Bewegung, er darf nicht an die Krankheit denken oder daran, wie er helfen kann, sondern ganz in die Bewegung des Patienten eintauchen, mit ihr verschmelzen und mitfühlen!

Die körperliche Präsenz des Therapeuten genügt nicht. Die rechte Einheit zwischen Patient und Therapeut kommt nur zustande, wenn der Mensch geistig und seelisch ganz bei der Sache ist.

Bei der Bewegungstherapie ist die völlige Hingabe an die Tätigkeit eine wesentliche Voraussetzung für das Gelingen. Es darf nicht primär an das Ziel im Sinne des Erfolges gedacht werden, sondern an die Art und Weise des augenblicklichen Bewegungsablaufes des Patienten. Denkt der Therapeut nur an ein Behandlungsziel, an eine Leistung, neigt er dazu, den Patienten zu überfordern. Eine zu einseitige Ausrichtung auf einen Behandlungserfolg stachelt zwar den Ehrgeiz des Patienten an, bewirkt aber überhöhten Krafteinsatz. Das führt zu Verkrampfungen oder einseitigem Muskelzuwachs, der das Gleichgewicht des Körpers stört. *„Die meisten Aufgaben der Willkürmotorik enthalten gar kein umrissenes, zentral gesetztes, vorgestelltes Ziel (als vorgesetzten, zu realisierenden Willenszweck), sondern das Ziel stellt sich erst im Verlauf des Strebens selbst dar und entsteht im Zug der Betätigung"* (*P. Christian* 1948). Wenn *Klages* schon an der Bewegung der Handschrift den Charakter des Menschen und seine Fähigkeiten entdeckt, muss die Bewegung des ganzen Körpers auch für den Therapeuten eine Handschrift sein, die der Patient in Raum und Zeit, bezogen auf seine Umgebung, vollführt. Nach *Klages* ist *„der Leib die Erscheinungsform der Seele und die Seele der Sinn des Leibes"*.

Aus der Bewegungsart eines Menschen, seinen unterschiedlichen Lebensäußerungen, kann man tatsächlich auf sein psychisches Verhalten schließen. Schon die Geste des Handgebens ist nur dann ein Willkommensgruß, wenn sich der Grüßende dabei dem Partner zuneigt und Knie- und Fußgelenke diese Bewegung mitmachen. Für einen ungeübten Beobachter ist diese Bewegung aber nicht von einer Abwehrbewegung zu unterscheiden, bei der das Knie gestreckt wird und der Händedruck ein Wegschieben des Begrüßten ist. Jede dieser Bewegungen ruft unwillkürlich in der Reaktion des

Partners ein Gefühl hervor, auch wenn er dies nicht realisiert, weil es im Unterbewusstsein stecken bleibt. Im ersteren Fall wird es „*Zu Neigung*" im Partner erwecken. Er wird sich willkommen fühlen. Im zweiten Beispiel wird er hinausgedrängt und weiß sich abgelehnt. Nicht nur Zustimmung, auch innere Abwehr kann sich bei einem Patienten in seinem Bewegungsverhalten innerhalb der Therapie äußern. Dann gilt es, die jeweiligen Übungen so abzuwandeln, dass der Patient sie unbewusst annimmt, denn auch die psychische Verhaltensweise muss dem Bewegungsablauf entsprechen, denn „*im Tun handelt es sich um eine wertende Zuwendung, um ein hingebendes Erfüllen*" (*Christian*).

Dabei wird die Kreativität des Therapeuten gefordert und er kann gerade in den Partnerübungen Reaktionsweisen und Bewegungsverhalten gänzlich umwandeln. Um dem Patienten zu helfen, seine ihm entsprechenden Bewegungen zu finden, benötigt der Therapeut selbst sehr gute körperliche Geschicklichkeit und Harmonie. Nicht nur, dass ein schwerfälliger Therapeut ein schlechtes Vorbild ist, nein, er kann gar nicht auf die Schwächen und Probleme des Patienten in der Partnerübung adäquat reagieren oder sie in der Übung umbauen, um zu einer *Einheit Patient – Therapeut* zu gelangen. Eine harmonische, ausgeglichene Ausstrahlung des Therapeuten überträgt sich auch auf den Patienten.

Der Therapeut sollte in der Lage sein, die Übungen kreativ und individuell zu gestalten oder schon bestehende Programme entsprechend abzuwandeln und sie so zu vermitteln, dass der Patient sie auch erlernen kann. Dazu muss er die Übungen immer wieder vormachen. So kann der Patient sie leichter erlernen, ohne den Verstand einzuschalten. Die Anstrengung des Kopfes macht die Bemühung des Körpers meist verkrampft. Die Muskeln verspannen sich und können nicht reagieren. Die Übungen, die der Therapeut vormacht, werden als „*Bilder*" vom Patienten gespeichert und ohne Umweg ins Unterbewusstsein aufgenommen.

Der Therapeut als Partner

In der Partnerübung übernimmt der Therapeut die Krafteinleitung. Die Summe aller Kräfte ist – egal ob auf einem hohen oder niedrigen Energieniveau begonnen wird – in der Balance gleich Null. Bei diesem ständig wechselnden Energieniveau muss der Therapeut wissen, wie viel Kraft eingeleitet werden muss, damit sich die Balance einstellt. Zuviel Energie bedeutet Schmerzen für den Patienten und manchmal auch für den Therapeuten, zu wenig Energie führt zu keiner vollständig durchlaufenden Bewegung.

Wählt der Therapeut die richtige Übung, bestimmt er damit gleichzeitig das adäquate Energieniveau. In einer Übung, in der der Patient schneller handeln als denken muss und dadurch die mentale Kontrolle unwillkürlich beiseite lässt, reagiert er oft ganz natürlich im Bewegungsablauf und verliert die Bewegungshemmungen. Der Therapeut ist verantwortlich dafür, die Grenzen der Übung so zu wählen, dass der Patient sich nicht aus Begeisterung oder durch den zu weit gespannten Bewegungsradius zu Bewegungen verleiten lässt, die der Verletzung schaden können. Nur im gegenseitigen Vertrauen und Vorwärtsgehen kann der Patient Fortschritte machen und Selbstvertrauen erlangen. Die Grundvoraussetzung dafür sind Motivation und das Vorbild des Therapeuten.

Zwischen Patient und Therapeut besteht eine Partnerschaft, d.h. wir erkennen im Patienten das Gegenüber. Zwischen den Partnern besteht ein labiles Gleichgewicht. Der Therapeut muss den Mut besitzen, dem Patienten bzw. dem Körper des Patienten zu vertrauen und sich von diesem leiten zu lassen; oft weist uns der Patient den Weg zur Lösung eines Problems, indem er unbewusst eine gestellte Übung abwandelt, so dass sie eine noch bessere Korrektur ergibt, bessere Harmonisierung für diesen Patienten bedeutet. Das sollte der Therapeut erkennen und nicht auf seiner Übung bestehen. So wird die Behandlung zu einem Austausch und einem „lassen". Die Konsequenz des Beharrens auf der eigenen Bewegungssicht bedeutet letztlich Zwang. Üben wir diesen Zwang unbewusst aus, kann der Patient kein eigenes Gleichgewicht finden. Und so ergibt sich oft, dass er zwar mit dem Therapeuten Fortschritte macht, diese jedoch außerhalb der Therapiestunden nicht eigenständig umsetzen kann.

Selbstverantwortung – Unabhängigkeit

Der Therapeut sollte den Patienten zur Selbstständigkeit führen und von sich unabhängig machen. Das gelingt nur, wenn er Selbstständigkeit zulässt, fördert und fordert. Deshalb ist auch das Umsetzen der Bewegung in den Alltag so wichtig. Wenn ein Patient nach längerer Behandlung nicht ohne den Therapeuten auskommt – selbstverständlich sind Auffrischungen oder Kontrollen möglich oder nötig – und wenn er nicht ohne ihn weiterüben kann, so hat der Therapeut versagt. Es ist Aufgabe des Behandelnden, dem Patienten dieses Rüstzeug zu vermitteln und mitzugeben. Es ist sicher nicht immer einfach, aber wenn der Therapeut das geschafft hat, hat er erst wirklich geholfen. Das ist der Lohn, über den er sich freuen kann.

Bedingungen für eine gute Therapie:
→ ganzheitliches Beobachten und intuitives Erfassen der Bewegungsabläufe,
→ volle Konzentration und Hinwendung zum Patienten,
→ überdurchschnittliche körperliche Beweglichkeit und Geschicklichkeit, Körpergefühl und Harmonie,
→ Fantasie und Kreativität in der Therapie,

→ eigene Motivation,
→ Motivationsgabe,
→ Bereitschaft zur Partnerschaft,
→ Kommunikationsfähigkeit.

In der NLP-Kartei *Practitioner-Set* (*Trageser & von Münchhausen* 2000) sind die Kommunikationsmöglichkeiten mit dem Klienten-Partner sehr genau definiert und erläutert. Hier ein Auszug. Ich empfehle allen, dies genauer als ich es im Rahmen dieses Buches behandeln kann, zu studieren:

„*Drei Begriffe aus dem NLP erklären ausgezeichnet die Art und Weise auf den Klienten zuzugehen und gleichzeitig schon therapeutisch wirksam zu sein. Denn im Moment des Kontaktes ist man schon wirksam.*

Mit Rapport *bezeichnet man im NLP ein gutes Einvernehmen oder eine gute Atmosphäre zwischen kommunizierenden Menschen. Rapport entsteht häufig spontan durch Sympathie, über gemeinsame Vorlieben, ähnliche Erfahrungen, gleiche Hobbies, Interessen oder Überzeugungen, ähnliche Lebensstile etc., d.h. er kann auf jeder Stufe der »neuro-logischen Ebenen« stattfinden. Er spielt immer eine Rolle, wenn wir Freundschaften schließen oder Beziehungen eingehen. Rapport kann aber auch bewusst hergestellt werden. Das nennt man Pacing, manchmal auch Spiegeln (mirroring) oder Angleichen (matching).*

Pacing *(im gleichen Schritt mit jemandem mitgehen) bedeutet: sich feinfühlig an bestimmte Verhaltensweisen einer anderen Person anzupassen bzw. sich auf ihr »Modell der Welt« einzulassen, um Rapport und damit Vertrauen herzustellen. Häufig spricht man auch davon, jemanden da abzuholen, wo er sich gerade befindet, was von ihm normalerweise als Wertschätzung und Interesse erlebt wird.*
→ Spiegeln *bezeichnet körperliches Sich-Anpassen an Haltung, Gestik, Atmung, Mimik, Bewegungen oder Gewichtsverlagerungen, Muskeltonus etc.*
→ Matching *bezeichnet das Sich-Angleichen an Sprachstil, Sprechtempo, Rhythmus und Tonlage etc.*
Leading *heißt: jemanden auf der Basis von Rapport und im Sinne des Win-Win-Prinzips zu einem bestimmten Ziel oder Ergebnis hinzuführen. Das kann ein selbstbestimmtes Ziel des anderen (z.B. Jobwechsel) oder ein eigenes gewünschtes Ergebnis (z.B. überzeugen) sein.*"

Rapport, Pacing und Leading, Einvernehmen oder gute Atmosphäre, den anderen da abholen, wo er sich befindet und ihn zu einem von ihm gewünschten, also selbstbestimmten Ziel zu führen, ist die menschliche Aufgabe und kreative Herausforderung für den Therapeuten.

Mit welchen Schwierigkeiten müssen sich Therapeuten immer wieder auseinandersetzen?

Therapeutische „Stolpersteine":
- → Erfolgszwang und Ehrgeiz machen blind vor den subtilen Entwicklungen, Bedürfnissen, aber auch momentanen Möglichkeiten des Partners;
- → den Fluss der Fortschritte durch falsche Bewertungen und Etiketten stoppen oder zu früh korrigierend eingreifen (Rhythmus);
- → unklare, unsichere Körpersprache im Kontakt, dadurch schlechtere Abgrenzung;
- → eigenes Ungleichgewicht durch Krankheit oder starke seelische Probleme, wenn der Therapeut nicht mehr in der Lage ist, sich während der Behandlung zu zentrieren;
- → Übertragung – Gegenübertragung;
- → wenn wir unsere eigenen Gefühle erkennen, ohne zu urteilen, sie weder leugnen, noch nach ihnen handeln, bleiben wir als Menschen im Austausch;
- → unklare, schwammige Motivation von Behandler und zu Behandelnden – eine große, wichtige Frage zu Beginn der Behandlung: Warum sind Sie hier, was möchten Sie erreichen?

Diese Themen können oft durch ein klares Ansprechen und Aussprechen ihre Lösung erfahren. Entweder im Selbstgespräch, indem wir Bedürfnisse und Wünsche anerkennen und sie an den richtigen Platz verweisen, oder indem wir mit dem Klienten/Partner offen darüber reden. Es kann auch nötig sein, die liebevolle Beziehung mit einem Partner offensichtlich zu machen, um klarzustellen, dass man nicht verfügbar ist. Das verletzt weniger, wenn sich z.B. der Klient in den/die TherapeutIn verliebt.

2. Interaktives Management

Eine Besonderheit – eigentlich sollte es eine Selbstverständlichkeit sein – der NOWO BALANCE-Therapie ist das *interaktive Management*, d.h. *der Therapeut behandelt sich selbst durch die Therapie mit dem Patienten.* Im Bewegungsdialog muss der Therapeut in seiner Mitte sein, um den Patienten in die Mitte zu führen. Der Körper des Therapeuten ist das einfühlsame, dynamische „Arbeitsgerät", das durch seine Flexibilität und Lebendigkeit überzeugt! So ist der Therapeut unabhängig von kostspieligen Apparaten und Geräten.

In der Projektarbeit von *Christa Vals*, leitende Physiotherapeutin am Geriatriezentrum Lainz in Wien (mit über 200 Betten), wurde die Effizienz der Therapie für Patient und Therapeut untersucht.

3. Was bringt die innerbetriebliche Fortbildung den Patienten, den Therapeuten des GZW[*] – am Beispiel der NOWO BALANCE-Therapie?

Projektarbeit *Christa Vals*, Physiotherapeutin und Beauftragte für die IBF-MED im GZW (Auszug)

Da die Kosten dieser Fortbildungsreihe das Budget sehr belasten und auch der Zeitaufwand enorm ist, wollte die IBF-MED des GZW die Effizienz dieser therapeutischen Methode untersuchen.

Es stellte sich nun die Frage: Welchen Nutzen bringt diese Form der Weiterbildung für die Patienten im GZW – wie können sie dadurch profitieren, und wie kann zu ihrem Wohl dieses neue Wissen eingesetzt werden, und ist es nachweisbar, dass sich in ihrem Wohlbefinden etwas ändert?

Es sollte herausgefunden werden: Was bringt diese Therapie den Patienten? Bringt sie auch etwas den Therapeuten? In Zusammenarbeit mit den Psychologen des Hauses, Dr. Gerald Gatterer, Mag. Renate Binder-Krieglstein und Hr. Oliver Wallner wurde ein zweigleisiges Untersuchungsdesign für Patient und Therapeut erstellt:

Patienten: Verbessert sich die Befindlichkeit des Patienten durch die Behandlung mit der NOWO BALANCE?

Es wurden 12 Patienten befragt. Als Grundlage diente der Test EWL 60-S zur Veränderung der Patientenbefindlichkeit. Er enthält 60 Fragen zu den folgenden Items:
→ leistungsbezogene Aktivität,
→ allgemeine Desaktivität,
→ Extraversion,
→ allgemeines Wohlbehagen,
→ emotionale Gereiztheit,
→ Angst und Deprimiertheit.

---

[*] Im GZW haben zum Zeitpunkt der Untersuchung – Herbst 1999 – vier Basiskurse des neuen bewegungstherapeutischen Konzeptes NOWO BALANCE für alle therapeutischen Sparten (Physio- und Ergotherapeuten und Logopäden) stattgefunden. Weiters ergab sich für die Teilnehmer auch die Möglichkeit, an der Zusatzausbildung NOWO BALANCE mit Schwerpunktausbildung in klinischer und psychosozialer Arbeit, die mit einer Projektarbeit und abschließender Prüfung zum NOWO BALANCE-Therapeuten endet, teilzunehmen.

Dieser Fragebogen wurde den Patienten unmittelbar vor und nach der Behandlung mit NOWO BALANCE vorgelegt. Durchschnittlich wurden die Patienten sechs Wochen lang 3–5x pro Woche mit NOWO BALANCE behandelt. Die Ergebnisse lauten:
→ Die leistungsbezogene Aktivität hat sich signifikant gebessert.
→ Die allgemeine Desaktivität ist signifikant zurückgegangen.
→ Die Extraversion hat sich signifikant gebessert.
→ Das allgemeine Wohlbehagen hat sich signifikant gebessert.
→ Die emotionale Gereiztheit ist signifikant gesunken.
→ Die Angst und Deprimiertheit ist signifikant geringer geworden.

Therapeuten:
Für die Gruppe der Therapeuten wurden zwei Fragebögen ausgearbeitet. Der Erste befasst sich mit der Zufriedenheit der Therapeuten: Fördert die IBF NOWO BALANCE die Freude an der Arbeit? Öffnet die NOWO BALANCE den Blick für neue Therapieansätze bei den multimorbiden Patienten der Geriatrie? Wird die Zusammenarbeit der therapeutischen Berufsgruppen verbessert?

Der zweite Fragebogen bezieht sich auf die dynamische Arbeitshaltung der Therapeuten: Ändern sich die arbeitsbezogenen Beschwerden der Therapeuten? Bewirkt die NOWO BALANCE-Arbeitshaltung eine Änderung der Befindlichkeit im lumbalen Bereich am Ende eines Arbeitstages? Hat die NOWO BALANCE-Arbeitshaltung eine therapeutische Wirkung?

17 Therapeuten wurden befragt, als Grundlage dienten zwei deskriptive Fragebögen, in denen zu den jeweils drei Hypothesen drei Fragen gestellt wurden. Zum Zeitpunkt der Untersuchung arbeiteten die Therapeuten bereits zwei bis drei Jahre nach dem NOWO BALANCE-Konzept.

Die Ergebnisse des Fragebogens „Therapeuten":
A. Die Innerbetriebliche Fortbildung NOWO BALANCE fördert die Freude an der Arbeit:
   → 100% der befragten Therapeuten fühlten sich neu motiviert.
   → 100% der befragten Therapeuten macht es Freude, neue Wege in der Therapie zu entdecken.
   → 50% der befragten Therapeuten sind stolz darauf, durch Ablegen einer Prüfung und Verfassen einer Projektarbeit ein Zertifikat erworben zu haben.

B. NOWO BALANCE öffnet den Blick für neue Therapieansätze bei multimorbiden Patienten in der Geriatrie:
   → 100% konnten neue Aspekte und neue Ziele in der Therapie erkennen.

→ 93,8% der befragten Therapeuten wenden die neu erlernten Inhalte in der Praxis, auch in der Geriatrie an.
→ 93,8% konnten schon nach wenigen Anwendungen der neuen Therapie deutliche Verbesserungen des Bewegungsgefühls der Patienten feststellen.

C. Die Zusammenarbeit der therapeutischen Berufsgruppen wird verbessert:
→ Seit dem Besuch der FB NOWO BALANCE gaben 81,3% der befragten Therapeuten an, dass häufiger fachliche Diskussionen mit anderen therapeutischen Berufsgruppen stattfinden.
→ Auf Grund der NOWO BALANCE können 93,8 % der befragten Therapeuten besser gemeinsame Therapieziele definieren.
→ Durch den gemeinsamen Kursbesuch konnten 87,5% der befragten Therapeuten eine andere fachliche Ausrichtung kennen lernen.

Die Ergebnisse des Fragebogens NOWO BALANCE und dynamische Arbeitshaltung lauten:
Die arbeitsbezogenen Beschwerden der Therapeuten ändern sich. 64,7% der befragten Therapeuten hat vor Beginn der Ausbildung arbeitsbezogene Beschwerden und zwar:
 9,1% lumbale Verspannungen
18,2% ISG-Blockaden
63,6% Schmerzen (LWS)
 9,1% Ischialgie.

Diese Beschwerden sind bei 9,1% der befragten Therapeuten schlechter geworden, 9,1% gleichgeblieben und 81,8 % besser geworden, und zwar:
bei 22,2% sofort
bei 11,1% nach 1 Monat
bei 44,4% nach 6 Monaten
bei 22,2% nach 1 Jahr.

Die NOWO BALANCE-Arbeitshaltung hat bei 93,3% der befragten Therapeuten eine Änderung der Befindlichkeit im lumbalen Bereich am Ende eines Arbeitstages bewirkt und zwar:
84,6% hatten mehr Kraft
90,9% hatten mehr Ausdauer
84,6% hatten mehr Energie
92,9% hatten mehr Flexibilität
86,7% hatten weniger Verspannungen
57,1% hatten weniger Schmerzen

86,7% hatten mehr Zentriertheit – Mitte – in der Befindlichkeit des lumbalen Bereichs.

100% gaben an, dass die NOWO BALANCE-Arbeitshaltung eine therapeutische Wirkung auf Patienten und Therapeuten hat und zwar:
für 20% Verbesserung von Beweglichkeit, Balance und Stand
für 13,3% gleichermaßen für Patient und Therapeut
bei 20% verringerte sie Schmerzen und Verspannungen
bei 33% Zentriertheit, das Bewusstsein und die Ganzkörperlichkeit erhöht
bei 13,3% wird die Sensibilität für den Patienten erhöht.

Zusammenfassung

Die Untersuchung zeigt, dass die NOWO BALANCE als therapeutische Methode einen großen Gewinn sowohl für den Patienten als auch für den Therapeuten darstellt.

„... So arbeiten die Therapeuten im GZW in einer neuen Dimension und machen alle anderen Betreuer sehr neugierig mit den vielen Erfolgen, die die Patienten mit der NOWO BALANCE erreichen konnten.

Dem Patienten eine unglaubliche Leichtigkeit zu vermitteln und damit zur Verbesserung seines Lebensgefühls beizutragen, das macht einfach Freude an der therapeutischen Arbeit.

Darum ist das Ergebnis dieser Untersuchung für die Therapeuten und die IBF – MED so erfreulich und bringt große Motivation, neue Konzepte kennen zu lernen, um sie zum Wohl der Patienten im GZW einsetzen zu können."

VII. Die Ausbildung zum NOWO BALANCE-Berater/-Therapeuten

Seit nunmehr ca. zehn Jahren gibt es die Ausbildung zum NOWO BALANCE-Therapeuten. Vieles wurde in dieser Zeit erprobt und immer wieder erneuert. Heute liegen Ausbildungsstandards vor, nach denen weltweit Seminare gehalten werden.

Projektbezogenes Arbeiten im eigenen Berufsfeld zeigt die Integration der NOWO BALANCE in seine Praxis.

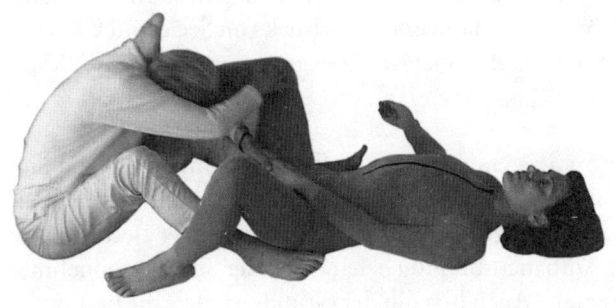

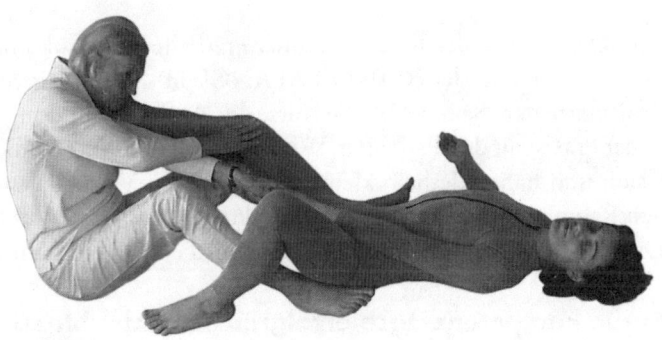

1. Kurze Beschreibung der Ausbildung

Die NOWO BALANCE-Therapie vermittelt auch in der Ausbildung Leichtigkeit, Freude an der Bewegung und eine natürliche Bewegungsharmonie.

Sie ist die Therapie auch für den Therapeuten. Sie ermöglicht ein ebenso harmonisches wie effizientes Arbeiten. Die Ausbildung zum NOWO BALANCE-Therapeuten bzw. NOWO BALANCE-BeraterIn dauert drei Jahre und besteht aus zwei Abschnitten:
1. Abschnitt: drei Basiskurse
2. Abschnitt: sechs Aufbaukurse, Projektarbeit, Supervision und Prüfung

Basisausbildung

Voraussetzung: Zu den Basiskursen sind alle Personen willkommen, die in ihrem beruflichen Umfeld mit Bewegung zu tun haben.

Inhalte: Die Basiskurse dienen hauptsächlich der Selbsterfahrung und der Auseinandersetzung mit dem eigenen Körper, denn dieser ist Ausdruck von Seele und Geist. Es geht um natürliche Bewegung, Bewegungsanalyse, Bewegungsgefühl, eigenes Bewegungsverhalten.

Aufbauausbildung: Formale Voraussetzung für die Aufbauausbildung, also die Gesamtausbildung, sind eine abgeschlossene Berufsausbildung in einem medizinisch/pflegerischen oder sozialen/pädagogischen Beruf mit einjähriger Berufspraxis. In den Wochenseminaren der Aufbauausbildung behandelt jeder Seminarteilnehmer täglich unter Supervision Patienten. Auch hier gilt der Grundsatz, dass die praktische Umsetzung der NOWO BALANCE im Vordergrund der Ausbildung steht.

Projektarbeiten: Jeder Kursteilnehmer erarbeitet und dokumentiert ein Projekt, um die Integration in der NOWO BALANCE in seine Praxis zu zeigen (siehe Beispiele Projektarbeiten, Seite 182). Die Kurse der Aufbauausbildung vermitteln das Arbeiten in der Praxis mit den Patienten. Wir legen größten Wert auf Behandlung unter Supervision und haben deshalb kleine Kursgruppen. Verschiedene Themenkreise bilden den Rahmen für das Erlernen und Praktizieren der NOWO BALANCE-Prinzipien. Das ganzheitliche Sehen und Arbeiten wird erlernt, geübt und geprüft.

Berufskompetenz nach erfolgreichem Abschluss!

Der/die NOWO BALANCE-Therapeut/in ist berechtigt, eigenverantwortlich therapeutisch im Rahmen seiner/ihrer Berufsausbildung unter dem Titel *NOWO BALANCE-Therapeut/in* zu arbeiten. Der Titel berechtigt nicht zur lehrmäßigen Weitergabe der NOWO BALANCE-Therapie.

Der Abschluss als *NOWO BALANCE-Berater/in* berechtigt zur Beratung nach NOWO BALANCE innerhalb des eigenen Berufsfeldes und ist keine Berechtigung zur therapeutischen Intervention.

2. Stimmen zur Ausbildung

Andrea Wiltschnig – Diplom-Ergotherapeutin, Wien

„Ich habe mit dieser Methode eine Möglichkeit gefunden, verwirrte, alte Menschen therapeutisch zu betreuen. Ein großer Vorteil der NOWO BALANCE-Therapie ist für mich, dass es nicht notwendig ist, dem Patienten eine Übung lang und breit zu erklären, vor allem bei den Partnerübungen nehme ich den Patienten einfach in die Bewegung mit. Nach akuten Ereignissen (z.B. Fraktur) kann auch bei sehr alten verwirrten Patienten eine bleibende Verbesserung erzielt werden."

Rita Dörr Dipl. PT, – bewegungsanalytische Tanzpädagogin, Tanztherapeutin, Wien

„Mein eigener Prozess mit NOWO BALANCE : Die Auseinandersetzung besonders auch in der Projektarbeit: »Die Wirkungsweise der NOWO BALANCE-Therapie bei erworbenen Fußdeformitäten«, brachte mich auch meiner Mitte näher, inklusive der Erkenntnis, dass ich Balance nicht »festhalten« und »haben« kann, sondern sie täglich aufs Neue »leicht« und »frei« suchen und leben muss."

Christa Vals – Ltd. Physiotherapeutin des größten europäischen Geriatriezentrums, Wien/Lainz

„... dem Patienten eine unglaubliche Leichtigkeit zu vermitteln und damit zu einer Verbesserung seines Lebensgefühls beizutragen, das macht einfach Freude an der therapeutischen Arbeit. (...) Es ist immer berührend zu erleben, wie vor allem alte Menschen das »Turngerät« Boden schon lange nicht mehr erprobt haben und dann genau mit dieser Erfahrung sehr viel an Kompetenz gewinnen können. So manche Sturzangst konnte dadurch gemindert werden. Allein durch das Wissen und Üben, wie sie vom Boden allein oder mit Hilfe hochkommen, gibt enorme Sicherheit."

Marianne Otte-Unger – Tanztherapeutin, Klinik Lipperland, Bad Salzuflen

Erfahrung mit NOWO BALANCE in einer Großgruppe aus vorwiegend chronischen Schmerzpatienten: „Bei vielen Konversions-Patienten war es durch die NOWO BALANCE-Arbeit möglich, ein Psychogenese-Verständnis zu entwickeln und so den Boden für eine Weiterbehandlung (psychologische Nachsorge) zu bereiten. Die NOWO BALANCE verhilft den Patienten zu einem besseren Körperbewusstsein. Sie stärkt das »Kreuz« im übertragenen wie im realen Sinn. NOWO BALANCE bringt dem Patienten mehr Bewegungsfreiheit und weniger Schmerzen. Sie fördert die Selbstkontrolle und die Selbstbestimmung. NOWO BALANCE kann aus einem »funktionsuntüchtigen Automaten« einen sich seiner Leiblichkeit bewussten, reaktionsfähigen, selbstbestimmten Menschen machen."

3. Ziele und Einsatzgebiete

Die allgemeinen Zielsetzungen der NOWO BALANCE-Therapie sind:

Prävention:
→ Ursachen erkennen und behandeln
→ informieren und motivieren
→ Verhaltenstraining

Kuration:
→ im ambulanten wie akut-stationären Bereich

Rehabilitation:
→ Nachsorge im ambulanten wie stationären Bereich

Einsatzgebiete für den NOWO BALANCE-Therapeuten/Berater sind alle Gebiete des Gesundheits- und Wellnessbereiches, u.a.: Krankenhäuser, Rehakliniken, Altenhilfe-Einrichtungen, betriebliches Gesundheitswesen, heilpädagogische Einrichtungen, psychiatrische und psychosomatische Facheinrichtungen, ambulante Dienste und Praxen ...

4. Beispiele für Projektarbeiten – gekürzte Fassungen

Projektarbeit: Schaukeln und Rollen in der NOWO BALANCE –
Dr. med. Theo Fritz, Blaichach
Ein Teil der Arbeit beleuchtet die Unterschiede der Begriffe Schaukeln, Wiegen und Rollen im bewegungsdynamischen Prozess in Zusammenarbeit mit Patienten. Im zweiten Teil wird die Anwendung von Schaukeln und Rollen in der NOWO BALANCE-Therapie anhand von praktischen Beispielen ausgeführt.

Textauszug: Es stellt sich die Frage: Welche Übungen mache ich mit einem Patienten am besten? Damit gerät man aber leicht in das mechanistische Denken anderer Therapierichtungen: Hier noch eine Blockade lösen, einen Nerv – oder einen Triggerpunkt lösen, dort noch einen Muskel dehnen oder einen Fehlstereotyp umprogrammieren – und schon ist der Patient geheilt.

In der Praxis zeigt sich aber, dass man mit einer solchen mechanistischen, scheinbar wissenschaftlich evidenten Vorgehensweise gerade das Gegenteil erreicht. Entsprechend sind die Rehabilitationserfolge bei langjährigen Leiden eher bescheiden. Auch mit den NOWO BALANCE-Übungen wird man keinen Erfolg erzielen, wenn man sie mechanisch einsetzt.

Letztlich soll der Körper wie ein Musikinstrument neu zum Klingen gebracht werden. Die NOWO BALANCE schafft einen Freiraum, in dem die Selbstheilungskräfte des Organismus aktiv werden können.

Projektarbeit: NOWO BALANCE-Therapie. Nutzen und Wirkung –
Dr. med. Evmarie Liebau, Bayreuth
35 Patienten im Alter von 41–89 Jahren mit orthopädisch/chirurgischen und internistisch neurologischen Krankheitsbildern wurden zu Beginn, nach jeder weiteren Behandlungswoche und am Ende ihres stationären Aufenthaltes mit dem speziellen Befundbogen für NOWO BALANCE erfasst. Dieser Befundbogen wurde entwickelt, um den Gesamtbewegungsablauf eines Patienten zu dokumentieren. Die Auswertung ergibt eine eindrucksvolle Besserung der Ergebnisse.

Textauszug: Die NOWO BALANCE-Therapie ist für alle Patienten jeder Altersstufe bei orthopädischen (operativ und konservativ), chirurgischen und neurologisch/internistischen Erkrankungen wirkungsvoll und sinnvoll. Die meisten Patienten waren nach ihrer Behandlung in erstaunlich kurzer Zeit schmerzfrei (ohne Schmerzmittel!), beweglich und in ihrer inneren und äußeren Balance.

Gundi Mareiner – Diplom-Ergotherapeutin, Wien
Einzelstudie über die Behandlung einer Apoplex-Patientin mit NOWO BALANCE

Nach Diagnose Apoplex: 2–3 x wöchentlich Behandlung 30 – 35 Minuten über einen Zeitraum von drei Monaten. Die sehr kreative Arbeit fällt durch unkonventionelle Darstellung der Übungen als Trick-Figuren aus dem Rahmen – NOWO Trick und BALO Track. *Beschwingte und humorvolle Präsentation!*

Textauszug: Zuallererst war ich von der Einfachheit der Mittel und ihrer oft großen Wirkung fasziniert. Es gefielen mir auch die breiten Variationsmöglichkeiten der Übungen und es machte mir großen Spaß, sich weitere davon auszudenken und auszuprobieren. Manche Übungen lassen sich auch gut in die Sitzgymnastik–Gruppen einbauen sowie zur Erweiterung der Möglichkeiten in manchen funktionellen Einzeltherapien in der Ergotherapie.

VIII. Erfahrungsberichte

Die nachfolgenden Erfahrungsberichte von Patienten möchten dem Leser zeigen, dass Beschwerden sich dauerhaft und manchmal sogar in ganz kurzer Zeit bessern können. Ich bedanke mich bei allen, die sich die Mühe gemacht haben, ihre Erlebnisse aufzuschreiben und diese für dieses Buch zur Verfügung zu stellen.

Chronisches degeneratives Wirbelsäulensyndrom mit berufsbedingtem psychophysischen Überlastungen
Reinhold S., Musiker, Musiklehrer, Kunsterzieher
Wundervoll erlebte NOWO BALANCE-Stunden führten für mich als Hornist zu neuen Denkansätzen und Erfahrungen: zu einem nie geahnten Neuanfang mit meinem Instrument, dem Waldhorn, zu einer Tongestaltung von der Körpermitte aus, zu einem neuen Musikhören und -empfinden, zu einer Erfahrung von Ganzheitlichkeit.

NOWO BALANCE-Stunde mit Frau Dr. Gertrud May – Beispiel einer Stundenskizze:
→ das Waldhorn wird vor dem Körper entspannt nach unten „gehalten" – es hängt locker; Arme – Schultergürtel – Kopf → locker; locker stehen, Abstand der Füße entspricht der Linie der Hüften – Knie leicht gebeugt; Körper schwingt leicht – nach vorne, nach hinten, zur Seite → ich suche die Mitte; rückwärts gehen – die Füße überkreuz führen – Bewegung federnd aus dem Lendenwirbelbereich entstehen lassen → führt zu lockerer Haltung mit dem Instrument; vorwärts gehen – Bewegung zur Seite – in eine Drehung – ich „tanze" mit dem Instrument, welch glückliche Erfahrung!; diese lockere Bewegung frei fließen lassen von den Zehen bis in die Fingerspitzen; versuche die Atmung tiefer zu legen – es entsteht aus der Mitte heraus der 1. Ton!

Daraus folgt: Diese Hinführung zur Mitte lässt Lockerheit entstehen, welche eine wesentliche Voraussetzung für die Arbeit mit dem Instrument ist. Diese Erfahrung war mir Wegweiser für meinen neuen Weg.

Ich habe erfahren,
→ dass Bewegungsabläufe ins Unbewusste gelangen müssen, um dann einfach fließen zu können; nicht machen, sondern entstehen lassen!
→ dass ich nicht kopflastig (über das Denken) diese entstehenden Abläufe blockiere.
→ dass ich Bewegung und Schwingungen fühlen kann.
→ dass dies den gesamten Verlauf einer Bewegung durch den Körper, der Atmung, der Entspannung und Spannung und der Psyche einbezieht.

Ich freue mich jedes Mal, diese Lockerheit bei der Arbeit mit meinem Waldhorn, vor dem Hintergrund wertvoller Erfahrungen meiner NOWO BALANCE-Stunden, erleben zu dürfen.

Die Erfahrung der NOWO BALANCE-Therapie brachte für mich viele positive Veränderungen auch im Alltag: z.B. der schmerzhafte Zustand meiner Wirbelsäule hat sich wesentlich gebessert (s. Befund), der Gedanke des „Loslassens" führte zu positiver psychischer Befindlichkeit usw.

Gedanken zum Yehudi Menuhin Balance-Hocker
Eine Sitzgelegenheit für alle, die im Alltag Harmonie suchen und behalten möchten! Die Sitzbewegung auf dem Yehudi Menuhin Balance-Hocker spielt durch den ganzen Körper:
→ löst Blockaden im Bewegungsablauf,
→ bei lockerem Schultergürtel bringt sie den Körper spürbar in eine natürliche Balance,
→ führt zu psychischem Gleichgewicht und zu ausgeglichenem Wohlbefinden.

Besonders um dem Bewegungsdrang von Kindern gerecht zu werden, ist der Yehudi Menuhin Balance-Hocker sehr zu empfehlen.

Hüftarthrose links mit Beinverkürzung
Cornelia B., 40 Jahre
Seit gut einem Jahr mache ich nun die Balance-Therapie nach Nowotny. Im Laufe dieses Jahres hat sich meine Einstellung zu meiner Krankheit grundlegend verändert. Von Orthopäden und Schulmedizinern hatte ich einige Jahre lang schon gehört, dass ich wohl bald ein künstliches Hüftgelenk brauche und dass sich mein Zustand immer schneller verschlechtern werde. Ich scheute mich, das linke Bein zu belasten, aus Angst vor Schmerzen und dass sich meine Arthrose dadurch verschlimmern

wird. Ich konnte nur noch zehn Minuten gehen und brauchte immer wieder Pausen. Die *„normale"* Krankengymnastik, zu der ich fleißig ging, brachte mir nichts mehr, sie hatte nur noch Alibifunktion, ich tat ja etwas für mich, ich ließ aber die Therapeutin arbeiten.

Mit der Balance-Therapie änderte sich schnell einiges: Ich erfuhr, dass ich mein krankes Bein sehr wohl belasten dürfe, bei richtiger ausbalancierter Bewegung. Nachdem die Ängste überwunden waren, traute ich mir immer neue Bewegungen zu, die ich schon jahrelang nicht mehr gemacht hatte. Auch meine Einstellung änderte sich: ich war nun nicht mehr das *„Opfer"*, die *„arme Kranke"*, sondern ich habe wieder Perspektiven. Mit dem längeren Gehen bin ich noch nicht zufrieden, aber ich weiß, dass dies auch mit der psychischen Seite meiner Krankheit zusammenläuft. An der Psyche werde ich weiterhin arbeiten. Mittlerweile bin ich noch einmal (geplant) schwanger geworden, was ich mir vor einigen Monaten nicht vorstellen konnte. Damals glaubte ich, ich müsste baldmöglichst zur Hüftoperation.

Kapsel-Bandverletzung der linken Schulter
Egon R., Mai 2001
Mit dem Herzen über den Füssen zu gehen, ändert meine zurückhaltende Gangart. Der Brustraum öffnet sich und das Herz beginnt die Haltung, den Geist zu bestimmen, in der/dem ich gehe. Durch die Offenheit, Schuldlosigkeit und Neugier, die bei dieser Gangart entstehen, fühle ich mich seit der ersten Übung in meine Kindheit zurückversetzt, immer bereit für eine „Schandtat". So dass ich beim Gehen lachen muss! Und ich erinnere mich daran, dass meine Tochter (drei Jahre) ständig in dieser Haltung unterwegs ist. Gestern habe ich mich bemüht, aus diesem Geist der Neugier, Offenheit und Schuldlosigkeit mit ihr zu spielen. Und wir spielten so harmonisch und kreativ wie selten zuvor.

Anlass der Haltungsarbeit ist meine verletzte Schulter (Skiunfall). Mittlerweile bin ich dankbar für den Unfall, weil er mir die Zeit gibt. Zeit, die ich für mich schon lange brauchte. Er zeigt mir wieder die Möglichkeiten einer ganzheitlichen Sichtweise auf, die Verbindung zwischen körperlicher und geistiger Haltung. Mein Herz ist nicht nur ein Organ, sondern meine Beziehung zu meinem Herzen entscheidet darüber, wie ich im Leben stehe.

Indem ich das Herz „über den Füßen" trage,
→ kann das Herz aus der ängstlichen oder schuldbelasteten Zurückhaltung heraustreten und dem Leben mit all den Haltungen beggenen, die wir so gerne den Kindern zuordnen: Neugier, Unschuld, Entdeckerfreude, vorbehaltlose Liebe. Haltungen, die ein Leben lang Gültigkeit haben.

→ können Brust- und Lendenwirbelsäule durch die enorme Entlastung „aufatmen" und sich entspannen. Bei mir deutet sich an, dass durch die Ent-Haltung meines Herzens bestimmte Muskelverspannungen an den Extremitäten gar nicht mehr zum Einsatz gekommen, und andere überlastet sind.

Jetzt, mit dem „*Herzen über den Füßen*":
→ entspannt sich der Hara-Bereich,
→ kann Energie ungehindert fließen zwischen Herz und Geschlecht,
→ entsteht eine Ganzheit von Bewegung, die alle abgetrennten Bereiche (vor allem Extremitäten) wieder integriert, zu sich zurückholt.

Obere Arm-Plexuslähmung nach Mamma-Amputation und Bestrahlung
Dr. med. E. L., März 1997

Im Herbst 1991 entwickelte sich bei mir nach einer Mamma-OP mit anschließender Radiation eine obere Plexuslähmung mit zunehmender Einschränkung der Armbeweglichkeit und sehr starken Schmerzen. Die vom Hausarzt verordnete Krankengymnastik brachte nichts, so dass ich mich schließlich an Frau Dr. Gertrud May wandte, von der ich durch meinen Bekanntenkreis schon viel Erstaunliches gehört hatte. (z.B. Jugendlicher bei Z.n. doppelseitiger Hüftkopfloslösung und Leistenbrüchen beidseitig, rollstuhlverdächtig, mit Hilfe von Frau Dr. G. May wieder voll bewegungs- und belastungsfähig). Im Frühjahr 1992, nachdem ich mich ausgiebigst mit bestimmten Übungen in ihrem Buch beschäftigt hatte, kam ich dann für 10 Tage nach Kreuth. Meine größte Angst, die Schulter könnte steif werden, ließ Frau Dr. G. May nicht gelten. „*Vergessen Sie Ihren Arm, alles geht vom Kreuz, von der Mitte, aus, da ist bei Ihnen nichts, dafür müssen wir sorgen!*" Ich war darüber etwas erstaunt, denn Kreuzschmerzen hatte ich doch keine, nur der „*blöde*" Arm funktionierte nicht, gehörte eigentlich nicht mehr zu mir.

In diesen zehn Tagen führte Frau Dr. May jeden Tag spezielle Übungen/Partnerübungen mit mir durch, ich merkte eine spürbare Besserung! Seither mache ich morgens und abends meine speziellen Übungen, wozu schon eine gehörige Portion Disziplin gehört. Schludere ich mal für 2–3 Tage, habe ich es gleich zu büßen – Schmerzen und Bewegungseinschränkungen werden verstärkt!

Alle vier Monate besuche ich für drei Tage Frau Dr. May in Kreuth zur Auffrischung und Umstellung meiner Übungen, was jedes Mal wieder gut tut!! Ich bin der Meinung und der festen Überzeugung, dass ich ohne diese Nowotny-Therapie schon längst berufsunfähig wäre wegen meines Arms!! Und das mit 40.

Herpes Zoster der rechten Hand
Lene K., Psychotherapeutin

Seitdem ich die NOWO BALANCE-Therapie kennen gelernt hatte, war mir immer klar gewesen, dass es sich bei dieser Therapie um die Einbeziehung des gesamten Körpers handelt, nicht um die Bewegung einzelner Teile.

Aber wirklich verstanden und erfahren habe ich diese Bedeutung erst im Anschluss an eine Herpes Zoster-Erkrankung. Die äußerst schmerzhafte Entzündung entwickelte sich an den Fingern der rechten Hand, vor allem an den Fingerkuppen. Nach Abheilung der Entzündungsbläschen, die sich über mehrere Wochen erstreckte, konnte ich die Finger nicht mehr zu einer Faust zusammenbiegen, sie blieben steif und ungelenk, und die Kraft war in der Hand so gering, dass ich keine Teetasse halten konnte, an einen Händedruck bei Begrüßungen war gar nicht zu denken. Auf ärztliche Anweisung übte ich wochenlang, die Finger zu bewegen in zahllosen, mit verschiedenen Essenzen versehenen Warmwasserbädern, aber der Erfolg blieb absolut unbefriedigend.

Da erfuhr ich die entscheidende Hilfe durch die NOWO BALANCE-Therapie. Als erstes verstand ich, dass meine Finger und meine Hand von jetzt ab nicht mehr für sich allein, getrennt von meinem übrigen Körper, verstanden und behandelt werden durften. Die erste NOWO BALANCE-Therapie-Anordnung hieß: sich auf den Boden setzen mit ausgestreckten (aber nicht angespannten) Beinen, dann Arme und Hände locker auf die Beine legen, sich vom Kreuz aus nach vorn über den Beinen beugen und sich wieder aufrichten. Die Arme und Hände bewegen sich mit den Beinen zusammen wie „von selbst" vom Kreuz aus. Wochenlang war die Hand – in Verbänden eingepackt, in Heilwassern zur Schmerzlinderung gebadet –, der kranke Körperteil gewesen, der mit Recht die Aufmerksamkeit auf sich zu ziehen schien. Heute, viele Jahre später, erinnere ich mich noch gut daran, was für ein verändertes Körpergefühl sich nun in mir entwickelte. Die Hand gehörte wieder wie selbstverständlich zu mir. Sie wurde nun bei den verschiedensten vom Kreuz ausgehenden Übungsvarianten belebt und bewegt, und ohne dass ich ihr noch spezielle Beachtung schenkte, entwickelte sich in den Fingern eine neue Beweglichkeit, sie ließen sich wieder zu einer Faust zusammenschließen, und ganz allmählich kehrte auch die frühere Kraft in der Hand zurück. So kann ich heute nicht nur eine Teetasse halten, sondern sogar eine gefüllte Teekanne!

Behandlung meiner Coxarthrose
Wolfgang M., August 2000

Sehr geehrte Damen und Herren,
ich möchte Ihnen schreiben, da ich sehr große Hilfe durch das Erlernen von Bewegungsabläufen erhalten habe, die mir ein schmerzfreies Bewegen meiner verschlissenen Hüfte ermöglicht.

Vorgeschichte: Vor ca. 30 Jahren (1969) wurde das linke Hüftgelenk ausgekugelt, dazu ein doppelter Beckenbruch. Das Becken ist etwas schief zusammengewachsen. Bewegungsminderung des li. Hüftgelenks.

Akute Beschwerden: Ab Oktober 98 stellten sich starke Schmerzen im linken Hüftgelenk ein. Eine Röntgenaufnahme vom Oktober 98 weist auf starke Abnutzung des Knorpels und Zystenbildung am Gelenkkopf hin. Der Gelenkkopf ist stark abgenutzt.

Behandlungspalette ab Oktober 1998:
→ neurophysiologische Gymnastik (NOWO BALANCE),
→ Sauna und Massagen zur Entspannung der verspannten Muskeln,
→ Bestrahlung mit Pulsierender Signal-Therapie (PST) (drei Behandlungstage zu je einer Stunde)
→ Bestrahlung mit dem Gerät der Firma Wolf
→ zusätzlich Bewegungstherapie (Radfahren, Schwimmen).

Zur Methode des Gehens: Die Idee der „stoßfreien" Bewegung, der Belastung des Bewegungs-Apparates durch geschmeidige, dynamische Bewegungsabläufe musste mir erst mühsam erläutert und beigebracht werden. Aber der Erfolg war für mich verblüffend: Bin ich zuvor beim Gehen sehr „zackig", mit preußischem Stechschritt gegangen, so dass mir bei jedem Schritt durch den Stoß das Hüftgelenk wehtat, so habe ich jetzt einen eher „tänzelnden" Schritt, der beim Gehen die Last des Körpers „harmonisch" in Vorwärtsbewegung überführt. Zwar kam ich mir anfangs mit diesem wippenden, Tanz-ähnlichen Schritt komisch vor, aber die Schmerz-Freiheit machte mir Mut so „anders" zu gehen, wie die noch Gesunden. Teilweise bewundere ich die Gangart der jungen Menschen, wie falsch sie gehen können und doch ohne Schmerzen.

Aber mir tat es gut, diese Bewegungs-Methode zu erlernen. Waren die Ratschläge im Oktober 98 von Seiten der Ärzte auf eine umgehende Hüftgelenks-Operation gerichtet, so haben meine jetzigen Berater – Orthopäde und Krankengymnast – selbst „Spaß" daran, zu sehen, wie ich wohl noch einige Jährchen mit der hauchdünnen Knorpelschicht gehen, radeln und schwimmen kann. Die Endoprothese kann und muss warten, denn ich habe den Ehrgeiz, durch NOWO BALANCE noch lange mit meinen eigenen Knochen und Knorpel Lebensfreude zu empfinden. Von daher hat das Kennenlernen der NOWO BALANCE-Bewegungstherapie eher einen ganzheitlichen Änderungsprozess meiner Lebensweise in Gang gesetzt. Vielen Dank!

NOWO BALANCE – eine Lebensbereicherung
Traudl R., Lehrerin
(Auszüge aus der Projektarbeit: „NOWO BALANCE – eine Lebensbereicherung")

Wegen einer leichten Skoliose und extremer sportlicher Leistungen litt ich schon in meiner Jugend an Rückenschmerzen. Ab dem 25. Lebensjahr verstärkten sich die Beschwerden, es kam zu Blockaden in HWS- und LWS-Bereich. Schulmedizinische Behandlung – Chiropraktik – Strecken – Schmerzbekämpfung – brachte zwar kurzfristig Erleichterung, langfristig wiederholten sich diese Blockaden jedoch in immer kürzeren Abständen. Drei Mal wurden Bandscheiben-Fast-Vorfälle diagnostiziert, die aufgehalten werden konnten.

Unverständlich war allen, warum mir Skifahren Schmerzerleichterung brachte. Heute weiß ich den Grund. NOWO BALANCE gibt die Antwort.

1989 bekam ich zusätzlich Schmerzen in der rechten Schulter, die in den Arm ausstrahlten. Als nach drei Monaten schulmedizinischer Behandlung keine Besserung eingetreten war, entschied ich mich für alternative Methoden. Ich erfuhr von NOWO BALANCE und begab mich zur Behandlung in die damalige NOWO BALANCE-Klinik Haus Bruneck.

April 1989 – Beschwerden: Schulter – Schmerzen rechts in Arm bis zur Hand ausstrahlend.

Hier erlebte ich meine erste Überraschung – das hatte ich bisher noch nicht erlebt –, für den Befund waren ganz andere Kriterien von Bedeutung als bei allen anderen Behandlern.

Die Übungen konnte ich in zwei Gruppen einteilen:
1. Übungen, die mir leicht fielen,
2. Übungen, die ich nur aus Pflichtgefühl ausführte.

Sehr schnell spürte ich, wie sehr meine Bewegungen auf Leistung ausgerichtet waren, wie ich manche Übung mit Krafteinsatz erzwingen wollte. Ich versuchte, mit Entspannung, wie ich sie vor NOWO BALANCE praktiziert hatte, dies abzustellen. Es half mir kaum, weil ich mir meiner Mitte noch nicht bewusst war und vor allem meine Knie noch nicht loslassen konnte.

Meine Mitte fing ich erst nach ca. einem Monat an zu spüren. Trotzdem fühlte ich mich von Anfang an nach den Übungen erfrischt, die Energieströme waren in Fluss gekommen. Nach fünf Monaten Übens daheim kam ich in die Klinik zur Kontrolle. Sehr erstaunt war ich, dass ich einige Übungen falsch gemacht hatte, vor allem die

Rolle. Welche Enttäuschung, noch viele Bewegungen nicht aus der Mitte zu machen. Von da an wusste ich, wie viel ich aus meinen Fehlern lernen konnte.

Eine der aufregendsten Erfahrungen in meinem Leben durch NOWO BALANCE brachte mir das veränderte Stehen in der Schule vor einer Klasse. Mir wurden meine bisherigen Gewohnheiten bewusst: In Rücklage mit der Vorstellung einer Wand und eines Baches, die mich von der Klasse trennten. Beachtete ich jedoch die NOWO BALANCE, fühlte ich mich immer sicherer, und meine Vorstellungen lösten sich langsam auf. Aus der Haltung der Abwendung von den Studierenden wurde Zuwendung. Aus der bedrohlichen Masse vor mir konnte ich nun mit einzelnen Personen ohne Angst Kontakt aufnehmen. Meine wachsende Sicherheit ermöglichte mir, in Auseinandersetzungen viel ausgeglichener und distanzierter zu bleiben.

Als begeisterte Sängerin (20 Jahre Bachchor) fiel mir z.B. folgendes auf: Obwohl ich als Kind schon viel gesungen habe, seit meinem 12. Lebensjahr im Kirchenchor mitsang und ab 17 Jahren Einzel-Gesangs-Unterricht nahm, gewöhnte ich mir im Laufe der Jahre eine Körperhaltung an, die einseitige Verspannungen der Wirbelsäule hervorrief. Ich streckte meinen linken Arm leicht angewinkelt steif vom Körper weg.

Durch NOWO BALANCE bekam ich endlich die sichere Basis, indem ich meine Füße Wurzeln schlagen ließ und mich wie ein Baum im Wind wiegen konnte. Bei lockeren Schultern und Kopf findet der Ton einen natürlichen Ansatz und fließt durch den ganzen Körper. Das Bewusstwerden meiner Mitte erleichtert mir auch, den Atem vom Zentrum aus zu führen. Ich stelle mir vor, der Ton baut auf dieser Mitte auf und hat eine sichere Basis. Das Stimmvolumen erweitert sich.

Da ich mich bei hohen Tönen (Sopran) häufig im Gaumenbereich beengt fühlte (der Kehlkopf liegt zu hoch), übte ich auch in Bewegung: einen Ball in die Höhe werfend Schritte vor- und rückwärts mit zwei Bällen jonglierend. Die hohen Töne, die ich dabei übte, fielen mir viel leichter und klangen runder, zentrierter. Meine Aufmerksamkeit war durch die Bälle so in Anspruch genommen, dass ich meinen Kehlkopf nicht mehr verkrampfte, die Stimme konnte frei fließen. Den gleichen Effekt erzielte ich wie folgt: ein Kissen auf dem Kopf balancierend und kniend.

In der Hausarbeit: Setze ich mich unter Zeitdruck, sei es in der Küche, im Garten oder bei sonstiger Hausarbeit, spüre ich heute noch, wie stark ich immer wieder in die Schultern spanne; in allen Situationen, die meine ganze Konzentration erfordern, spanne ich häufig auch ins Kreuz. Den Atem halte ich entweder an oder hechle mit offenem Mund bei großer körperlicher Anstrengung. Lasse ich dann los, ist es immer wieder erstaunlich, wie Bewegung und Atem ins Fließen kommen. Deshalb gewöhnte ich mir bei Arbeiten im Stehen: beim Bügeln, am Spül oder Waschbecken und am Telefon an, auf einem Bein zu stehen und dabei zu wippen. Sehr gerne setze ich mich –

vor allem nach ermüdendem Stehen – auf den Yehudi Menuhin Balance-Hocker, der wie eine Erfrischung wirkt. Bei allen Gelegenheiten, bei denen ich mich in die Höhe strecken muss, zum Beispiel obere Schrankfächer, Vorhangstangen oder Obst pflücken, stellte ich begeistert fest, wie mich die Bewegung aus der Mitte Stück für Stück höher bringt.

Sitzen: Ich gewöhnte mir systematisch ab, mit übergeschlagenen Beinen zu sitzen. Inzwischen fühle ich mich wohler mit parallelen Beinen vorne auf der Kante eines Stuhls sitzend. Wenn es möglich ist, lege ich meine Beine auf dem Rücken liegend mit unterlagerten Knien hoch und spüre die angenehme Entlastung des Kreuzes. Stehe ich auf, versuche ich oft mit überkreuzten Füßen mich aus der Mitte hochziehend. Setze ich mich dagegen hin, denke ich selten an diese Übung. Bei niedrigen Sitzgelegenheiten (vor allem weich gepolsterten) kann ich prüfen, wie weit ich NOWO BALANCE verinnerlicht habe.

Verkehrsmittel und Sport: Das gleiche gilt für Ein- und Aussteigen aus Bahn, Bus oder Auto, besonders bei niedrigen sportlichen Modellen. Bewegen wir uns dabei aus der Mitte, haben wir keine Schwierigkeiten. Beim Radfahren bewege ich mich noch immer so stark aus den Schultern, dass ich nach längeren Strecken Probleme mit meinen Handgelenken bekomme. Dann wird Freihändigfahren geübt, da tänzle ich auf dem Sattel aus der Mitte.

Bei Langlaufen und Skitouren wird der Stockeinsatz viel lockerer und Überanstrengung der Hand- und Fingergelenke sowie des Schultern-Nackenbereichs sind hinfällig, wenn die Bewegung aus der Mitte kommt. Beim Touren-Gehen mit Fellen ist die Anstrengung sowohl beim Aufstieg als auch beim Abfahren viel geringer aus der Mitte heraus.

Bergsteigen: Der Aufstieg bietet auch viele Gelegenheiten, von NOWO BALANCE zu profitieren: Größere Schritte in die Höhe gelingen viel Kraft sparender durch Einsatz der Mitte.

Beim Abstieg macht es Spaß, locker aus der Mitte fast zu hüpfen. Um meine Balance besser zu finden, verzichte ich auf die Stöcke und fühle mich sicherer ohne sie. Treppensteigen funktioniert ähnlich. Hinauf nehme ich zwei oder auch drei Treppen auf einmal. Treppab geht es so locker aus den Knien wie beim Bergabgehen.

Schwimmen: Bedeutet für mich seit 15 Jahren nur Rückenschwimmen. Dabei fühle ich mich mit meinem Körper so eins, dass ich jede Bewegung aus der Mitte heraus ausführe und herumexperimentiere: Es ist für mich ein Hochgenuss, meine Balance zu spüren.

Schlafen: Vor dem Schlafengehen mache ich einige Übungen, die mir besonders gut gefallen, um aus dem Tages-Stress in meine Mitte zu kommen und um besser zu schlafen. Beim Hinsetzen oder Aufstehen von der Bettkante kreuze ich die Füße und bewege mich aus der Mitte. Beim Hinlegen oder Aufsetzen nutze ich die Rolle. Ich liege nur seitlich mit angezogenen Knien, das entlastet mein Kreuz. Morgens mache ich meine Lieblingsübung vor dem Aufstehen im Bett liegend.

Als ich von der NOWO BALANCE-Therapie erfuhr, war ich ein von Schmerzen geplagtes Wesen, dessen Gesundheit und Wohlbefinden sich trotz ununterbrochener schulmedizinischer Behandlung ständig verschlechterte. Vor ca. 12 Jahren wandte ich mich alternativen Behandlungs-Methoden zu und ging für eine Woche in die NOWO BALANCE-Klinik BRUNECK, wo ich schon am ersten Tag an einer Übungs-Serie von zwei Stunden teilnehmen konnte. Anschließend erlebte ich einen schmerzfreien Zustand, den ich seit Jahren nicht mehr kannte. In den folgenden Wochen lösten sich Schmerzen und schmerzfreie Tage ab, die Schmerzen tauchten jedoch immer seltener auf, bis sie nach ca. sechs Monaten ganz verschwanden.

Ohne Medikamente, nur durch ausbalancierte Bewegung sich so wohl zu fühlen, erschien mir wie ein Wunder.

Vor sieben Jahren flammten die Beschwerden meines rechten Knies als Spätfolge früherer Sportverletzungen wieder auf. Ergebnis der Kern-Spin-Tomographie: Sofort operieren! Ich lehnte ab und begab mich in Behandlung eines Orthopäden, der Naturheilverfahren anwendet. Gleichzeitig konnte ich bestimmte Übungen der NOWO BALANCE durchführen.

Nach ca. sechs Monaten war ich schmerzfrei. Heute kehren lediglich nach längerer Überbelastung für ein paar Stunden leichte Schmerzen zurück. Ein Jahr später verstauchte ich mir das Handgelenk links, wodurch das Schultergelenk links stark in seiner Bewegung eingeschränkt wurde. Nun lernte ich die NOWO BALANCE von einer mir bis dahin unbekannten Seite kennen: ihre psychische Komponente.

Ich begann neben der NOWO BALANCE-Therapie eine psychische Behandlung (Selbsthypnose) und war nach vier Monaten schmerzfrei. Während ich die psychische Therapie beendete, führte ich die NOWO BALANCE-Übungen jedoch fort, ja sie werden mich bis an mein Lebensende begleiten. Nur so kann NOWO BALANCE eine Verbesserung des Bewegungsablaufes auf Dauer ermöglichen. Die Gründe dafür sind: Durch NOWO BALANCE haben verspannte Körperzellen die Chance aufzuwachen und ihr natürliches Gleichgewicht im Zusammenspiel mit den restlichen Körperzellen wiederzufinden. Damit sich alt gewohnte Bewegungen auflösen können, müssen diese Informationen laufend in das Zellengedächtnis eingespeist werden.

Anfangs wollte ich es nicht glauben, aber in diesen 12 Jahren, seitdem ich mit NOWO BALANCE lebe, hat sich meine Körperhaltung in der Tat sichtbar verändert. Trotzdem muss ich noch heute ab und zu alt eingefahrene Bewegungen von früher feststellen: Im Stehen belaste ich das linke Bein häufig stärker. Beim Bücken biege ich nur das linke Knie und halte das rechte Bein gestreckt bzw. drücke beide Knie ganz durch. Beide Gewohnheiten sind Folgen der Schonhaltung nach meinen Sportverletzungen vor 40 und 50 Jahren.

Durch NOWO BALANCE gelingt es mir heute, die Bewegungen meines Körpers nicht nur während der Übungen, sondern auch im Alltag bewusst zu kontrollieren. Fühle ich meine Lebensfreude schwächer, ändere ich meine Bewegungen im Alltag durch eine neue Richtung: Ich schlage Purzelbäume, mache Hand- oder Kopfstand, gehe beim Spazieren gehen plötzlich ein paar Schritte rückwärts, drehe mich im Kreis. Das hilft mir, aus meinem Denken, Fühlen und alt eingefahrenen Bewegungen herauszukommen. Tanzen und Singen haben mich schon immer ins Gleichgewicht gebracht.

Die größte Freude bereiten mir die Bewegungen, die mein Körper durch NOWO BALANCE wieder lernen konnte und die immer häufiger automatisch, ohne Korrektur ablaufen. Sie geben mir ein Gefühl des Wohlseins und der Natürlichkeit.

NOWO BALANCE hat mein Leben ganz entscheidend beeinflusst. Mein Selbstvertrauen, meine Lebensfreude, meine Fähigkeit, den Alltag zu gestalten, steigerten sich erheblich. Das aufregendste Ergebnis ist für mich dieses Gefühl der Unabhängigkeit, Freiheit von Ängsten vor künftigen Krankheiten. Es entstand ein Bewusstsein meiner starken, inneren Kräfte, das ich vorher nicht gekannt hatte. Ich weiß allerdings auch, dass ich gefordert bin und nur durch eigenes Handeln diese Kräfte wach halten bzw. neu wecken kann. Es hängt also von mir selbst ab, ob ich mich von dem bisherigen Gefühl des Ausgeliefertseins, der Schutzlosigkeit auf Dauer befreie.

Ich danke allen, die mich auf diesen Weg gebracht und begleitet haben. Ihre Ermutigung und Unterstützung ermöglichen mir heute, meinen Weg gefunden zu haben und ihn in der Zukunft zu gehen.

IX. Mein Leben mit NOWO BALANCE (Dr. med. Gertrud May) und Begegnung mit Franz Nowotny
(Dr. med. Richard May)

Dr. med. Gertrud May und Dr. med. Richard May waren beide Schüler von Franz Nowotny, dem Begründer dieser Therapie. Dr. Gertrud May lernte ihn während ihres Medizinstudiums kennen, als sie nach Alternativen zur krankengymnastischen Therapie suchte. Sie war sofort völlig begeistert. Es war ein nicht immer leichter Weg bis zur Integration seiner Therapie in die Behandlungsmethoden der Klinik „Haus Bruneck" und die Weiterentwicklung der Therapie zur Ausbildungsreife. Dr. R. May begegnete Franz Nowotny als Patient und Arzt und profitiert von seinen Ratschlägen bis heute.

1. Mein Leben mit NOWO BALANCE
Dr. med. Gertrud May[*]

Nach einer dreiwöchigen Pilgerreise durch Südindien von West nach Ost und wieder von Ost nach West zurück auf einer anderen Route, vor allem durch Tamil Nadu, kam ich vergnügt und angefüllt mit Erlebnissen nach Hause zurück, als meine Tochter mich fragte, ob ich über mein Leben mit der NOWO BALANCE-Therapie etwas schreiben wolle. Ich musste gar nicht darüber nachdenken, denn eines meiner großen Erlebnisse, ja Fazit dieser dreiwöchigen Reise war, keinerlei Beschwerden, keine Schmerzen, gehabt zu haben und das mit 84 Jahren, weder beim Gehen, beim Sitzen, Liegen, Stehen oder bergauf- und bergabgehen, egal in welcher Umgebung. Mit großer Begeisterung über diesen wunderbaren Zustand war ich nach Kreuth zurückgekommen.

Die Hitze hatte mir zugesetzt, der Dreck manchmal zu schaffen gemacht und die so unterschiedlichen Gerüche mich nicht immer erfreut, aber Muskeln, Knochen und Gelenke haben nie versagt, nur immer gute Dienste geleistet und mich bei der Erfüllung all meiner Unternehmungswünsche voll unterstützt. Wie herrlich! Das und noch mehr, meine gesamte Balance verdanke ich der NOWO BALANCE-Therapie, die ich noch heute, wenn immer möglich, mit Begeisterung ausübe.

Ich war Therapeutin, aber auch schon mal Patientin nach Unfällen, auch beides in einem. Aber Therapeut und Patient müssen in dieser Therapie sowieso eins werden, damit es stimmt, d.h. zusammenklingt.

Ich lasse meine Gedanken zurückschweifen. Als ich mich am Ende meines Medizinstudiums beim Graphologieunterricht fand, denn Bewegung, dieses Thema hatte mich seit meiner Kindheit und dann wieder seit meiner Ausbildung zur Krankengymnastin, die für mich viel zu viele Fragen offen ließ, immer wieder beschäftigt. Der Anstoß kam dann von meiner Graphologin: *„Da wohnt so ein begabter Outsider drei Stra-*

---

[*] Dr. med. Gertrud May, geboren 1917 in Hamburg, wurde zunächst an der staatlichen Krankengymnastikschule in München ausgebildet, danach studierte sie dort Medizin und approbierte 1949. Zu diesem Zeitpunkt lernte sie auch Franz Nowotny kennen. Sie erkannte schon damals die Genialität dieses Therapieansatzes und arbeitet seit 50 Jahren konsequent und erfolgreich mit der Balance. Ihr ist das erste Buch über die „Bewegungstherapie nach Franz Nowotny" zu verdanken, das 1979 im Verlag Urban & Schwarzenberg erschien. 1990 erschien eine überarbeitete Neuauflage im Fischer Verlag, die in Zusammenarbeit mit ihrer Tochter, Dr. med. Christiane May-Ropers, entstand, Titel: *„Balance und Bewegung, Anregungen für die Therapie von Haltungs- und Bewegungsstörungen nach Nowotny"*. Zusammen mit ihrem Mann, Dr. med. Richard May, gründete und leitete sie die Klinik „Haus Bruneck" in Kreuth/Tegernsee. Die NOWO BALANCE-Therapie war 45 Jahre wesentlicher Bestandteil des medizinischen Konzepts der Klinik. Sie ist Mutter von vier Kindern.

ßen weit von hier. *Er soll mit unüblichen Bewegungen die Patienten wieder zu schmerzfreiem Gehen bringen. Gehen Sie doch mal hin.*" Dieser Therapeut hieß *Franz Nowotny*. Er war Berufsmusiker, sein Hobby war Artistik. Durch seinen Beruf als Musiker, Geige war sein Instrument, hatte er Kollegen helfen können, als sie Schmerzen beim Musizieren bekamen, und inzwischen war diese Tätigkeit dann zu seiner Hauptaufgabe geworden.

Nachdem ich die erste Stunde bei ihm genommen hatte, wusste ich: *„Das ist es, was ich gesucht habe!"* Diese Denkanstöße, dieses Sehen lernen in der Ganzheit der Bewegungsabläufe und die so phantasievollen Bewegungen, die *Nowotny* intuitiv anwendete, haben mich bis heute begleitet und nie enttäuscht. Langsam habe ich mich in diese Art zu therapieren hineingearbeitet. Wie oft habe ich noch spät am Abend zu Hause auf dem Teppich gelegen und mir in Gedanken einen Patienten vorgestellt, seine Ausfälle, seine Blockaden und seine Weise des sich Bewegens vor Augen geführt und sie versucht nachzuvollziehen. So drang ich immer tiefer in die Möglichkeiten ein, die Bewegungen, die ich bei *Nowotny* gesehen hatte, als er Patienten in der Klinik behandelte, in richtiger Weise einzusetzen, d.h. den Patienten in seine ihm mögliche Balance zu bringen, in seinen ihm eigenen Rhythmus. Immer wieder war ich begeistert und dankbar für die Möglichkeiten, die sich für mich auftaten.

Viele Jahre vergingen. Ich erlebte wie diese Therapie mir im Alltag half. Ich sollte nach der Geburt meines 4. Kindes nicht mehr schwer tragen (um einer weiteren Gebärmuttersenkung vorzubeugen). Mit Hilfe meiner Balancetechnik habe ich die schwersten Möbel bei Umbauten und Neubauten geschleppt, ohne Schaden zu nehmen.

Die Therapeuten in unserer Klinik kamen und gingen. Es war immer so schön, ja ein Geschenk, wie sehr diese Therapie jeden Einzelnen veränderte. Viele haben es gar nicht bemerkt, weil es ja *„wie von selbst"* geschah. Es war ja so natürlich.

Viele Patienten haben begriffen, dass diese Therapie etwas besonderes war. Als ich eines Tages zu einer größeren Geburtstagsfeier von einem Patienten, der Musiker war, eingeladen wurde, wollte ich eigentlich gar nicht hingehen, weil ich ja doch niemand kannte. Ich war dann aber sehr erstaunt, dass einige dieser Leute, mehrere von ihnen waren Musiker, auf mich zukamen, weil ich sie behandelt hatte. Sie begrüßten mich, um mir zu sagen, dass ihnen die Behandlung sehr geholfen habe und sie würden die erlernten Bewegungsabläufe auch nach vielen Jahren immer noch machen. Wahrscheinlich ist die *„Übung"* zu einer Bewegung geworden, die sich mit dem Menschen verändert hat und ihm hilft, in seinem natürlichen Bewegungsablauf zu bleiben, weil sie ihm angenehm ist.

Auch mich hat diese Therapie sehr beeinflusst. Sie hat mir geholfen zu lernen, dass Schmerzfreiheit in der Therapie von Anfang an möglich ist, es sei denn es müssen Verkürzungen und Schrumpfungen gedehnt oder gelöst werden.

Es ist absolut notwendig, Zeit zu haben bis sich eine Bewegung vollzogen hat. Habe ich z.B. einen Schlaganfallpatienten, der seinen Impuls für eine Bewegung der Hand losschickt, so kommt der Impuls sehr verspätet in der Hand an. Ich als Therapeut muss also so lange warten, bis ich den Impuls in der Hand spüre. Erst jetzt kann ich versuchen, zusammen mit ihm die entsprechende Bewegung der Hand auszuführen. Erst jetzt kann der Therapeut helfen und der Patient spüren, dass die Bewegung leichter gelingt. Nur so ist es auch ein Erlebnis für den Patienten. Es gibt so viele Möglichkeiten dem Patienten zu helfen und ihn dadurch langsam zu seiner Balance zu führen. Ein Wort, ein Ton, Singen, Tanzen, Klatschen, ein Ball, Bänder, Stöcke etc., alles kann mithelfen, erleichtert das sich Konzentrieren, das „Dabei sein" des Patienten. Wie schön sind alle Balancen auf etwas Lebendigem, wie Mensch, Tier, Erde und Wasser, und immer geht auch der Erkenntnisprozess des Therapeuten als Beobachter, nicht nur als Partner, mit in die Bewegung ein. Der Phantasie des Therapeuten sind keine Grenzen gesetzt, solange sie den Patienten in seine Balance bringt. So ist jeder einzelne Patient immer wieder eine neue Aufgabe für den Therapeuten – eine neue Herausforderung. Die Individualität des Menschen ist gefordert.

Was soll letztlich durch die verschiedenen Mittel, die zur Verfügung stehen, erreicht werden? Diese Mittel müssen eine Erweiterung der künstlerischen Möglichkeiten, eine Kreativität bei Patient und Therapeut in Gang setzen, und nicht durch die Handhabung zu einer Begrenzung führen. Eine viel größere Möglichkeit für den ganzen Menschen kann oft dabei herauskommen, ganz anders, viel schöner als eigentlich beabsichtigt war. Alle Mittel haben eine ihnen spezifische Gestaltungsförderung wie Rhythmus, Vibration, Sicherheit im Ablauf einer Bewegung, Koordinationsverbesserung, Ausweitung der Freiheit einer Bewegung etc.

Zuerst haben wir in der Klinik mit jungen Russlandheimkehrern gearbeitet, die Knochen- und Gelenkschäden hatten. Die entsprechend schwer entzündeten Gelenke mussten durch Bewegung ruhiggestellt werden. Langsam veränderte sich das Patientengut und als wir dann eine eigene, kleine interne Klinik gründeten, wurden Schlaganfälle, Rückenleiden, Arthrosen, gestauchte Beine, Herzschwäche, Kinderlähmungsfolgen und Altersbeschwerden behandelt.

Wie vieler Jahre und Erfahrungen bedurfte es, bis ich begriff, dass der Therapie keine Grenzen gesetzt sind. Je weiter ich meine Möglichkeiten des Schauens, des Reagierens, meine Sensibilität erweiterte, meine Schwingung veränderte und mich „*leicht*" machte, desto schneller kann ich den Patienten und seine Möglichkeiten erfassen, aber ich muss auch meine körperlichen Fähigkeiten dabei in die bestmögliche, feine

Balance bringen. Elastizität, Geschmeidigkeit und Ausdauer müssen entwickelt werden.

Manchmal gibt es Wunder und dazu zähle ich eine Sternstunde, in der ein wirklich armer Krüppel einen Bewegungsablauf mit einer solchen Schönheit vorführte, dass ich hätte hinknien mögen aus Dankbarkeit.

Wir haben das Balance-Prinzip auch in unseren Bunten Abenden eingesetzt und Spiel und Spaß dadurch verschönt. Oft habe ich gesagt: *„Ich bin hier fehl am Platz. Ich sollte an der Hochschule den Turnlehrern beibringen, wie die Kinder in ihren natürlichen Bewegungsablauf zurück gebracht werden müssen, wenn sie ihn schon verlernt haben. Und jedem Einzelnen, der einen Beruf beginnt, sollte man zeigen, wie er sich bewegen soll, um keine Schmerzen im Beruf durch Bewegungsfehlverhalten zu bekommen."* Aber solche Gedanken habe ich leider nicht verwirklichen können.

So wird man alt und hat das große Glück, dass Nachfolger da sind, sogar im engsten Familienkreis, die genauso begeistert sind von der Vielfalt, der Offenheit und Schönheit der Balance-Therapie. Kann ich mir eine bessere Bestätigung meines Anliegens wünschen, als viele junge Therapeuten in Wien und Salzburg, die bei einem Fortbildungskurs gerade begeistert von den Erfolgen mit ihren Patienten berichten?

Bewegung ist ein faszinierendes Thema, es hat mich bis heute in seinen Bann gezogen. Durch *Franz Nowotny* bekam es eine wunderbare Verwirklichung. Die Balance-Therapie hat mich auf meinem Weg begleitet. Aber wie jeder von uns seinen eigenen Weg finden und gehen muss mit den Fähigkeiten und Interessen, die nur ihm eigen sind, so ist auch Bewegung Veränderung und Verwandlung. Die vielen Begegnungen, die vielen Erfahrungen, die jeder Einzelne von uns macht, lässt Bewegung zu einem anderen Klang, zu einem anderen Ton, einer anderen Schwingung, zu einem besonderen Bewegungsfluss werden. Jedes Individuum hat sein besonderes Flussbett, seine schönen Ufer, das vielleicht in weiter Ferne, weil der Fluss breit ist, sogar uferlos scheint. Und doch gibt es immer wieder neue Ufer, neue Wege, durch die sich der Fluss arbeitet. So ist auch jetzt die Balance-Therapie – einst von *Nowotny* in Bewegung gesetzt – auf die nächste und übernächste Generation übergegangen und hat ihren Flusslauf verjüngt und mit neuem Leben erfüllt. *„Ich bin keine METHODE!"* sagt die NOWO BALANCE-Therapie. Sie will nur den Menschen in seine Balance, seinen ihn eigenen Lebensrhythmus bringen. Sie lässt ihn helfen zu begreifen, dass er die Möglichkeiten hat, sich selbst sogar dann schmerzfrei zu bewegen, wenn er schon viele Schäden an Knochen und Gelenken hat. Der Mensch hat wunderbare Möglichkeiten, hat diese entsprechend seinen ihm verbliebenen Fähigkeiten auszugleichen mit Hilfe einer erhöhten Schwingung und entsprechendem Rhythmus.

Bewegung ist das Lesen der Schwingung, die nicht durch technische Mittel beschränkt werden darf, deshalb ist Singen oder nur ein Wort, ein Ton so besonders schön anzuwenden. Wir haben nur verlernt, im Alltag ganz einfach zu singen. Hierbei ist aber der Körper selber das Instrument, und der Atem der beste Helfer, sich in seine Ganzheit einzuschwingen und auch die Pause wird dadurch wie von selbst nicht vergessen. Ja, die Balance singt! Und der Mensch tanzt.

Und ich selbst? Ich bin dankbar, dass ich mit 85 Jahren noch ohne Schmerzen herumspringen kann. Dank der BALANCE-Therapie!

2. Begegnung mit Franz Nowotny
Dr. med. Richard May

Wenn ich mich an *Franz Nowotny* erinnere, denke ich gerne an die Fahrten, die ich mit ihm machte. Das kam so: Es war ein schöner warmer Sommer und *Nowotny* hatte seine Frau und seinen etwa 10-jährigen Sohn in Ammerland am Starnberger See untergebracht. Dorthin zu kommen war von uns aus gar nicht so einfach, aber am Samstag Nachmittag, wenn er mit seiner Arbeit an den Patienten fertig war, wollte er hinfahren. Er hatte kein Auto und natürlich auch keinen Führerschein, ein Taxi wäre zu teuer gewesen. So erhielt ich den ehrenvollen Auftrag, ihn jeden Samstag Nachmittag nach Ammerland zu kutschieren. Die Strassen waren in den fünfziger Jahren des letzten Jahrhunderts nicht so gut ausgebaut wie heute und in der Gegend zwischen Königsdorf und dem Starnberger See gab es nur kurvenreiche Feld- und Waldwege. Wir brauchten stets zwei Stunden und mehr für diese Strecke.

Bei diesen samstäglichen Fahrten lernte ich *Franz Nowotny* besser kennen als im Behandlungsbetrieb. Im täglichen Leben wirkte er sehr unscheinbar. Er war wirklich ein „Franzerl", ein kleiner spindeldürrer Mann, höchstens einen Meter sechzig groß, mit einem braungebrannten asketischen Gesicht. Er hatte nicht die Gabe, sich in der Öffentlichkeit in Szene zu setzen, auch bei Vortragsveranstaltungen, wenn er über seine Arbeit referierte, fiel es ihm schwer, die Zuhörer zu fesseln. Er konnte sich bei solchen Gelegenheiten nur körperlich, mit Hilfe seiner unvorstellbaren Bewegungsvielfalt ausdrücken.

Aber wenn wir zusammen durch die dichten Wälder hinter Beuerberg und St. Heinrich fuhren, kam öfters eine anregende Unterhaltung in Gang. Es zeigte sich, dass Nowotny sehr belesen war, er hatte sich eingehend mit Musikgeschichte, Philosophie und anderen Wissensgebieten beschäftigt und sprach gerne von östlichen, besonders russischen Denkern. *„Die körperlichen Bewegungsabläufe"*, sagte er dabei, *„sind doch stets nur der Ausdruck der jeweiligen psychischen Befindlichkeit eines Menschen. Ich sehe schon, was mit einem Menschen los ist, wenn er mir die Hand gibt. Beobachten Sie einmal, was dann passiert: Streckt er sie mir bereitwillig und kontaktbereit hin oder hält er sie so, als ob er sie am liebsten zurückziehen würde? Aha, denke ich mir dann, von dem hast du nicht viel zu erwarten – Geld schon gar nicht, auch wenn ich ihn schon vorher behandelt habe.*

Deshalb tue ich mich auch schwer mit der etablierten Medizin, den meisten Ärzten und Uniprofessoren. Fast alle geben mir ungern die Hand, ich weiß was das bedeutet. – Aber reden wir lieber von etwas anderem: Nachher am See in Ammerland gehe ich zum Baden mit meinem Sohn, der springt schon ganz nett vom Dreimeterbrett."

Franz Nowotny hat nicht mehr erlebt, wie erfolgreich seine Therapie im Lauf der Zeit geworden ist, er erlag schon Anfang der sechziger Jahre einem Krebsleiden. Für mich ist seine Arbeit unvergesslich. Nicht nur, wenn es mich mal wieder im Rücken zwickt, muss ich an ihn denken. Seine Beobachtungsgabe, mit der er immer sofort die psychophysische Grundstruktur seiner Patienten (und seiner Bekannten) erfasste, hat auch mein ärztliches Denken nachdrücklich beeinflusst und mir viele Anregungen gegeben.

X. Der NOWO BALANCE-Hocker (Yehudi Menuhin Balance-Hocker)

Nicht nur für Musiker, sondern für alle „Viel-Sitzer" ist dieser Hocker ein elementares und kostbares Hilfsmittel zur besseren Konzentration, sowie zur seelischen und körperlichen Ausgeglichenheit.

Der weltberühmte Geiger Lord Yehudi Menuhin (1916 –1999) hat dem Balance-Hocker seinen Namen gegeben, nachdem er ihn persönlich mit einem international bekannten Orchester erprobt hat. Er bezeichnete ihn als *„höchst innovative Idee, die nicht allein Musikern von Nutzen sein wird"*.

Die Geschichte des Hockers und das dahinterstehende Wissen wird in diesem Kapitel geschildert.

„Dieser Hocker wird die Welt verändern!" – Lord Yehudi Menuhin am 12. Juni 1997 in Straßburg

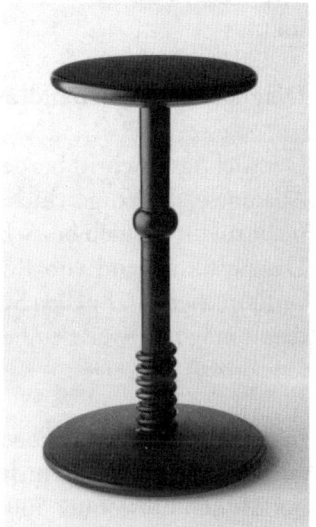

Hockerphoto

1. Kleiner Unterschied mit großer Wirkung – der neue Yehudi Menuhin Balance-Hocker

Rückenschmerzen sind das Martyrium unserer Zeit. Nicht nur in Deutschland gelten Rückenleiden als Volkskrankheit Nummer Eins. Jetzt gibt es einen neuen Hocker, der Wunder wirkt. Der *Yehudi Menuhin Balance-Hocker* – benannt nach dem großen Geiger und Dirigenten – korrigiert Fehlhaltungen der Wirbelsäule. Den „*Wunderhocker*" entwickelte Dr. med. Christiane May-Ropers. Er löst Verspannungen der Rückenmuskulatur und lindert Schmerzen.

Mehr als 20 Millionen Menschen in Deutschland haben Rückenschmerzen. Das sind 30 % aller Bundesbürger über 14 Jahre. Abhilfe tut Not, aber rasche Heilung ist selten.

Vier Millionen Menschen in Deutschland klagen sogar täglich über Kreuzschmerzen. Rückenleiden machen europaweit 15 Prozent aller Ursachen für Arbeitsunfähigkeit aus. In Deutschland beruht jede zweite Berentung und jede fünfte Krankschreibung auf Schmerzen im Rücken. Dies ergab eine Emnid-Umfrage, die 1998 vom Bundesverband der Betriebskassen in Auftrag gegeben wurde, weil die Kosten im Bereich der Erkrankungen des Bewegungsapparates explodieren. Allein 1998 kostete die Behandlung von Rückenerkrankungen die Kassen 20 Milliarden Mark – eine stattliche Summe. Denn nur jeder vierte Patient ist ein Jahr nach dem ersten Arztbesuch schmerzfrei. Der Wunsch nach Erlösung von peinigenden Rückenbeschwerden bleibt meist unerfüllt.

Diagnostik und Behandlungsmethoden sind strittig.

Der wichtigste Schritt bei der Erforschung der Ursachen für Rückenschmerzen ist die Anamnese, die Vorgeschichte des Leidens. Doch diese zu erfragen ist aufwendig und nicht zuletzt deshalb bei Schulmedizinern unbeliebt. Schnelle, weil hochtechnisierte Diagnostik anhand von Röntgenbildern, Computer- und Kernspintomographien, verführt eher zu schnellen Schlüssen und erhöht die Zahl überflüssiger Eingriffe sowie damit möglicherweise einhergehender psychischer Traumata – von steigenden Kosten ganz zu schweigen.

In den USA ist der Glaube an High-Tech-Diagnostik größer als bei uns. Dort wird auch dementsprechend mehr operiert als in Westeuropa. In den USA werden pro einer Million Einwohner 500 Bandscheibenoperationen vorgenommen, in Westeuropa sind es 200 (in Deutschland werden allein in einem Jahr über 60.000 Bandscheiben operiert!).

Die klassische Medizin in Deutschland verabreicht bei Rückenschmerzen in erster Linie Medikamente: Anti-Rheumatika, Anti-Phlogistika und Steroide – die zum Teil mit erheblichen Nebenwirkungen verbunden sind. Damit können im besten Fall akute Schmerzen gelindert, im seltensten Fall Ursachen behoben werden.

Zur „konservativen" Behandlung gehören zudem Massagen, Fangopackungen, Bestrahlungen und Krankengymnastik. Aber drei von vier Patienten brechen die Behandlung nach spätestens einem Jahr ab, obwohl sie weiterhin Beschwerden haben – so das Ergebnis einer britischen Studie.

Die Ursachen für Rückenschmerzen sind vielfältig. In erster Linie sind es Verspannungen der Rückenmuskulatur, zurückzuführen auf Überbelastung, Knochenverschleiß, falsche Körperhaltung, Bewegungsmangel und häufig auch Übergewicht. Extreme Folgen sind Bandscheibenschäden und Ischialgien. Aber auch psychische und psycho-soziale Probleme sind Risikofaktoren. Besonders gefährdet sind Personen im Alter zwischen 35 und 55 Jahren. Bei Frauen ist ein Anstieg nach der Menopause erkennbar, ansonsten sind Männer und Frauen gleichermaßen betroffen.

Leider sind natürliche Bewegungsabläufe in unserer westlichen Welt weitgehend verloren gegangen. Nicht nur unsere Art zu sitzen und uns zu bewegen, sondern auch Sport zu treiben und sogar uns zu therapieren, ist wenig geeignet, die richtige Körperspannung und den notwendigen Energiefluss herzustellen. Es ist kein Geheimnis, dass östliche Kulturen in dieser Beziehung gemeinhin klüger sind als wir. Der *Yehudi Menuhin Balance-Hocker* ist ein einfaches, für jedermann brauchbares Hilfsmittel, das die innere Weisheit unseres Körpers anspricht und das äußere Gleichgewicht fördert. Er bringt den Körper auf natürliche Weise in seine Balance, stimmt das Instrument Körper auf harmonische und mühelose Art ein.

Der *Yehudi Menuhin Balance-Hocker* wurde unter ergonomischen Gesichtspunkten entworfen. Er besteht aus einer rutschfesten Fußplatte mit Spiralfeder, in der ein einbeiniger, individuell angepasster, höhenverstellbarer Hocker steckt. Sitzt man darauf, nimmt man wie selbstverständlich eine gelöste, aufrechte Haltung mit offenen Knien ein, die Füße fest am Boden. Durch die leicht pendelnde Beweglichkeit des Hockers wird die untere Rückenmuskulatur zum Muskelspiel animiert, die Wirbelsäule balanciert aus der Mitte heraus und verhilft somit zu einem natürlichen Gleichgewicht. Der Energiefluss im Körper ist gewährleistet, das individuelle innere und äußere Spannungsgleichgewicht gegeben.

Nicht nur für Musiker, sondern für alle „*Viel-Sitzer*" ist dieser Hocker ein elementares und kostbares Hilfsmittel zur besseren Konzentration, sowie zur seelischen und körperlichen Ausgeglichenheit. Der weltberühmte Geiger *Lord Menuhin* (1916 –1999) hat dem Balance-Hocker seinen Namen gegeben, nachdem er ihn persönlich mit einem international bekannten Orchester erprobt hatte. Er bezeichnet ihn als *„höchst innovative Idee, die nicht allein Musikern von Nutzen sein wird"*.

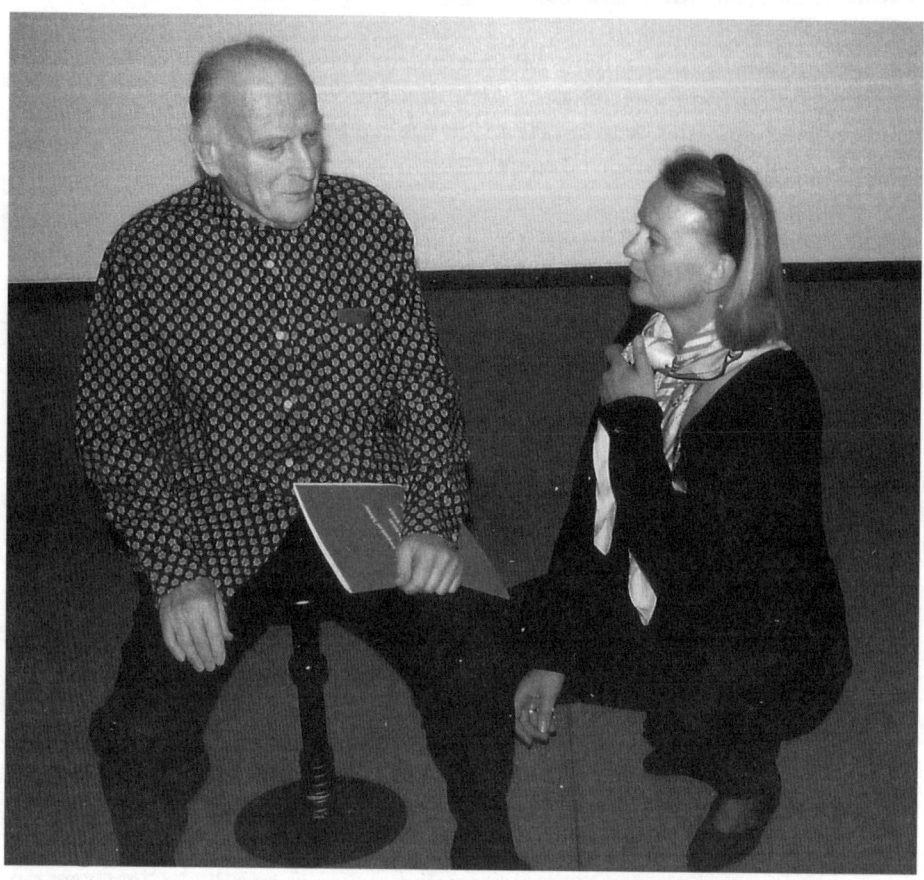

Yehudi Menuhin und Dr. Christiane May-Ropers, Escorial/Spanien, April 1997

2. Der Hocker auf dem Prüfstand

Der Yehudi Menuhin Balance-Hocker wurde 1998 im Auftrag des NOWO BALANCE-Instituts einer wissenschaftlichen Prüfung unterzogen. Wir fragten den Münchner Biomechaniker und Evolutionsforscher *Dr. Johannes Landgraf*, Physiker und Humanbiologe, nach den Ergebnissen:

Dr. Christiane May-Ropers: „Herr Dr. Landgraf, worauf beruht die heilende Wirkung des Yehudi Menuhin Balance-Hockers?"

Dr. Landgraf: „Ein gravierender anatomischer Unterschied zwischen Menschen und Primaten ist die doppelte Krümmung unserer Wirbelsäule. Diese hat sich durch den aufrechten Gang entwickelt. Das Signal für den aufrechten Gang kommt aber bei uns nicht aus der Hüfte, sondern aus den Knien und Sprunggelenken, aus den Elementen, die beim aufrechten Gang besonders strapaziert sind – ganz anders strapaziert sind als beim vierbeinigen Gang. Die Sprunggelenke (probieren Sie es einmal im Einbeinstand aus) haben nämlich mit der Zeit die vollautomatische Balance im Einbeinstand übernommen. Die Hüfte balanciert nur zusätzlich aus. Man kann auch mit einer steifen Hüfte balancieren, aber kaum mit einem versteiften Sprunggelenk. Denn wir brauchen die zweiachsige Bewegung da unten, die ist in der Evolution neu. Wirklich ganz neu am Menschen im Gegensatz zum Primaten sind das Sprunggelenk und eine Art Pendelbewegung, die der Körper beim Stehen macht. Der Körper erfährt an Hand dieser Pendelbewegung, die vom Gleichgewichtszentrum und von Reflexkreisen gesteuert wird, wie er seine Beine und Muskeln bewegen muss, damit er nicht umfällt. Diesem Prinzip der Balance durch leichte Pendelbewegungen folgt der Hocker einfach, weil er einbeinig ist und der Köper daher gezwungen, durch Flexibilität in den Fuß- und Kniegelenken und der Hüfte auf natürliche Art und Weise das Gleichgewicht zu halten. Dadurch kommt auch die Wirbelsäule von Innen heraus in die richtige Position."

Dr. Christiane May-Ropers: „Wodurch unterscheidet sich der Yehudi Menuhin Balance-Hocker von anderen einbeinigen Hockern?"

Dr. Landgraf: „Dieser Hocker hat einen ausgewählten Drehpunkt, ein Drehzentrum. Das Hockergelenk ist gewissermaßen wie ein Fußgelenk. Es hat dieselben Eigenschaften. Der Fuß steht fest auf dem Boden und das Drehzentrum ist etwa auf der selben Höhe wie unser Knöchel. Und nun pendelt der Hocker, wenn man sich draufsetzt, leicht in alle Richtungen. Aus dieser Flexibilität heraus erkennt der Körper, wie er die Beine und den Rücken steuern muss, damit sich der Rücken aufrichtet und der Köper die Balance hält. Immer dann, wenn wir diese Steuerbewegung einführen, die Füße mit dem Sprunggelenk auf dem Boden, kommt der Aufrichtungsreiz im Rücken und wir richten uns mühelos auf. Es liegt also nicht an der Art, wie jemand sitzt, sondern welche Muskelreflexe die Sitzgelegenheit provoziert. Und dieser Hocker löst bei jedem von uns automatisch die richtigen Reflexe aus."

Dr. Christiane May-Ropers: „Viele Menschen mit Rückenschmerzen und Rückenverspannungen suchen Linderung auf dem Medizinball oder Petziball, der auch von vielen Rückenschulen empfohlen wird. Was halten Sie vom Medizinball-Prinzip?"

Dr. Landgraf: „Der Yehudi Menuhin Balance-Hocker hat, wie ich bereits sagte, ein Sprunggelenk mit dem Drehzentrum etwa in der selben Höhe wie unser Fußgelenk und der Eigenschaft, sich nach allen Richtungen bewegen zu können. Die Bewegung des Medizinballs ist das Rollen. Wenn eine Kugel rollt, ändert sich ständig der Auflagepunkt. Drehe ich die Kugel, wechselt sie ihre Position, dass heißt sie liegt dann woanders. Der Drehpunkt liegt in dem Fall weit unter der Erde. Die Pendelbewegung ist eine andere. Die Wirbelsäule bekommt bei dem Medizinball nicht die Signale, die sie braucht, um sich aufzurichten. Meines Wissens gibt es keine Sitzgelegenheit, die dieses Prinzip so perfektioniert hat, wie dieser Balance-Hocker."

Dr. Christiane May-Ropers: „Ist die Vorstellung, ohne Rückenlehne und Armstützen auf einem runden Holzteller zu sitzen, der auch noch auf einem Bein steht, nicht für jeden Rückenleidenden ein Alptraum?"

Dr. Landgraf: „Der Grundfehler vieler Ärzte und Therapeuten ist, zu versuchen, es dem Körper recht zu machen, ihn zu entlasten, ihn zu schonen oder sonst irgend etwas. Eine besonders angepasste Matratze zum Beispiel. Wenn wir eine besondere Matratze bräuchten, damit unser Kreuz gesund wird, müssten wir mit einer angepassten Matratze auf die Welt kommen. Alles, was wir brauchen, um ein gesundes Kreuz zu haben, sind ein vernünftiges Gleichgewichtsorgan, richtige Reflexe und die Möglichkeit der Muskulatur, sich entsprechend der Reflexe zu bewegen, um keine Fehlspannungen zu erzeugen. Wenn ich mich also in einen Stuhl hineinlungere, ist nicht die krumme Haltung schuld für den Schaden, sondern dass ich in dieser Haltung Reflexe verursache, die nicht zur Bewegung führen können, weil der Körper keine Bewegungsfreiheit hat. Wichtig sind also immer die Rückmeldungen über die Positionen. Das sind Informationen für das Gehirn und die Wirbelsäule, die den komplexen Steuerungsmechanismus auslösen.

Es gibt nur ganz wenige, die ihre unbewusste Steuerung der Wirbelsäulenmuskulatur beeinflussen können. Wir können zwar die Position beeinflussen, aber nicht, ob wir eine Verspannung haben oder nicht. Wenn wir das könnten wäre das sehr schön. Verspannungen entstehen also, wenn die Freiheit der Bewegung nicht stimmt. Eine ungünstige und schädliche Haltung liegt dann vor, wenn bestimmte Ausgleichsbewegungen unmöglich gemacht werden.

Wenn wir mit einem Korsett geboren würden, dann wäre unser Rücken zwar immer gerade, aber unsere Bewegungsfreiheit erheblich eingeschränkt. Um schmerzfrei sein zu können, muss der Rücken grundsätzlich von den Füßen her ausbalanciert werden. Ohne die Mitwirkung der Füße nutzt die gerade Haltung des Rückens gar nichts. Sie schadet sogar. Die Tragweite dieses Prinzips ist Ärzten und Patienten mehr oder weniger unbekannt."

Dr. Christiane May-Ropers: „Wie soll man auf dem Hocker sitzen? Erfordert es eine besondere Technik?"

Dr. Landgraf: „Es kommt darauf an, sich in eine sanfte Pendelbewegung zu begeben. Wenn jemand versucht, auf dem Hocker nur eine bestimmte Haltung einzunehmen, ohne flexibel zu bleiben, kann es anstrengend werden. Sie können es aber gar nicht falsch machen, weil Sie automatisch Ihre Balance suchen, sonst würden Sie umfallen. Es ist ganz leicht. Jeder kann es. Man könnte den Hocker auch als Sportgerät hernehmen, könnte interessante Übungen damit machen. Eine Trainingskomponente ist ihm nicht abzusprechen."

3. Der lange Weg zum Yehudi Menuhin Balance-Hocker
Roland Ropers

Die Vorgeschichte

Der legendäre Geiger Lord *Yehudi Menuhin* (1916 – 1999) war stets auf der Suche nach geeigneten Sitzmöbeln für Musiker. Seine Frau *Diana* schildert in ihrem Buch *„Durch Dur und Moll – ein Leben mit Yehudi Menuhin"* (1986) Menuhins *„Sitz"*-Leidenschaft im Kapitel *„Das gepolsterte Büro"*:

„Ein Beispiel für seine vielfältigen Ideen bot seine neu entdeckte Leidenschaft für etwas, das »Ergomantics« hieß. Boshaft meinte ich, es müsse »ergo« (=also) »antics« (=Possen) heißen, das „m" wäre nur des Wohlklangs wegen drin. »Durchaus nicht«, antwortete er und starrte mich vorwurfsvoll an. »Es bedeutet die Wissenschaft vom richtigen Sitzen, von etwas, das ich seit Jahren dem Orchester beizubringen versuche.« »Ah«, sagte ich, »das ist also der Grund für die seltsame Kollektion höchst nichtssagender Stühle, die hier im Hause abgeliefert werden und zwischen meinen schön platzierten Chippendales und Hepplewhites herumstehen?«

Yehudi, der den ästhetischen Akzent meines Einwandes überhörte, erging sich in einer Darlegung der erschreckenden und schauderhaften Deformationen von Rückgrat, Lenden, Hüftgelenken usw. des normalen Streichers, der stundenlang an einen Schul- oder Kaffeehausstuhl gefesselt vor sich hinschabt. Ich musste ihm am Ende Recht geben, wünschte aber im Stillen, es würde sich jemand anders um dieses anatomische Problem kümmern. Und so kamen weiterhin Stühle an; einige sahen aus wie Teile einer Collage von *Braque*, andere wie eine Kreuzung aus *Frank Lloyd Wright* und *Gordon Russel*. Wenn er, hingerissen von der vollkommenen Akustik, in seinem neuen Musikzimmer übte, stahl ich mich leise hinunter, entfernte sie einen nach dem anderen und stapelte sie mit frommer Scheu und wachsamen Auge im Souterrain.

Ich musste ihm aber Gerechtigkeit widerfahren lassen und zugeben, dass er es nicht bewerkstelligte, verschiedene Orchestermanager zu überreden, die Sache ernst zu nehmen, sondern es gelang ihm auch, ein stuhlähnliches Gebilde nach seinem eigenen Geschmack zu finden.

Der Vorstoß ins Gebiet der *»Ergomantics«* war mit ein Teil dessen, wofür ich den Namen *»Yehudis Sammelsog«* erfand. Alles Bewegliche, das ihm in seinem gedrängten Curriculum begegnete, wurde von seinem Ankerplatz losgemacht, nach Highgate West Hill gebracht und in Nr. 2 hineingeschleppt. Die Möbel des Salons wurden regelmäßig verrückt, ein rauher Stoff wurde über die Perserteppiche gebreitet ..."

Unsere Geschichte

Seit vielen Jahren beschäftigt sich meine Frau, Dr. med. *Christiane May-Ropers*, mit einer von ihr weiterentwickelten Balance-Therapie, die heute unter dem Namen NOWO BALANCE einen internationalen Ruf genießt. In diesem Zusammenhang entwickelte sie einen Balance-Einbein-Hocker, den sie erstmalig auf dem Kongress „Art et Médicine" in Lyon/Frankreich (25.–29. Oktober 1996) vorstellte. *Yehudi Menuhin* hatte die Schirmherrschaft dieses internationalen Symposiums, und seine Eröffnungsrede wurde mit Freude erwartet. Wir hatten geplant, in Lyon *Yehudi Menuhin* für den Balance-Hocker zu begeistern. Leider musste er kurzfristig absagen, seine Grußworte wurden auf Großleinwand übertragen. Die Tage in Lyon waren sehr inspirierend. Der Vortrag meiner Frau stieß auf beachtliches Interesse.

Bei einem Spaziergang durch die wunderschöne Altstadt von Lyon sahen wir überall Plakate, die ein Konzert mit *Yehudi Menuhin* für den 17. Dezember ankündigten. An diesem Tage wäre der von Menuhin bewunderte Benediktinermönch *Bede Griffiths* (1906–1993) 90 Jahre alt geworden. Auf dem Konzertprogramm: die 9. Sinfonie von Ludwig van Beethoven. Ich erkannte spontan eine gewisse Zeichenhaftigkeit.

Wir kamen mit vielen neuen Ideen aus Lyon zurück, und Mitte Dezember 1996 entschloss ich mich kurzfristig, mit dem Balance-Hocker nach London zu fliegen und ihn *Menuhin* zu präsentieren. In unserem Familienkreis hielt man dies zunächst für einen Spaß.

Am Donnerstag, 14. Dezember 1996, flog ich in aller Frühe von München nach London, in meinem Handgepäck der besagte Balance-Hocker. Ich hatte mir fest vorgenommen, Yehudi Menuhin um seinen Namen für dieses Sitzmöbel zu bitten. Die Geschichte aus obigem Buch kannte ich glücklicherweise nicht, sonst hätte ich mein Vorhaben nicht gestartet.

Mutig klingelte ich gegen 11 Uhr morgens am Hause Menuhins, Chester Square 65, im Diplomaten-Stadtteil Belgravia. Seine langjährige Sekretärin, die Hamburgerin Vera Lamport, öffnete die Haustür, musterte mich zunächst sehr kritisch und wollte mich sehr schnell abweisen. In überzeugenden Worten versuchte ich ihr den Inhalt meines Paketes zu erläutern und bat Vera Lamport, ihrem Chef dieses wundervolle Balance-Sitzmöbel zu überreichen. *Menuhin* war noch auf Konzertreise und wurde erst kurz vor Weihnachten zurückerwartet. Vera Lamport sagte sehr barsch: „ *Wir haben stapelweise Stühle und Hocker im Haus. Es reicht uns, wir brauchen keine weiteren Möbelstücke dieser Art!*" Ich hatte keine Ahnung, dass Diana Menuhin bereits vom Stuhl-Trauma beseelt war. Aber in einem fast 60-minütigen Gespräch an der Eingangstür blieb ich beharrlich und erreichte schließlich, dass Vera Lamport mein Paket entgegennahm. Und ich verabschiedete mich mit den Worten: „*Bitte sind Sie so freundlich und zeigen Lord Menuhin wenigstens ein einziges Mal die Erfindung meiner Frau."*

Von dieser feinen Adresse im Herzen Londons machte ich einen Spaziergang nach Knightsbridge und stärkte mich in der herrlichen Food-Hall des berühmten Kaufhauses Harrods bei einem Fischgericht mit einem Glas Chablis. Ich hatte ein sehr gemischtes Gefühl und war dennoch erleichtert, dass unser Balance-Hocker wenigstens abgeliefert werden konnte.

Es vergingen Wochen, und ich hörte nichts. In den Weihnachtstagen las ich erstmals das Buch von *Diana Menuhin*, und meine Augen öffneten sich im Kapitel „*Das gepolsterte Büro*". Ende Januar 1997 fasste ich erneut Mut und rief Vera Lamport in London an. Ich entschuldigte mich für meine blödsinnige Idee und bat um Nachsicht. Und dann kam die große Überraschung. Vera Lamport sagte: „*Lieber Herr Ropers, Sie bekommen in den nächsten Tagen einen längeren Brief von Lord Menuhin. Er ist geradezu begeistert von dem Balance-Hocker Ihrer Frau. Es ist genau das Sitzmöbel für Musiker, das Yehudi Menuhin seit Jahren gesucht und bisher nicht gefunden hat.*"

Anfang Februar 1997 kam der avisierte Brief, in welchem *Yehudi Menuhin* seine große Freude zum Ausdruck brachte, diesem Einbein-Hocker den Namen *Yehudi Menuhin Balance Stool* zu verleihen. Und in einem separaten Brief schrieb *Yehudi Menuhin* Mitte Februar 1997 an uns:

„Die NOWO BALANCE führt auf geniale Weise den Menschen in seinen ursprünglichen Bewegungsrhythmus zurück. Um seinen Himmel zu erreichen, muss der Mensch im Großen und Ganzen jede Spielart des Lebens, jede Hautfarbe, Sprache, Kleidung, Bewegung des Lebens, die er sehen, hören oder studieren kann, erhalten, lieben, genießen. Seine große Aufgabe ist es, die unendliche Vielfalt des Lebens zur Harmonie zu bringen, auf keinen Fall aber sie zur Einförmigkeit und falschen Ordnung verkümmern zu lassen.

Im Leben herrscht immer Gleichgewicht – man kann nicht nehmen, ohne auch zu geben. Nur wer im Einklang, im Gleichgewicht mit der organischen Natur zu bleiben weiß, kann überleben.

Frau Dr. Christiane May-Ropers verfügt über eine außergewöhnliche Begabung und Erfahrung auf dem Gebiet der Bewegung. Ihre faszinierende und sehr einfach erlernbare Bewegungs-Therapie wird vielen Menschen segensreich helfen, ein Leben dauerhaft in Gesundheit, Harmonie und Schönheit führen zu können."

Am 1. März 1997 ist *Yehudi Menuhin* in München, um in einem Konzert von hochbegabten Musikern im Prinzregenten-Theater die Künstler von „*Yehudi Menuhin –*

live music now" zu bewundern. In der Pause haben wir Gelegenheit, mit *Menuhin* ausführlich zu sprechen. Er setzt sich mit Begeisterung auf den Balance-Hocker.

Nur wenig später, Anfang April, findet in Escorial/Spanien der Jubiläumskongress der ESTA (European String Teachers Association) statt. Dr. Christiane May-Ropers hält dort am Freitag, 4. April, einen Balance-Workshop. Yehudi Menuhin ist ein begeisterter Teilnehmer und unterbreitet spontan Vorschläge für eine weitere Zusammenarbeit. Er lädt uns für die Woche vom 9. Juni nach Straßburg ein, um während einer ganzen Woche bei Proben und Konzerten den „*Yehudi Menuhin Balance-Hocker*" zu erproben.

4. Premiere in Straßburg

Öffentliche Premiere –
Yehudi Menuhin
Balance-Hocker

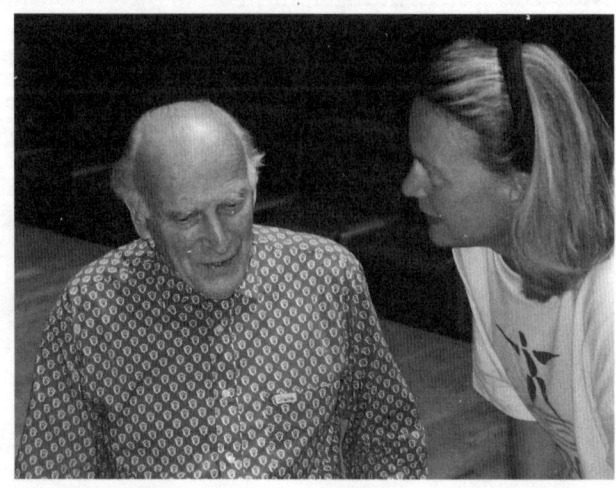

Lord Yehudi Menuhin und Dr. Christiane May-Ropers

Palais de Musique, Straßburg (Donnerstag 12. Juni 1997 – 20 Uhr)
Seit Montag, dem 9. Juni 1997 sind meine Frau und ich mit zwei NOWO BALANCE-Therapeuten in Strassburg. Bewundernswert, wie der altehrwürdige Meister *Yehudi Menuhin* souverän und mit vornehmstem, aber doch zielsicherem englischen Vokabular das polnische Orchester *SINFONIA VARSOVIA* zur Benutzung des Hockers motiviert. Die Widerstände sind groß. Der Konzertmeister, der 1. Cellist, der 1. Kontrabassist, einige Bratscher und Tutti-Geiger spüren im Laufe der Tage ihre körperliche Veränderung. Der Kontrabassist ist nach 25 Jahren Orchesterarbeit zum ersten Mal über längere Strecken schmerzfrei. Dennoch wird es viele Jahre mühsamster und geduldigster Arbeit beanspruchen, bis wir von nachhaltigen Erfolgen sprechen können.

Yehudi Menuhin probt täglich 6-8 Stunden mit dem Orchester. Es ist eine Freude, ihm zuzuschauen. Niemals benutzt er einen Dirigentenstuhl. Sein federleichter Körper bewegt sich in herrlicher Balance. Keine aufdringlichen Gesten, kein ständiges Abklopfen und Unterbrechen. Er lässt das Orchester musizieren und seinen Rhythmus finden, den er einfühlsam begleitet. Neben der Probenarbeit ständig Besprechungen und Interviews. Mühelos wechselt Maestro Menuhin von einer Fremdsprache in die andere, nimmt jeden Gesprächspartner liebevoll ernst und besticht durch seine Präsenz und Achtsamkeit.

Am Donnerstag ist der Premierentag für den YEHUDI MENUHIN BALANCE-HOCKER im Palais de Musique. Auf dem Programm stehen ausschließlich Werke von *Ludwig van Beethoven*: das wunderschöne *Triple-Konzert* für Klavier, Violine, Cello und Orchester und die *Neunte Sinfonie*.

Mittags essen wir in kleinem Kreise mit *Yehudi Menuhin* im Hilton Hotel gegenüber dem Palais de Musique. Wir sind in sehr fröhlicher und lockerer Runde zusammen. Menuhin schreibt eine besondere Widmung für Christiane in sein Buch „*Worte wie Klang in der Stille*": „*Für die liebe und lebensfördernde Christiane May-Ropers*". Mir signiert er seine jüngste Aufnahme von Beethovens 9. Sinfonie, die er drei Jahre zuvor ebenfalls im Juni in Strassburg live für eine CD hat aufzeichnen lassen.

In dem Begleittext liest man Gedanken von *Yehudi Menuhin* zu Beethovens großem Werk, die ins Herz gehen: „*Dieses monumentale Werk bezeugt und beschreibt den unerbittlichen Kampf zwischen dem Menschen und dem in ihm gefangenen GOTT. Sachlich betrachtet besteht dieser Kampf aus den sich widersprechenden Forderungen der unterschiedlichen Zeitgattungen (ein Tag, ein Leben, ein Zeitalter, die Ewigkeit) und den verschiedenen Stadien der Erleuchtung. Es zeichnet die epischen Kämpfe und die Träume des Menschen bis zu ihrer letzlichen Auflösung in der musikalischen Einigkeit nach, im Triumph des allumfassenden EINEN. Es ist die immerwährende Erklärung des Glaubens an die Liebe, die Anerkennung der einzigen Wahrheit, allgemeingültig und lebendig: Brüder, überm Sternenzelt muss ein lieber Vater wohnen.*"

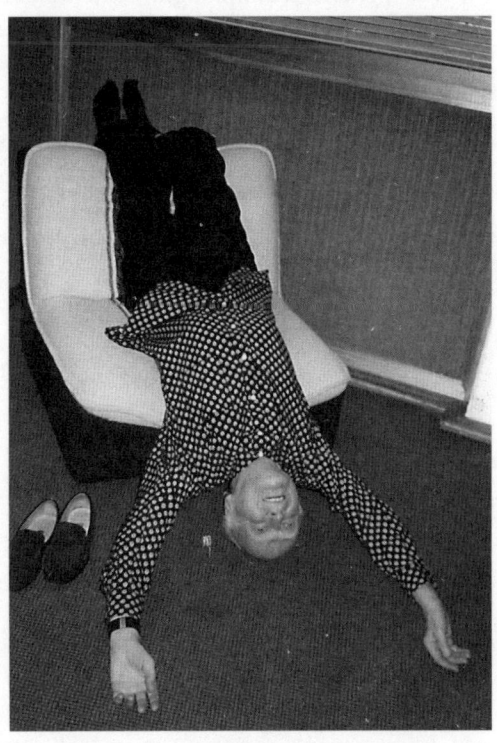

In den Probenpausen entspannt sich Yehudi Menuhin

Es gibt viele Musikexperten, die Yehudi Menuhin die Kompetenz als Dirigent absprechen. Unzweifelhaft jedoch ist sein überragender Geist, der vielen „Dollar-Dirigenten" sehr oft mangelt. Vor Beginn des Konzertes am 12. Juni 1997 hatte ich die großartigen Gedanken Menuhins gelesen, war im Tiefsten berührt und auf den Abend ganz speziell eingestimmt. Wir hatten für den ausverkauften „Salle Erasme" erstklassige Platzkarten von Menuhin persönlich geschenkt bekommen. Und da saßen nun diverse Musiker auf dem von Christiane erfundenen und entwickelten YEHUDI MENUHIN BALANCE-HOCKER. Ein wunderbares Klangerlebnis, Ovationen für Yehudi Menuhin, der die Freude der 9. Sinfonie für alle Zuhörer erlebbar gemacht hatte. Im anschließenden Empfang drückte Yehudi Menuhin seinen Herzenswunsch aus: „Ich hoffe, dass in wenigen Jahren alle Orchestermusiker in der Welt, aber auch die Angestellten in Büros auf dem Balance-Hocker spielen und arbeiten. Dieser Hocker wird die Welt verändern!"

5. Der „Wunderhocker" – Stimmen zum Hocker

Aus einem Interview mit dem Kölner Orchestermusiker und Geiger Egon Stegemöller, 62 Jahre, Rückenpatient:

„Mein existentieller Hilferuf, und der meines Berufsstandes der Orchestermusiker, wurde endlich von kompetenter Seite gehört. Das Ergebnis ist so faszinierend wie revolutionär. Das Sitzen auf dem Balance-Hocker wird zum mühelosen, in jeder Hinsicht wohltuenden »Balance-Akt«. Ein Sitzerlebnis, das schon nach kürzester Zeit zur natürlichsten Sache wird, was Haltung, Entspannung und Ausdauer betrifft. Nach dem bewegungstherapeutischen Prinzip der Balance wurde ein »Wunderhocker« erdacht. ..."

Das Prinzip: *„Eine simple wie geniale Idee: die Idee des uralten Melkschemels. Die im ersten Augenblick als labil erscheinende Konstruktion aktiviert sofort die Stützfunktion beider Beine und bedingt damit eine gerade und natürliche Wirbelsäulenhaltung. Das Fehlen einer Rücken- und einer Armlehne ist der eigentliche Clou, weil dadurch Neigungsverkrampfungen und schleichende Fehlhaltungen vermieden werden. Der Balance-Hocker ermöglicht den fließenden Kontakt zum Instrument, d.h. die Energie wird ohne Sitzblockierung direkt aus der Wirbelsäule übertragbar."*

Die Wirkung: *„Der Balance-Hocker bewirkt einen segensreichen, heilgymnastischen Effekt. Er trägt ohne Anstrengung zur Entlastung der ansonsten bei längerem Sitzen immer überforderten Lendenwirbel und Bandscheiben bei. Der denkenergetische Prozess ist über das ermöglichte Entspannungsbewusstsein leichter, weil ungehindert aus der unteren Wirbelsäule steuerbar, alle Bewegungen werden durch die Neigungsreflexe zwischen Gesäß und Beinen ohne jede Sitzblockierung balancierend ausgeschwungen – auch wenn es nur meistens um geringe Zentimeter-Bereiche geht; die Wirbelsäule bleibt in ihrem direkten Schwerpunktkontakt zur Erde immer untangiert, durch eine nach allen Richtungen hin unverspannte, weil unbelastete Muskulatur. Den Erfindern dieses einzigartigen Hockers gebührt Hochachtung, Dank und Anerkennung."*

Egon Stegemöller war Konzertmeister in verschiedenen deutschen Orchestern, zuletzt leitendes Orchestermitglied beim WDR Rundfunk-Sinfonieorchester in Köln. Schwerste Rückenprobleme und diverse Operationen veranlassten ihn, seine Orchestertätigkeit zu beenden. Das Üben auf dem *Yehudi Menuhin Balance-Hocker* hat ihn erstmalig wieder zum Musizieren gebracht.

Schmerzfrei sitzen

Aus einem Interview mit Philippe Reich, Zürich, Software-Analytiker und -Entwickler: *„An meinen manchmal dramatisch langen Arbeitstagen am Computer erweist sich der Balance-Hocker als geradezu erlösend und belebend. Meine Rückenmuskulatur ist ständig in ruhiger, unbeschwerter Bewegung. Ich sitze ohne Anstrengung aufrecht und habe abends keinen müden Rücken. Die meisten meiner Kollegen klagen über Rückenprobleme. Einigen habe ich meinen Hocker ausgeliehen. Sie waren ausnahmslos begeistert.*

Faszinierend für mich ist auch die Wirkung des Hockers auf meine Konzentration. Da ich auf dem Hocker freier atme, scheint auch mein Geist davon zu profitieren. Ich kann mich besser konzentrieren, schaffe mehr und erziele bessere Ergebnisse. Außerdem hat sich meine verspannte Schultermuskulatur gelöst. Interessant ist auch, dass meine Füße jetzt mehr zum Einsatz kommen und sich die Zehen entkrampfen. Ich habe den Eindruck, daß Beine und Füße besser durchblutet sind. Am liebsten sitze ich barfuß auf dem Hocker, so kann ich das Gefühl in meiner Mitte zu sein, noch mehr genießen. Müde werde ich dabei nie und habe nicht das geringste Bedürfnis, mich anzulehnen."

Der Heilungsprozess ist auch ein seelischer

Aus einem Interview mit Tania Küchler, München, Psychotherapeutin und Homöopathin: *„Psychotherapie auf dem Balance-Hocker stellt eine Herausforderung sowohl für den Therapeuten als auch für den Patienten dar. Die Aufgabe ist ein schrittweises Lösen vorhandener körperlicher, emotionaler und geistiger Verspannungen und Fixierungen. Wer auf dem Hocker seine Balance findet, tut sich in jeder Hinsicht leichter, sich zu lösen und von Schmerzen, belastenden Erinnerungen, Ängsten und traumatischen Gedanken zu befreien. Die so oft nach Traumatisierung verloren gegangene Erdung kann auf dem Balance-Hocker leichter wieder hergestellt werden. In ruhiger, ausgeglichener Bewegung liegt die wahre Sicherheit, nicht in der Starre. Wir sehnen uns zwar nach einem festen Halt. Aber wirklich helfen tut uns nur der eigene, innere Halt. Diese Form der Sicherheit lässt den Patienten neue Lebendigkeit erleben. Das Sitzen auf dem Hocker bietet dieses Erleben unvermittelt an."*

Hervorragend für Blinde

„Da ich aufgrund einer durch Frühgeburt bedingten und in der Säuglingszeit nicht behandelten Spastik erhebliche Probleme durch Verspannung in der Motorik und im Ausbalancieren habe, machte mich bei meinem letzten Kreuther Aufenthalt im Sommer 1997 Frau Dr. med. Gertrud May auf den Balance-Hocker aufmerksam. Ich konnte mich schon in der Klinik mit dieser Art zu sitzen sehr rasch befreunden und experimentierte dort auch schon gelegentlich beim Klavierspielen damit.

Anfangs hatte ich noch gewisse Schwierigkeiten, vor allem beim Pedalgebrauch. Inzwischen ist mir jedoch das Sitzen auf dem Hocker – gerade auch beim Klavierspielen – so selbstverständlich geworden, dass ich es vermisse, wenn ich auf einem anderen Hocker sitze. Ich merke sehr deutlich, dass ich ganz anders als sonst in einer beweglichen Labilität aus dem Rücken heraus sitze und dies macht sich beim Klavierspielen besonders hilfreich bemerkbar, da ich nun ganz anders meine Energie für den Anschlag der Finger aus dem Rücken und nicht als Kraftanstrengung aus den Armen hole.

Gleichzeitig bemerke ich, dass ich mich beim Üben weit weniger verspanne als sonst, da ich als Blinde ja alles über das Abhören von Kassetten erfassen, auswendig lernen und dann auf das Klavier übertragen muss.

Dies erfordert eine sehr starke Konzentration, und dabei ist das spielerische Sitzen auf dem Hocker ein gutes Gegengewicht. So kann ich mehrere Stunden hintereinander üben, ohne hinterher im Schulter- und Nackenbereich verspannt zu sein." (Begeisterter Bericht der Patientin Hanna E. aus Hamburg)

XI. Das NOWO BALANCE-ABC

A wie Arbeitsplatz: versuchen Sie, am Arbeitsplatz immer wieder zu balancieren, z.B. im Einbeinstand. Das hält fit und munter.

B wie Bandscheibe: muss den Druck des Körpers aushalten! Wenn der Mensch starr und unflexibel steht und geht, trifft der Druck unvermindert direkt die Bandscheibe. Deshalb: Knie locker lassen.

C wie Charakter: ein ausgeglichener Mensch ist balanciert und dadurch nicht so leicht aus seinem Gleichgewicht zu bringen – er kann besser „bei sich" bleiben.

D wie Diagonale: der Mensch braucht die Diagonale in der Bewegung: rechte (li) Hand streicht am linken (re) Bein entlang bis zum Fuß. Vom Kreuz (unterste Wirbelsäule) aus wieder hoch kommen. Das dehnt sanft den Rücken und entspannt die Schultern.

E wie Einbeinstand: das ist DIE Übung, um immer wieder sein Gleichgewicht zu finden. Üben Sie, so oft Sie dazu Gelegenheit haben, z.B. beim Zähneputzen, telefonieren.

F wie Fernseh-Übung: setzen Sie sich auf den Boden und greifen Sie mit den Händen an die Fußknöchel. Jetzt ganz sanft rechts und links schaukeln. Das gleicht aus und aktiviert die Mitte.

G wie Gleichgewicht: Balance-Übungen dienen der inneren und äußeren Ausgeglichenheit. Üben Sie, so oft Sie können.

H wie Haltung: „Haltung bewahren" soll nicht mit Starrheit verwechselt werden. Der Körper drückt aus, was der Mensch „von sich hält".

I wie Impuls:	die Ferse gibt bei jedem Schritt einen Druckimpuls in das unterste Kreuz, das dadurch aktiviert wird.
J wie Jonglieren:	versuchen Sie, beim Spazieren gehen oder Joggen mit Bällen, Orangen oder ähnlichen Dingen zu balancieren. Sie werden sehen, dass Sie sich viel leichter und spielerischer bewegen.
K wie Knie:	Sie sind die wahren Stossdämpfer des Körpers. Wenn die Knie beim Gehen starr gehalten werden, kommt der Druck unvermindert in der Wirbelsäule an. Lassen Sie beim Gehen die Knie locker mitfedern, dann können sie ihre Aufgabe erfüllen.
L wie Leichtigkeit:	Gehen Sie mit Freude und Leichtigkeit – auch im übertragenen Sinne – an Ihre Arbeit. Sie werden sehen, damit lassen sich auch schwierige Aufgaben besser lösen!
M wie Matratze:	eine kleine „Faustregel": stellen Sie sich seitlich zu der Matratze und machen Sie eine Faust. Drücken Sie die Faust in die Matratze; sie sollte bis knapp über die Fingerknöchel einzudrücken sein, dann stützt sie die Matratze dort, wo Sie es brauchen und gibt dort nach, wo es angenehm ist.
N wie Natürliche Bewegung:	vertrauen Sie Ihrem natürlichen Gefühl, wenn eine Bewegung, eine Übung für Sie angenehm ist, dann stimmt sie meistens. Versuchen Sie, wieder die Weisheit Ihres Körpers zu entdecken.
O wie ohne Probleme:	sollten Sie alle NOWO BALANCE-Übungen machen können, ansonsten wenden Sie sich bitte an Ihren NOWO BALANCE-Therapeuten.
P wie Pausen:	sind wichtige Energiespender. Trinken Sie im Einbeinstand ein Glas Wasser – das erfrischt und gibt Neue Energie!
Q wie Qualität:	Die Qualität einer Therapie liegt in ihrer Einfachheit und Leichtigkeit. NOWO BALANCE vermittelt Ihnen diese.
R wie Ruhe:	Innere Ruhe und Ausgeglichenheit drücken sich auch in einer entspannten, offenen Körperhaltung aus, die nie verkrampft oder unnatürlich wirkt.

S wie Stehen: Lassen Sie beim Stehen die Knie locker, dann kann der ganze Körper mitschwingen und das Kreuz aktiv sein.

T wie Teppich: Übungen auf dem Teppich machen Spaß, unterstützen den Bewegungsfluss und damit die Aktivität Ihrer Mitte.

U wie unternehmungslustig: wenn die Schmerzen im Rücken nicht mehr quälend im Vordergrund spürbar sind, wenn äußere und innere Harmonie gefunden sind, gewinnt man auch mehr Lust an Unternehmungen.

V wie Video: Im Video „NOWO BALANCE im Alltag" erhalten Sie interessante Tipps und mehr Information zur NOWO BALANCE-Therapie.

W wie Wirbelsäule: Die Wirbelsäule dient der elastischen Flexibilität des Körpers und muss alle Stöße, die durch starre Knie ungebremst in der Bandscheibe ankommen, aushalten. Das kann nur durch besseres Balance-Verhalten und mehr Flexibilität der Knie aufgefangen werden.

X wie Xsundheit: Lachen ist die beste Medizin, um Xsund zu bleiben! Darum: täglich ÜBEN!!!

Y wie Yehudi Menuhin Balance-Hocker: die genialste Erfindung seit der Entdeckung der Pharaonen-Throne! Sitzen Sie ausbalanciert und königlich auf unserem Yehudi Menuhin Balance-Hocker!

Z wie Zähneputzen: auch hier gilt: im Einbeinstand geputzte Zähne wirken unwiderstehlich!

Anmerkungen – Adressen

Kontakt-Adressen von Co-Autoren / NOWO BALANCE-Therapeuten

Dr. Johannes Landgraf
Email: landgraf@m2mweb.de
Tel: +49 (0)89 - 99 16 07 29
Mobil: +49 (0)1 79 - 4 74 88 37

Roland Ropers
Int. Gandhi & Griffiths Society
Thomas Baumgartnerweg 12
D 83708 Kreuth

Dr. Rosina Sonnenschmidt
Raum & Zeit Akademie
Geltinger Str. 14e
82515 Wolfratshausen

Professor em. Dr. med. Kurt Tittel
Pistorisstr. 55
D 04229 Leipzig

Valerie V. Hunt Ed.D.
www.malibupublishing.com
www.bioenergyfields.org

Therapeuten:
Arnoud Buitenhuis, Dipl. Logopäde
Kliebergasse 7/26
A 1050 Wien

Martina Bauerecker
Liechtensteinstr. 95/18
A 1090 Wien

Rita Dörr-Azzolini Dipl.PT
PRAXIS für PHYSIOTHERAPIE u. NOWO BALANCE®
Webgasse 43/35
A 1060 Wien

Lorenz Giefing, Dipl. PT
Franckstr. 40
A 8010 Graz

Dr. med. Theo Fritz
Ettensberger Str. 2
D 87544 Blaichach

Birgitt Kies-Stieldorf, Dipl. PT
KIG Physiotherapie
Viktor-Kehldorferstr. 3
A 5020 Salzburg
Tel.: 00 43-6 62-84 50 56
Fax: 00 43-6 62-84 50 56

Dr. med. Evmarie Liebau
Jakob Herzstr. 1
D 95445 Bayreuth

Marianne Otte-Unger
REHA-Zentrum der BFA
Bad Salzuflen Klinik Lipperland
Am Ostpark 1
D 32105 Bad Salzuflen
Ärztl. Sekretariat: Tel. 0 52 22-62 21 61

Weitere Informationen und Adressen von NOWO BALANCE-Therapeuten sowie Videos erhalten Sie bei:
NOWO BALANCE® Sekretariat c/o CC&A Agency
Bergstr. 22 / 4
A 5020 Salzburg
Tel. +43 (0) 6 62/ 87 45 37 13
Tel. +43 (0) 6 62/ 87 45 37 30
e-mail: nowo@cc-a.at

Internationales NOWO BALANCE® Institut
Dr. med. Christiane May-Ropers
Thomas Baumgartnerweg 12
D 83708 Kreuth
Tel. +49 (0) 80 29-9 99 88
Fax: +49 (0) 80 29-99 89 44
www.nowobalance.com
e-mail: MayBalance@aol.com

Literatur

Christian, P.: *Vom Wertebewusstsein im Tun*. Enke, Stuttgart 1948
da Vinci, L.: *Tagebücher und Aufzeichnungen*. Paul List Verlag, Leipzig 1953
Dennison, P.: *Whole brain learning for the whole person*. Edu-Kinetics Inc., Ventura 1985
Gallwey, T.: *Tennis und Psyche*. Wila Verlag 1977
Grube, E.: *Bewegungstherapie nach F. Nowotny*. Ehrenwirth, München 1991
Hannaford, C.: *Bewegung – das Tor zum Lernen*. VAK, Freiburg 1996
Hunt, V.V.: *Infinite Mind-Science of Human Vibrations of Consciousness*. Malibu Publishing, Malibu 1996
Khan, H.I.: *Musik und kosmische Harmonie aus mystischer Sicht*. Verlag Heilbronn, Heilbronn
MacLean, P.: *The Triune Brain in Evolution, Role in Paleocerebral Functions*. Plenum Press, New York 1990
Maturana, H.R. & Varela, F.J.: *Der Baum der Erkenntnis*. Goldmann, München 1990
May, H.: *Behandlung der Knochen- und Gelenktuberkulose*. Enke, Stuttgart 1953
Menuhin, D.: *Durch Dur und Moll – ein Leben mit Yehudi Menuhin*. London 1984/München 1986
Milne, H.: *Aus der Mitte des Herzens lauschen*. Via Nova Verlag
Norwich, J.J.: *Byzanz*. Bechtermünz, Augsburg 2001
Parow, J.: *Funktionelle Atemtherapie*. Thieme, Stuttgart 1957
Randoll, U.G.: *Raum-Zeitstrukturen und Zellmatrix*. Universitätsklinik Erlangen-Nürnberg
Rauch, E.: *Diagnostik nach F.X. Mayr*. Haug, Heidelberg
Schlippe, A.v. & Schweitzer, J.: *Lehrbuch der systemischen Therapie und Beratung*. Vandenhoeck & Ruprecht, Göttingen 1996
Sonnenschmidt, R.: *HERZGEIST – Lyrik über das Trostvolle des Seins*. Wings Verlag, BOD 2002
Tittel, K.: *Beschreibende und funktionelle Anatomie des Menschen*. Gustav Fischer, Jena, ^{12}1994
Trageser, W. & Münchhausen, M.v.: *NLP Kartei Practitioner Set*. Junfermann, Paderborn 2000
Trowbridge, A.: „Ecology of Knowledge Network". Vortrag auf der „Science & Vision Conference", Pretoria 1992
Werbeck-Svardström, V.: *Die Sprache der Stimmenthüllung*. Verlag am Goetheanum, Dornach 1969

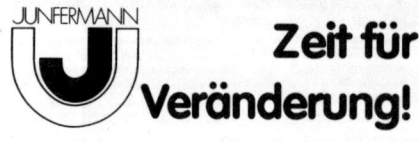

Zeit für Veränderung!

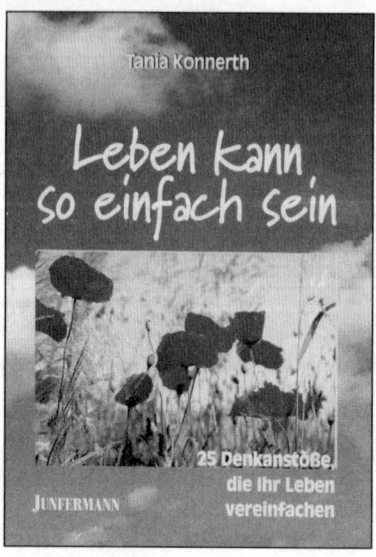

172 Seiten, kart., € 12,50
ISBN 3-87387-461-X

„Leben kann so einfach sein": Die Botschaft der Autorin ist eindeutig. Es sind viel weniger die äußeren Umstände, die es uns im Leben schwer machen als vielmehr unsere eigenen Überzeugungen und Glaubenssätze. Und genau dort kann jeder von uns ansetzen und sein Leben ändern. Dieses Buch hilft Ihnen ganz praktisch, herauszufinden, wie Sie sich Ihr Leben schwerer als nötig machen und was Sie tun können, um es leichter zu haben. Die inspirierenden Geschichten der Autorin leiten die verschiedensten Themenbereiche ein und führen Sie direkt an Überzeugungen, mit denen Sie es sich vielleicht schwer machen.

Denkanstöße, praktische Tips und Übungen für die Umsetzung im Alltag ermöglichen es Ihnen dann, die neuen Erkenntnisse in Ihrem Leben auszuprobieren und umzusetzen.

Tania Konnerth ist Dipl.-Kommunikationswirtin. Als Herausgeberin des Online-Ratgebers *Zeit zu leben* (www.zeitzuleben.de) und als Spezialistin für eine mehrdimensionale Lebensgestaltung befaßt sie sich seit mehreren Jahren vor allem mit der Frage, wie Menschen zufriedener und erfüllter leben können.

www.junfermann.de
www.active-books.de

JUNFERMANN • Postfach 1840 • 33048 Paderborn
eMail: ju@junfermann.de • Tel. 0 52 51/13 44 0 • Fax 0 52 51/13 44 44

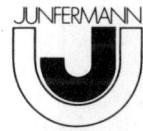

Lebe dich selbst!

160 Seiten, kart.
€ 12,90 [D]
ISBN 3-87387-502-0

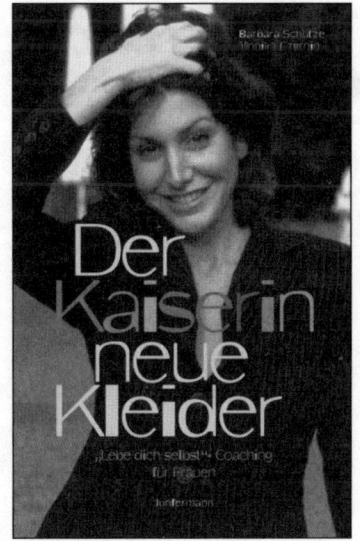

Was bedeutet Glück heute für Frauen? Warum sind viele trotz neuer Rollenbilder, neuer privater und beruflicher Möglichkeiten unglücklich, und wie können Frauen in dieser sich schnell ändernden Welt zu einem verantwortungsvollen „Lebe dich selbst"-Prinzip finden?

Lassen Sie sich auf eine spannende Reise mitnehmen – die Reise zu sich selbst. Sie werden dabei viele neue Erkenntnisse gewinnen und einige „alte Zöpfe" abschneiden ... Persönliches Glück, eine erfüllte Partnerschaft, fröhliches Zusammenleben mit Kindern, beruflicher Erfolg – bei all diesen Zielen können wir unser Schicksal selbst in die Hand nehmen. Finden Sie Ihren eigenen Weg und haben Sie den Mut, ihn auch zu gehen!

Barbara Schütze machte zunächst eine Ausbildung als Kinderkrankenschwester. Nach dem Studium der Kommunikationswissenschaften folgte die Ausbildung zur NLP-Lehrtrainerin (DVNLP). Sie ist verheiratet, Mutter eines Sohnes und lebt bei München.

Monika Czernin arbeitet seit vielen Jahren als Fernseh- und Kulturjournalistin und Autorin. Sie lebt mit ihrer Tochter in München.

www.junfermann.de
www.active-books.de

JUNFERMANN • Postfach 1840 • 33048 Paderborn
eMail: ju@junfermann.de • Tel. 0 52 51/13 44 0 • Fax 0 52 51/13 44 44

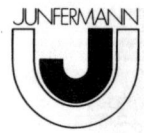

Erzähl mir eine Geschichte!

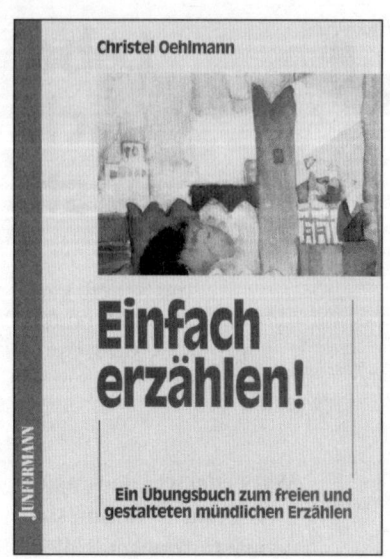

272 Seiten, kart., € 15,50
ISBN 3-87387-462-8

Dies ist ein Buch für alle, die sich heute angesichts eines erdrückenden Medienangebotes um das Wiederentdecken der vergessenen Kunst des Erzählens bemühen. Wer sich dieses nicht sofort zutraut, lernt in ausgewählten Übungen, seine schöpferischen Quellen aufzusuchen und sich im Umgang mit ihnen immer lebendigere Kommunikationsmöglichkeiten anzueignen. Nicht zuletzt geht es darum, verläßlich den Dialog mit der eigenen Phantasie und Intuition zu finden.

Ein Buch für Lehrer, Studenten, Therapeuten ... und natürlich für alle Eltern und Großeltern, denen immer wieder einmal ein Kind auf den Schoß klettert und um eine Geschichte bettelt.

Christel Oehlmann studierte Germanistik, Geschichte, Theaterwissenschaften und Psychologie. Seit 1972 Professorin im Fachbereich Sozialpädagogik mit dem Schwerpunkt Kommunikation und Spiel an der FH Hildesheim.

www.junfermann.de
www.active-books.de

JUNFERMANN • Postfach 1840 • 33048 Paderborn
eMail: ju@junfermann.de • Tel. 0 52 51/13 44 0 • Fax 0 52 51/13 44 44